IRIS LÖW-FRIEDRICH und WILHELM SCHOEPPE
TRANSPLANTATION

IRIS LÖW-FRIEDRICH and WILHELM M. SCHOEPPE

TRANSPLANTATION

Grundlagen – Klinik – Ethik und Recht

WISSENSCHAFTLICHE BUCHGESELLSCHAFT
DARMSTADT

Inhalt

Ethisch-rechtlicher Teil (W. Schoeppe)

Vorwort

Organ- und Gewebetransplantation ist der Bereich der Medizin, der in den vergangenen 20 Jahren Fortschritte und Erfolge erzielt hat wie kaum ein anderes Fachgebiet. In diesem relativ kurzen Zeitraum vollzog sich der Übergang vom experimentellen Verfahren zur etablierten, routinemäßig in spezialisierten Zentren angewandten Therapie. Transplantation bedeutet Hoffnung auf Überleben oder Verbesserung der Lebensqualität für viele Patienten, die an chronischem Versagen lebenswichtiger Organe leiden.

Keine andere ärztliche Arbeitsrichtung steht so sehr im Rampenlicht öffentlichen Interesses wie Transplantation. Kein anderes expandierendes medizinisches Forschungsgebiet spürt so sehr, daß Wissenschaft sich nicht "im Elfenbeinturm" abgehoben von sozialem und kulturellem Konsensus entwickeln kann: Transplantation ist untrennbar mit Organspende verknüpft. Transplantation stößt unmittelbar an die Grenze zwischen Leben und Tod und rührt damit an Urängste der Menschen. Dieses Buch ist von Ärzten geschrieben, die im Bereich Transplantation arbeiten und entschiedene Befürworter dieses Therapieprinzips mit allen Konsequenzen sind. Wir möchten sachlich und wissenschaftlich korrekt informieren: über die biologischen Grundlagen der Transplantation, über die klinischen Möglichkeiten, über die rechtlichen und ethischen Grundsätze. Man möge uns nachsehen, wenn im letzten Teil die Diskussion anderer Meinungen und Ideen etwas zu kurz gekommen ist; hier kann letztlich nur der eigene Standpunkt mit Überzeugung vorgetragen werden.

Wir haben uns bemüht, eine breite Leserschaft anzusprechen. Dieses Buch ist für alle gedacht, die sich aus unterschiedlichen Gründen für Fragen der Transplantation interessieren: für Medizinstudenten und Ärzte anderer Gebiete, für Patienten und Angehörige, für Politiker und Journalisten, für Lehrer und Theologen. Die Schwierigkeiten dieses Ansatzes sind offenkundig: Wie können komplexes naturwissenschaftliches Wissen und medizinische Details an Menschen mit so unterschiedlichen Vorkenntnissen vermittelt werden, ohne auf der einen Seite zu überfordern und auf der anderen mit Banalitäten zu langweilen? Wir haben eine Gratwanderung zwischen umfassender Information und gerade noch zulässiger Vereinfachung gewählt. Die einzelnen Kapitel bauen nicht unbedingt aufeinander auf; der Leser kann im Text vorwärts und rückwärts blättern und immer wieder einen Einstieg finden. Ein umfangreiches Sachregister und Glossar sollen ihn dabei unterstützen.

Das Buch versteht sich als Diskussionsbeitrag. Die Autoren wollen sich einem darüber hinausgehenden Dialog nicht entziehen und freuen sich über Anregungen, Kommentare und Fragen der Leser.

Die Autoren

Abkürzungen

ACAID	Anterior chamber associated immune deviation
AIDS	Acquired immune deficiency syndrome
ALG	Anti-Lymphozytenglobulin
ALL	Akute lymphatische Leukämie
AML	Akute myeloische Leukämie
APC	Antigen-präsentierende Zelle
ATG	Anti-Thymozytenglobulin
CD	Cluster of differentiation
CML	Chronisch myeloische Leukämie
CMV	Zytomegalie-Virus
EBV	Epstein-Barr-Virus
Fab	Fragment antigen-binding
Fc	Fragment crystallizable
FUO	Fever of unknown origin
GvHD	Graft-versus-Host Disease
HBs-Ag	Hepatitis B surface-Antigen
H chain	Heavy chain
HIV	Human immunodeficiency virus
HLA	Human leukocyte antigen
H-Rezeptor	Histamin-Rezeptor
ICAM	Intercellular adhesion molecule
Ig	Immunglobulin
IL	Interleukin
L chain	Light chain
LFA	Leukocyte Function Associated Antigen
MG	Molekulargewicht
MHC	Major Histocompatibility Complex
MLC	Mixed Lymphocyte Culture
N	Nervus
NK-Zellen	Natural-Killer-Zellen
PRA	Panel reactive antibody
PTA	Perkutane transluminale Angioplastie
SCID	Severe combined immunodeficiency

TNF	Tumor-Nekrose-Faktor
UW	University of Wisconsin
VLA	Very late antigen

Naturwissenschaftlich-medizinischer Teil

1. Allgemeine biologische und medizinische Grundlagen der Organtransplantation

1.1 Grundlagen der Transplantationsimmunologie

Transplantation bedeutet die Übertragung von Organen, Geweben oder Zellen innerhalb eines Individuums oder zwischen verschiedenen Individuen zum Ersatz verlorener Organ-, Gewebs- oder Zellfunktionen. Der Erfolg der Verpflanzung hängt von dem Wechselspiel zwischen Spenderzellen und Empfängerorganismus ab. Durch Fremdgewebe werden Reaktionen des Abwehrsystems (Immunsystem) des Empfängers stimuliert. Diese werden als Abstoßungsreaktionen bezeichnet und verursachen eine Schädigung des transplantierten Gewebes. Das Ausmaß der Abstoßungsreaktion hängt von vielen verschiedenen Faktoren ab. Die Gewebeverträglichkeit zwischen Spender und Empfänger ist von besonderer Bedeutung. Die Antwort des Abwehrsystems des Empfängers fällt um so ausgeprägter aus, je stärker sich Spender und Wirt genetisch voneinander unterscheiden. Nach einem groben Schema lassen sich Transplantationen unter folgendem Gesichtspunkt einteilen:

Autologe Transplantationen sind Gewebeübertragungen innerhalb eines Individuums. Ein gutes Beispiel hierfür ist die Deckung schwerstverbrannter Hautareale mit Haut, die an unverbrannten Stellen entnommen wurde. Auch im Rahmen der konventionellen Herzchirurgie werden regelmäßig Autotransplantationen durchgeführt: Eine aortokoronare Bypassoperation ist die Autotransplantation eines Venenstückes, das am Bein entnommen wird, auf das verengte Herzkranzgefäß.

Isogene oder syngene Organverpflanzungen finden zwischen genetisch identischen Individuen der gleichen Art statt. Nierentransplantationen zwischen eineiigen Zwillingen gehören in diese Kategorie.

Allogene Transplantationen sind die häufigste Form der Organübertragung. Sie werden zwischen genetisch unterschiedlichen Individuen der gleichen Spezies durchgeführt. Transplantationen von Leichenspendern sind Allotransplantationen.

Xenogene Organübertragungen bezeichnen die Transplantation von Gewebe und Organen zwischen Angehörigen verschiedener Spezies. 1992 wurden in Pittsburgh (USA) zwei Patienten mit schwerem Leberversagen

Pavianlebern implantiert. Die Empfänger überlebten den operativen Eingriff nur kurze Zeit, die von schwerwiegenden Komplikationen gekennzeichnet war. Der ungünstige Verlauf und die schlechte Prognose dieser Leberverpflanzungen belegen den zur Zeit noch experimentellen Charakter der Xenotransplantation als medizinisches Behandlungsverfahren.

Die Prognose autologer Transplantate ist exzellent. Da Gewebe vom gleichen Individuum übertragen wird, bestehen keine genetischen Differenzen und kein Anreiz für Abstoßungsreaktionen. Ähnlich günstig stellen sich die Ergebnisse der isogenen (syngenen) Organverpflanzung dar, obwohl bei den Empfängern eine medikamentöse Unterdrückung des Abwehrsystems durchgeführt wird, um kleinste genetische Differenzen zu überbrücken und dadurch auch im Langzeitverlauf keine Funktionsbeeinträchtigung oder Organverluste in Kauf nehmen zu müssen. Allotransplantate sind verschiedenen Formen der Abstoßungsreaktion ausgesetzt; die Mehrzahl der allogen übertragenen Organe erleidet langfristig irreversible Schäden durch chronische Abstoßungsprozesse, die schließlich zum Funktionsverlust der Transplantate führen.

Die immunologischen Grundlagen dieser Wechselwirkungen zwischen Spendergewebe und Empfängerorganismus werden in den folgenden Abschnitten erläutert.

1.2 Gewebemerkmale

Das Immunsystem hat sich im Rahmen der Evolution entwickelt, um das Individuum vor einer feindlichen Umgebung mit unzähligen Fremdorganismen wie Viren und Bakterien zu schützen. Um diese Aufgabe wirkungsvoll zu bewältigen, muß das Abwehrsystem unterscheiden, bei welchem Reiz eine Reaktion für den Organismus sinnvoll und wann sie schädlich wäre. Mit anderen Worten: Das Immunsystem ist imstande, zwischen "selbst" und "nicht-selbst" zu differenzieren.

Immunogen, d. h. stimulierend auf die Abwehrkräfte eines Organismus, wirken in erster Linie Proteine. Ursache hierfür ist vor allem die Molekülgröße der Proteine. Verschiedene Hormone sind Proteine mit niedrigem Molekulargewicht; z. B. Insulin hat ein Molekulargewicht von ca. 6000 Dalton, das sind 1×10^{-23} kg. Von diesen Proteinen weiß man, daß sie zu den kleinsten Molekülen gehören, die Abwehrreaktionen hervorrufen können. Bei der immunologischen Wirksamkeit der Proteine spielt außer der Größe auch ihre konstante Gestalt und Stabilität, die Geschwindigkeit ihrer Verstoffwechslung und ihre Bindung an Zelloberflächen eine wichtige Rolle. Stoffe, die in der Lage sind, eine Immunreaktion anzustoßen, werden

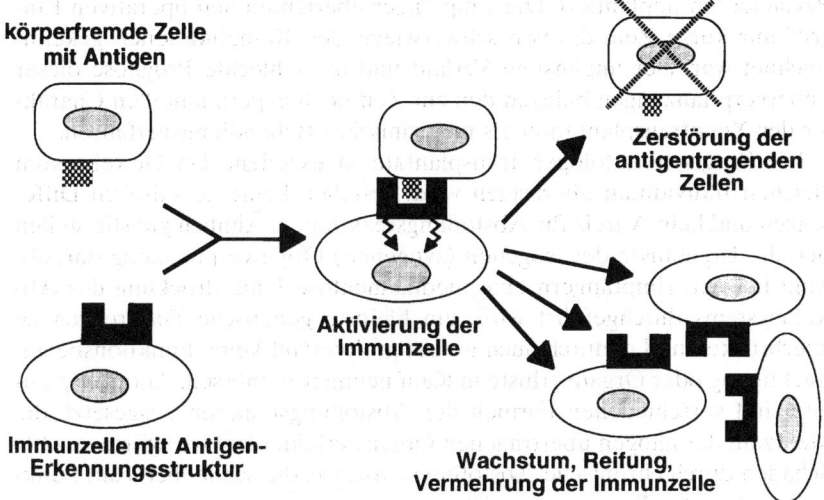

körperfremde Zelle mit Antigen

Zerstörung der antigentragenden Zellen

Aktivierung der Immunzelle

Immunzelle mit Antigen- Erkennungsstruktur

Wachstum, Reifung, Vermehrung der Immunzelle

Abb. 1: Schematische Darstellung der Prinzipien einer Immunreaktion: Erkennung der Antigene einer körperfremden Zelle durch Rezeptoren auf Immunzellen. Durch den Antigenkontakt werden die Immunzellen aktiviert, wachsen, reifen und vermehren sich, während die antigentragende Zelle zerstört wird.

als Antigene bezeichnet. Um das Abwehrsystem zu aktivieren, müssen die Fremdproteine Kontakt zum Blutstrom des Wirts erhalten. Die Zellen des Immunsystems lagern an der Wand der Blutgefäße oder zirkulieren mit dem strömenden Blut. Dort treffen sie auf körperfremde, Antigen-tragende Zellen, die mit dem Transplantat in den Wirtsorganismus eingebracht wurden. Über bestimmte Antigen-Erkennungsstrukturen reagieren beide Zellen miteinander. Die Immunzelle wird durch das "Andocken" der Spenderzelle aktiviert; sie wächst, reift aus und vermehrt sich. Über komplexe Mechanismen wird schließlich die Antigen-tragende Zelle eliminiert (Abb. 1). Die Auseinandersetzung des Empfängerorganismus mit Proteinen des Spenders beginnt daher bei der Transplantation solider Organe unmittelbar nach Freigabe der Blutversorgung während der Operation.

Ende der 60er Jahre gelang es, die Proteine zu identifizieren, die das Abwehrsystem des Wirtsorganismus am stärksten aktivieren. Sie sind für das Gelingen einer Transplantation von größter Bedeutung, da sie entscheiden, ob das Transplantat vom Immunsystem als körperfremd erkannt wird. Diese Eiweißkörper werden nach dem "Human Leukocyte Antigen"-System, abgekürzt HLA-System, klassifiziert. Es handelt sich dabei um eine Vielzahl verschiedener Glykoproteine, das sind Eiweiße mit einem Kohle-

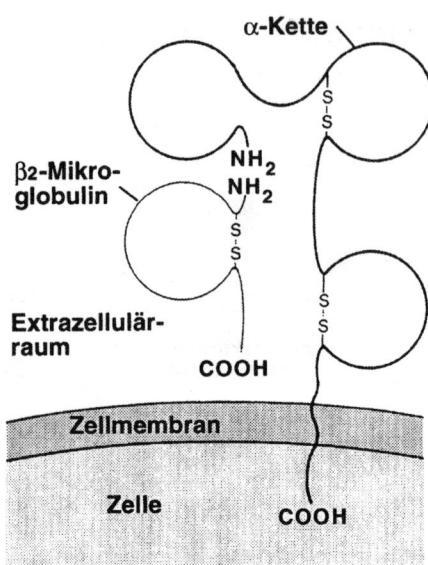

Abb. 2: Ein HLA-Merkmal der Klasse I besteht aus einer schweren α-Kette und β2-Mikroglobulin.

hydratanteil. HLA-Merkmale ragen auf der Oberfläche aller Zellen – mit Ausnahme der Erythrozyten – nach außen; man spricht von Antigen-Expression.

Die Gene, die für diese Proteine kodieren, sind auf dem kurzen Arm des Chromosom 6 angesiedelt und werden als "Major Histocompatibility Complex", kurz MHC, bezeichnet. Aufgrund unterschiedlicher chemischer Struktur lassen sich die HLA-Charakteristika in Moleküle der ersten (I.) und zweiten (II.) Klasse einteilen.

Die Struktur der Antigene des HLA-Systems ist weitgehend aufgeklärt (Abb. 2). Die Merkmale der Klasse I sind Proteinketten, die Zuckerreste tragen (glykosylierte Proteine oder Glykoproteine). Es handelt sich um jeweils zwei miteinander assoziierte Proteine, eine schwere α-Kette und eine leichte Kette, das sog. β2-Mikroglobulin. Die schwere α-Kette hat ein Molekulargewicht von ca. 45 000 Dalton – das sind $7,47 \times 10^{-23}$ kg – und ist polymorph, d. h., ihre Aminosäuresequenz ist nicht festgelegt, sondern variiert zwischen einzelnen Individuen. Dies ist die Grundlage für die Vielfalt der HLA-Determinanten – in der Fachsprache Polymorphismus genannt – und die unterschiedliche Antigenität der Proteine. Die schwere Kette ist in die Zellmembran integriert, jedoch nicht über kovalente Bindungen dort verankert. Der extrazelluläre Anteil der α-Kette wird durch

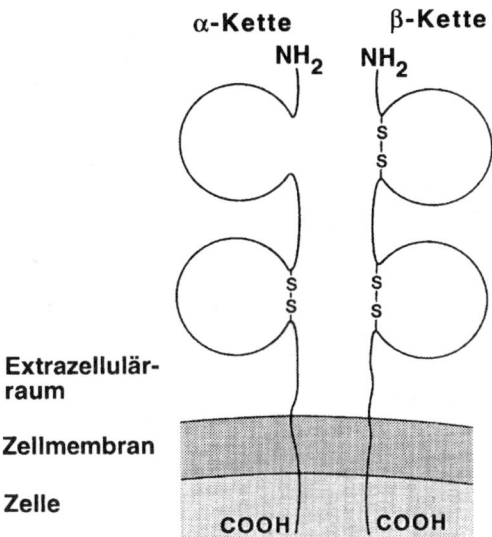

Abb. 3: Ein HLA-Merkmal der Klasse II besteht aus zwei Molekülen gleicher Größe, der α- und β-Kette.

Disulfidbrücken in drei Segmente eingeteilt, die die polymorphen Anteile enthalten. Die weitere Gruppierung der HLA-Merkmale I. Klasse in HLA-A-, HLA-B- und HLA-C-Antigene basiert auf der Erkenntnis, daß drei in ihrer Aminosäuresequenz grundsätzlich verschieden schwere Ketten differenziert werden können.

Das β2-Mikroglobulin wird von einem Gen auf Chromosom 15 kodiert, verfügt über ein Molekulargewicht von 12 000 Dalton und über eine konstante, nicht veränderliche Aminosäurefolge. Diese leichte Peptidkette ist über die Schwere der Zelloberfläche assoziiert.

Auch die HLA-Antigene der Klasse II bestehen aus glykosylierten Proteinketten (Abb. 3). Hierbei handelt es sich jedoch um zwei Stränge von Molekulargewichten gleicher Größenordnung (α-Kette: 35 000 Dalton; β-Kette: 28 000 Dalton). Die beiden Proteine sind in der Zellmembran verankert und ragen in den Extrazellulärraum hinaus. Beide Ketten besitzen variable Regionen, die für den unterschiedlichen Antigencharakter verantwortlich sind. α- und β-Kette werden durch zwei nebeneinanderliegende Gene kodiert; die Einteilung erfolgt in HLA-DP-, HLA-DQ- und HLA-DR-Subtypen.

HLA-Moleküle der Klasse I kommen auf der Oberfläche von fast allen Zellen in unterschiedlicher Dichte vor. Die Expression von Klasse-II-Antigenen ist auf immunkompetente Zellen begrenzt. Durch bestimmte Signale können auch Zellen solider Organe zur Ausbildung von Merkmalen der Klasse II stimuliert werden. Im Falle eines Transplantates kann dies Abstoßungsprozesse intensivieren.

Bemerkenswert ist der Polymorphismus der vom MHC kodierten HLA-Merkmale, d. h., in jeder Antigengruppe können zahlreiche verschiedene Subtypen bestimmt werden. Zur Zeit sind für den A-Locus 24 differenzierte Ausprägungen bekannt, für die B-Gruppe sind es 52, für den C-Locus 11 und für die D-Untergruppierungen sind 61 verschiedene Antigene identifizierbar.

Es sei darauf hingewiesen, daß alle derzeit bekannten HLA-Antigene durch ein einziges Testverfahren ermittelt wurden. Dies basiert auf der Reaktion natürlich vorkommender Antikörper gegen fremde Zellen mit spezifischen HLA-Merkmalen, der anschließenden Fixierung von Komplement und einer dadurch verursachten Zerstörung der Antigen-tragenden Zellen (methodische Details siehe unten). Werden andere Verfahren als dieser sog. "Mikrolymphozytotoxizitätstest" eingesetzt, ergibt sich eine Vielfalt der HLA-Merkmale, die vom klassischen System deutlich abweicht. Vor allem durch die Verwendung von monoklonalen Antikörpern wurde eine große Zahl von Varianten, sog. "Splits" einzelner Merkmale, identifiziert. Neue Untersuchungsverfahren auf der Basis genetischer Informationen werden in den nächsten Jahren ständige Überarbeitungen und Aktualisierungen der Klassifikation von Gewebemerkmalen durch das zuständige Komitee der Weltgesundheitsorganisation erfordern.

Die HLA-Merkmale werden von jedem Elternteil zur Hälfte vererbt und gleichberechtigt bei den Kindern ausgebildet (kodominante Expression). Dies bedeutet, daß jede Zelle eines Individuums die einzelnen Merkmale paarig an ihrer Oberfläche präsentiert, also z. B. A1, A4. Aus jeder Gruppe sind Antigene nachweisbar, z. B. A1, A4; B8, B5; C3, C6; DR1, DR7. Die Merkmale werden nach den Mendelschen Regeln aneinandergekoppelt vererbt. Bei dem gewählten Beispiel könnte der Vererbungsgang z. B. so aussehen:

Eltern:

Vater	Mutter
A1, B5, C3, DR1	A4, B8, C6, DR7
A10, B7, C8, DR9	A11, B7, C4, DR3

Kinder:
Beispiel:
A1, B5, C3, DR1
A4, B8, C6, DR7

Geschwister

A1, B5, C3, DR1
A11, B7, C4, DR3

A10, B7, C8, DR9
A4, B8, C6, DR7

A10, B7, C8, DR9
A11, B7, C4, DR3

Die jeweils von einem Elternteil vererbten, aneinandergekoppelten HLA-Antigene werden als Haplotyp bezeichnet. Im gewählten Beispiel gibt es 4 Haplotypen:

1. A1, B5, C3, DR1
2. A10, B7, C8, DR9
3. A4, B8, C6, DR7
4. A11, B7, C4, DR3

Jedes Individuum erbt einen Haplotyp von seiner Mutter und von seinem Vater.

Die physiologische Rolle von HLA-Molekülen der Klasse I ist bereits identifiziert: Ein Antigen kann nur von den zuständigen immunkompetenten Zellen, sog. zytotoxischen T-Lymphozyten, erkannt werden, wenn es in Verbindung mit einem HLA-Merkmal der Klasse I präsentiert wird. Hierzu ein Beispiel:

Nach der Virusinfektion einer Zelle werden Virusproteine zu Fragmenten abgebaut, die von Klasse-I-Antigenen gebunden und an der Oberfläche der Zelle präsentiert werden. Die Antigen-Erkennungsstruktur, der T-Zell-Rezeptor einer bestimmten zytotoxischen T-Zelle, erkennt ein bestimmtes Viruspeptid nur in Verbindung mit einem bestimmten HLA-Klasse-I-Molekül der Wirtszelle. Der T-Zell-Rezeptor ist nicht imstande,
– jenes Viruspeptid zu identifizieren, wenn es an ein anderes HLA-Molekül fixiert ist,
– ein anderes virales Peptid zu erkennen, wenn es an jenes HLA-Merkmal gebunden ist,
– mit dem HLA-Antigen selbst zu reagieren.

Dieses Beispiel belegt die hohe Spezität der immunologischen Prozesse, die zur Identifikation eines Antigens beitragen.

Die T-Zelle reagiert über eine Wechselwirkung ihres Rezeptors mit dem an das HLA-Molekül gebundenen Fremdprotein. Wird dieses als Antigen erkannt, kommt es in der Folge zur Zerstörung der körpereigenen Zelle, die das Antigen trägt, durch den T-Lymphozyten. Transplantationsbedingungen stellen keinen natürlichen Zustand dar: Das fremde HLA-Klasse-

I-Merkmal des Spenderorgans mit daran gebundenen, noch nicht identifizierten Proteinen wird durch zytotoxische T-Zellen des Empfängers erkannt und im Rahmen der Abstoßungsreaktion attackiert.

Die Funktion von HLA-Molekülen der Klasse II besteht darin, Eiweißbruchstücke von Antigenen an der Zelloberfläche zu präsentieren. Dort werden diese von einer spezifischen Gruppe von T-Zellen, sog. Helfer-Zellen, erkannt. Parallelen zur Wirkungsweise von Klasse-I-Merkmalen sind offenkundig: Wie zytotoxische T-Lymphozyten nur imstande sind, Fremdproteinpartikel an HLA-Moleküle der Klasse I gekoppelt zu erkennen, so können Helfer-T-Zellen Eiweißbruchstücke nur in Anwesenheit von Klasse-I-Antigenen identifizieren.

Im Rahmen der Knochenmarktransplantation wurde die besondere Bedeutung von Klasse-II-HLA-Determinanten erkannt: Klasse-II-Moleküle auf immunkompetenten Zellen des Transplantatempfängers binden bisher noch nicht näher analysierte Peptide. Sie lösen damit eine Immunantwort der Spender-T-Lymphozyten aus, die in einer besonderen Form der Abstoßung, der "Transplantat-gegen-Wirt"-Reaktion mündet.

Kurz zusammengefaßt läßt sich feststellen: Einzelne Individuen unterscheiden sich durch ihre Gewebemerkmale. Das Abwehrsystem des Empfängerorganismus erkennt die HLA-Merkmale des Spenders als körperfremd und versucht, im Rahmen von Abstoßungsprozessen die fremden Zellen zu zerstören. T-Lymphozyten, eine bedeutende Gruppe immunkompetenter weißer Blutzellen, erkennen HLA-Antigene, die im Empfänger genetisch nicht determiniert sind, und werden durch die fremden HLA-Merkmale aktiviert. Dadurch wird die komplizierte Kaskade der Abstoßungsreaktionen in Gang gesetzt. Dies begründet die Bedeutung der HLA-Merkmale für eine erfolgreiche Transplantation, da sie die Immunantwort des Wirts induzieren und ihre Elimination das Ziel der Abwehrreaktionen darstellt.

Die Gewebeverträglichkeit zwischen Spender und Empfänger beeinflußt die Überlebenschancen transplantierter Organe entscheidend. Diese Aussage basiert unter anderem auf der klinischen Erfahrung, daß Organübertragungen zwischen eineiigen Zwillingen im Langzeitverlauf nahezu völlig unproblematisch sind und weder akute noch chronische Abstoßungsprozesse beobachtet werden; es besteht eine Toleranz des Wirtsorganismus dem verpflanzten Gewebe gegenüber. Transplantate bei anderen, allogenen Spender-Empfänger-Konstellationen gehen ohne immunsuppressive Therapie definitiv durch Abwehrreaktionen des Immunsystems verloren. Aus der Knochenmarktransplantation ist bekannt, daß es auch bei Übertragungen zwischen HLA-identischen Verwandten zu einer irreversiblen Abstoßung des Transplantates kommen kann, wenn Spender und Empfänger auch nur in wenigen Merkmalen untergeordneter Bedeutung voneinander abweichen.

Bemühungen, die ererbte Grundlage der Gewebeverträglichkeit (Histokompatibilität) zu definieren, konzentrieren sich auf das HLA-System. Je größer die Übereinstimmung der HLA-Merkmale, desto größer die Gewebeverträglichkeit zwischen Transplantat und Empfänger. Die Identifizierung der HLA-Antigene wird als Gewebetypisierung bezeichnet.

Durch die immense Variabilität der HLA-Determinanten wird sich das HLA-Muster willkürlich ausgesuchter, nicht verwandter Spender und Empfänger mehr oder weniger ausgeprägt unterscheiden. Wenn die Mitglieder einer Kernfamilie – d. h. Eltern oder Geschwister – z. B. für eine Verwandtennierenspende typisiert werden, ist statistisch nur bei 25 % der Geschwister HLA-Identität mit dem potentiellen Transplantatempfänger zu erwarten; die Eltern und jeweils 50 % der Geschwister werden in einem Haplotyp identisch sein. Leichenspender werden mit einem beliebigen Empfänger überhaupt nicht harmonieren, obwohl es eine bestimmte Wahrscheinlichkeit gibt, mit der teilweise oder vollständige Übereinstimmung (Kompatibilität) erzielt wird. Wenn im HLA-Muster von Empfänger und Spender häufig vorkommende Antigene, z. B. HLA -A1, -A2, -B8, enthalten sind, steigt die Aussicht auf Kompatibilität.

Ein günstiger Einfluß der HLA-Übereinstimmung auf das Langzeitüberleben von Nierentransplantaten wurde in zwei großen Studien eindeutig dokumentiert. Dazu gehören das "UCLA (University of California Los Angeles) Transplant Registry" aus Los Angeles, Kalifornien (USA), mit Daten zu mehr als 70 000 Transplantationen seit 1970 und die "Collaborative Transplant Study", Heidelberg, mit der wissenschaftlichen Aufarbeitung von mehr als 60 000 Nierenübertragungen seit 1982. Beide Untersuchungen kommen zu dem Schluß, daß der wesentliche Beitrag zum Langzeitüberleben (bis zu 10 Jahren) von Nierenallotransplantaten in der möglichst guten Übereinstimmung der HLA-Charakteristika von Spender und Empfänger besteht.

Bei den Ergebnissen einzelner Transplantationszentren spielt die HLA-Verträglichkeit für das kurzfristige Überleben (1 Jahr) des verpflanzten Organs keine erkennbare Rolle mehr, da die aktuelle medikamentöse Standardbehandlung in diesem Zeitintervall beachtliche Verbesserungen erbracht hat: Die 1-Jahres-Überlebensrate der Organe bei Erstempfängern von Nierenallotransplantaten liegt zur Zeit bei ca. 80 %. In bezug auf eine mittlere Transplantatüberlebenszeit von 1 bis 3 Jahren verzeichnen etliche Zentren einander widersprechende Statistiken; einige Kliniken berichten keine Unterschiede zwischen gut kompatiblen Nierenverpflanzungen und weniger günstigen Spender-Empfänger-Konstellationen, andere weisen ein-

deutige Differenzen aus. Daten aus einzelnen Zentren sind in ihrer Aussa-
gekraft begrenzt, da sie nur eine kleine Fallzahl überblicken und durch
verschiedene Faktoren beeinflußt sein könnten; dazu gehören die spezifische Zusammensetzung des Patientenkollektivs, Besonderheiten der Vor-
und Nachsorge, die Qualität der Histokompatibilitätstestung, die mathe-
matischen Grundlagen für die Berechnung der Überlebensraten usw.
Diese Probleme sind bei umfassenden multizentrischen, multinationalen
Analysen nahezu ausgeschlossen.

Die "Collaborative Transplant Study" konnte belegen, daß vor allem
eine Übereinstimmung der HLA-B- und HLA-DR-Determinanten bei
Erstnierentransplantationen eine Verbesserung der 3-Jahres-Ergebnisse
von 55 % Überlebensrate (bei keiner Übereinstimmung von beiden Merkmalen) auf 80 % (bei vollständiger Übereinstimmung) erbrachte. Bei
Zweittransplantationen, d. h. nach dem Verlust einer übertragenen Niere
und erneuter Organverpflanzung, erlangt die Kompatibilität der HLA-
Merkmale zusätzliche Bedeutung.

Jüngste Erkenntnisse weisen darauf hin, daß eine Übereinstimmung der
"Splits" (s. S. 8) der HLA-Antigene für das Überleben von Nierentransplantaten noch wirksamer sein könnte als die Kompatibilität des zugehö-
rigen "breiten" HLA-Merkmals; in Zukunft könnte z. B. die Suche nach
Übereinstimmung der scheinbar wichtigen Subtypen wie HLA-B51 bei
Spender und Empfänger Vorrang haben vor der Kompatibilität beim über-
geordneten Merkmal HLA-B5.

Trotz der deutlichen Verbesserung der 1-Jahres-Ergebnisse bei Nierentransplantationen ist die Verlustrate in den folgenden Jahren auch bei einer
Optimierung der medikamentösen Therapie im wesentlichen unverändert,
d. h., die Hälfte der Nierenallotransplantate erfährt heute – statistisch betrachtet – nach 8,5 Jahren einen irreversiblen Funktionsverlust; 1978 war
die gleiche Marke nach 7,5 Jahren erreicht.

In den USA sehen die 10-Jahres-Überlebensraten für Nierentransplantate wie folgt aus: Allotransplantationen 24 %, Kompatibilität eines Haplo-
typs 42 %, HLA-identische Verwandtentransplantationen 67 %. Die entsprechenden europäischen Zahlen sind geringfügig besser, im Prinzip aber
ähnlich. Die Daten belegen, welche überragende Bedeutung der Histokompatibilität für die Langzeitergebnisse nach Nierentransplantation zukommt. Diese Erkenntnisse sprechen auch dafür, Organe überregional zu
verteilen, um im Interesse der potentiellen Empfänger den optimalen Nutzen aus den zur Verfügung stehenden Spenderorganen zu ziehen. Entsprechende Organisationen wurden in Europa (z. B. EUROTRANSPLANT)
und in den USA ("United Network for Organ Sharing") gegründet. Die
Erkenntnis, daß die Geweberverträglichkeit zwischen Spender und Emp-

fänger für die Langzeitfunktion eines Transplantates maßgebend ist, stellt die wissenschaftliche Grundlage ihrer Aufgabe und Tätigkeit dar.

Bei Herztransplantationen erfolgt die Zuordnung der Spenderorgane bisher nur nach Blutgruppenübereinstimmung zwischen Donor und Empfänger. Dies hat im wesentlichen zwei Gründe: Zum einen stehen bei weitem zu wenige Organe für eine Übertragung zur Verfügung, zum anderen ist die Zeitspanne, die ein Herz außerhalb des Körpers ohne Schaden überstehen kann, zu kurz, um die vollständige HLA-Typisierung vor der Transplantation durchzuführen. Retrospektive Analysen deuten auf eine 15 %ige Steigerung der 3-Jahres-Transplantatüberlebensrate hin, wenn weniger als 2 HLA-B- und HLA-DR-"mismatches" (fehlende Übereinstimmungen) vorliegen (HLA-B-, HLA-DR-"mismatches" < 2: 80 % 3-Jahres-Überlebensrate; > 2: 65 %).

Bei Lebertransplantationen ließ sich bisher kein Vorteil für das Langzeitüberleben durch optimale Gewebekompatibilität nachweisen. Bei guter Übereinstimmung der HLA-Merkmale treten jedoch offensichtlich weniger Abstoßungsreaktionen auf. Auch für Bauchspeicheldrüsen (Pankreas)-Verpflanzungen müssen noch die Langzeitresultate größerer Patientenkollektive abgewartet werden, bevor Aussagen zur Wertigkeit der Übereinstimmung von Gewebemerkmalen getroffen werden können. Vorläufige Daten zur Hornhauttransplantation zeigen, daß Patienten nach einer aus immunologischen Gründen fehlgeschlagenen Übertragung bei der Zweittransplantation von einer guten Kompatibilität profitieren.

Die wichtige Rolle der HLA-Antigene hat die stetige Verbesserung der Histokompatibilitäts-Bestimmungsverfahren bedingt.

Bei jedem Patienten mit chronischem Organversagen werden vor der Aufnahme in die Warteliste für eine Transplantation die nachstehenden immunologischen Untersuchungen durchgeführt:

1.) Identifikation der Blutgruppe und der Gewebemerkmale. Dieser Nachweis wird im Rahmen der Organentnahme auch beim Spender ausgeführt.

2.) Gemischte lymphozytäre Reaktion (mixed lymphocyte culture, MLC) zur Erfassung der Reaktion, die durch Unterschiede im HLA-D-Merkmal zwischen Spender und Empfänger bedingt ist.

Unmittelbar vor der Transplantation wird

3.) eine sogenannte Kreuzprobe, ein "Crossmatch"-Test, durchgeführt, der feststellt, ob der Empfänger über Antikörper verfügt, die gegen Gewebemerkmale des Spenders gerichtet sind.

Die einfachsten und schnellsten Verfahren zur Histokompatibilitätstestung sind serologischer Natur, d. h., sie basieren auf dem flüssigen Blutanteil (Serum), der Antikörper gegen HLA-Antigene enthält. Anti-HLA-

Antikörper sind hochspezifisch für die einzelnen Strukturen, die unterschiedliche HLA-Merkmale charakterisieren.

Zur Bestimmung der Gewebemerkmale wird routinemäßig ein als "Mikrolymphozytotoxizitätsmethode" bezeichnetes Verfahren eingesetzt. Die Meßmethode basiert auf folgendem Prinzip: Aus dem Blut des potentiellen Empfängers werden Lymphozyten, spezifische weiße Blutzellen, die HLA-Merkmale tragen, isoliert. Diesen Lymphozyten werden Seren mit bekanntem Antikörpergehalt zugesetzt. Wenn eines der Seren einen Antikörper enthält, der mit einem HLA-Antigen des potentiellen Transplantatempfängers reagiert, kommt es zur Zerstörung der Empfänger-Lymphozyten. Die schwere Schädigung der Blutzellen ist meßbar.

Durch Austestung einer Vielzahl von Seren mit bekanntem Antikörpergehalt ist eine Zuordnung der HLA-Merkmale zu den Empfängerzellen möglich. Die eingesetzten Seren stammen von mehrfach schwanger gewesenen Frauen, die durch die immunologische Auseinandersetzung mit den fremden Gewebemerkmalen der Feten, die vom Vater stammen, bestimmte Antikörper gebildet haben. Folglich wird ein ganzes Arsenal verschiedener Antiseren eingesetzt, um ein bestimmtes Merkmal zu erkennen. Es ist nicht ungewöhnlich, daß in einem Labor bis zu 200 verschiedene Seren benutzt werden, um die vollständige HLA-Typisierung eines Individuums mit HLA-A-, -B-, -C- und -D-Antigenen durchzuführen. Um diese Testseren in gleichbleibender Qualität bereitzustellen, laufen ausgedehnte Suchprogramme mit der Analyse vieler tausend Seren. Dies ist die Aufgabe hochspezialisierter Gewebetypisierungslaboratorien, die in freiwilligem nationalem und internationalem Austausch für weltweite Standardisierung sorgen.

Plazentaflüssigkeit, eine Mischung aus Serum und Gewebeflüssigkeit, ist eine weitere wichtige Quelle für Alloantisera. Versuche, monoklonale Antikörper gegen HLA-Merkmale in Tieren zu erzeugen, schlugen bisher fehl, da die Xeno-Antiseren mit Antigenen reagierten, die beim Menschen weit verbreitet sind, wie z. B. die konstanten Regionen der HLA-Determinanten. Diese Technik bedarf noch weitgehender Verbesserungen, bevor sie ausgereift genug ist, um Antikörper für die klinische Routine zu liefern. Anti-HLA-Antikörper werden ebenfalls in Seren von Patienten gefunden, die durch häufige Bluttransfusionen gegen fremde HLA-Charakteristika sensibilisiert wurden. Patientenseren werden in der Routine nicht verwendet, da sie durch die besonderen Umstände der Patienten nicht in ausreichender Menge zur Verfügung stehen.

Die Lymphozyten des potentiellen Transplantat-Empfängers werden aus ca. 30 ml unbehandeltem Vollblut gewonnen. Sie werden durch eine Zentrifugation im Dichtegradienten isoliert; dabei werden einzelne Untergruppen der Lymphozyten nicht voneinander getrennt.

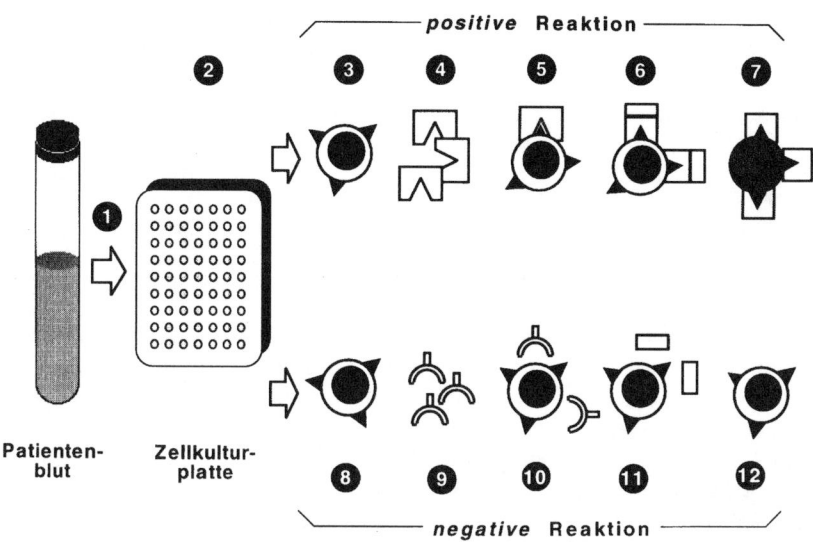

Patienten-blut **Zellkultur-platte**

Abb. 4: Schema der Durchführung eines Mikrolymphozytotoxizitätstests: 1. Aus dem Blut des zu untersuchenden Patienten werden Lymphozyten isoliert. 2. 1 µl der Lymphozytenpräparation wird in jeden Napf einer Zellkulturplatte pipettiert. 3. Die Lymphozyten tragen an der Oberfläche ein bestimmtes Merkmal, z. B. HLA-A4. 4. Den Zellen wird 1 µl eines Serums mit bekanntem Antikörpergehalt zugesetzt, z. B. Anti-HLA-A4. 5. Der Anti-HLA-A4-Antikörper bindet das HLA-A4-Merkmal auf der Lymphozytenoberfläche. 6. Komplement wird zugegeben und durch den Antigen-Antikörper-Komplex aktiviert. 7. Durch die Komplementaktivierung wird die äußere Zellwand geschädigt, so daß Farbstoffe in die Zelle eindringen und sie anfärben können. Unter dem Mikroskop werden die gefärbten, d. h. geschädigten Zellen gezählt, und ihr prozentualer Anteil an der Gesamtzellzahl wird errechnet. Bei mehr als 20 % gefärbten Lymphozyten liegt ein "positives" Testergebnis vor. 8. Gleiche Ausgangssituation wie oben: Die Lymphozyten tragen das HLA-A4-Merkmal. 9. Es wird ein Serum mit bekanntem Antikörpergehalt zugesetzt, z. B. Anti-HLA-A8. 10. Es kommt zu keiner Antigen-Antikörper-Reaktion, da ein Anti-HLA-A8-Antikörper nicht mit dem Merkmal HLA-A4 in Wechselwirkung tritt. 11. Zugesetztes Komplement wird nicht aktiviert. 12. Die Lymphozyten werden nicht geschädigt. Farbstoff kann nicht in die Zelle eindringen, so daß diese nicht angefärbt wird. Die Reaktion ist negativ.

Praktisch wird ein "Mikrolymphozytotoxizitätstest" so durchgeführt (Abb. 4): In einer Zellkulturplatte mit zahlreichen (z. B. 96) Vertiefungen, die jeweils nur ein geringes Volumen (wenige µl) fassen, wird zunächst mit einer speziell dafür angefertigten Pipette in jeden Napf 1 µl der Lympho-zytenpräparation von einem Patienten gefüllt; dies entspricht einer abso-

Tab. 1: Auswertungskriterien für den Mikrolymphozytotoxizitätstest

% abgetötete Lymphozyten im Ansatz	Bewertung	Interpretation
0–10	1	negativ
11–20	2	fraglich positiv
21–50	4	schwach positiv
51–80	6	positiv
81–100	8	stark positiv

luten Zahl von ca. 2000 Immunzellen. Hierzu wird ein gleiches Volumen Serum mit definiertem Antikörpergehalt gemischt. Während die eingesetzten Lymphozyten für einen Testansatz immer gleichen Ursprungs sind, werden Standardseren mit verschiedener Spezifität gewählt. Die Inkubation von Serum und Zellen erfolgt über 30 Minuten bei 25 °C. Eine antikörpervermittelte Zellschädigung wird in vollem Umfang erst in Anwesenheit von Komplement beobachtet. Um eine evtl. durch den Antikörperzusatz vermittelte Lyse der Zellen nachweisbar zu machen, wird dem Ansatz eine komplementhaltige Lösung zugesetzt; die Einwirkungszeit beträgt ca. 1 Stunde. Unbeeinträchtigte Zellen mit intakter Außenwand sind in der Lage, Vitalfarbstoffe wie Eosin oder Trypanblau aus ihrem Inneren fernzuhalten; schwer geschädigte Zellen nehmen die Farbstoffe auf und werden durch sie angefärbt. Daher wird der Präparation als nächstes ein Vitalfarbstoff zugesetzt. Anschließend wird der überstehende Farbstoff weggespült, und die Zellen werden durch Zugabe von Formalin fixiert. Die gefärbten, d. h. geschädigten Lymphozyten werden unter dem Mikroskop gezählt und ihr prozentualer Anteil an der Gesamtzellzahl errechnet. Haben mehr als 20 % Lymphozyten den Farbstoff aufgenommen, wird das Testergebnis als "positiv" beurteilt (Tabelle 1).

Dies bedeutet, daß die geprüfte Lymphozytenpopulation des Transplantationskandidaten mit einem im Serum enthaltenen bekannten Antikörper reagiert hat. Möglich ist das nur, wenn die immunkompetenten Zellen des Patienten das zugehörige Merkmal tragen, das auf die beschriebene Weise identifiziert wird (Tabelle 2).

Durch das beschriebene Verfahren werden HLA-Moleküle der I. Klasse nachgewiesen. HLA-Antigene der II. Klasse werden nur auf einer bestimmten Lymphozytenpopulation, den sog. B-Zellen, exprimiert. Diese Zellgruppe macht in einer regulären Lymphozytenpräparation nur einen geringen Anteil von ca. 10 % aus. Um das Standardverfahren der Typisierung auch für die HLA-Merkmale der II. Klasse nutzen zu können, müssen die B-Lymphozyten konzentriert werden. Verschiedene Verfahren bieten

Tab. 2: Auswertungsbogen für HLA-Typisierungen
Patientenbeispiel:

Serum	Spezifität	Bewertung	Schlußfolgerung
A–001	A1	1	A1 negativ
A–002	A1, A11	1	A11 negativ
A–003	A2	1	A2 negativ
A–004	A2, A28	6	A28 pos., da A2 neg.
A–005	A5	8	A5 positiv
A–006	A5, A10, A11	8	A5 pos., A10?, A11 neg.
A–007	A10, A11	1	A10 neg., A11 neg.
B–001	B51, B35	1	B51 neg., B35 neg.
B–002	B9, B27	8	B9, B27 o. beide pos.
B–003	B9, B35	8	B9 positiv
B–004	B44, B45	8	B44, B45 o. beide pos.
B–005	B44	8	B44 positiv
B–006	B45, B27	1	B45 neg., B27 neg.

Interpretation:
Die HLA-Merkmale des Patienten sind A28, A5, B9, B44.

sich zur Anreicherung der B-Zellen an. Die am häufigsten genutzte Methode beruht auf der unterschiedlichen Affinität der verschiedenen Lymphozytengruppen zu Kunststoffasern (Nylon). Werden ungereinigte Lymphozytenpräparationen auf Affinitätssäulen, die mit Nylonfasern bestückt sind, gegeben, so haften die B-Lymphozyten am Kunststoff, während die T-Lymphozyten mit der Spülflüssigkeit ausgewaschen werden. In einem zweiten Arbeitsschritt werden die isolierten B-Zellen durch physikalische Maßnahmen (Abkühlen, Schütteln) von dem Säulenmaterial abgelöst und aufgefangen. Die Bestimmung der HLA-D-Merkmale, von denen die DR-Antigene die größte immunologische Bedeutung haben, erfolgt dann nach der bereits detailliert geschilderten Lymphozytotoxizitätsmethode. Im eingesetzten Testserum werden zunächst die Antikörper gegen die HLA-A-, -B- und -C-Determinanten durch andere Zellen oder Zellfragmente (z. B. Blutplättchen) abgefangen, die keine HLA-Antigene der II. Klasse tragen.

Die gemischte lymphozytäre Reaktion (MLC) ist ein komplexer Nachweis verschiedener zellulärer Abläufe, der vor allem die Übereinstimmung der HLA-D-Antigene zwischen Spender und Empfänger eingehender ergründet. Werden Lymphozyten von zwei verschiedenen Individuen, z. B. von Spender und potentiellem Empfänger, miteinander in der Kulturschale angezüchtet, so stimulieren sie sich gegenseitig zu Wachstum, Zellteilung und -vermehrung. Auslöser für diesen Wachstumsimpuls ist das gegenseitige Erkennen der unterschiedlichen HLA-D-Merkmale. Der Ansatz einer MLC kann in verschiedener Weise genutzt werden: Durch Vorbehandlung mit einem wachstumshemmenden Medikament (Mitomycin) oder einer Bestrahlung können z. B. die Spenderzellen inaktiviert werden. Diese stimulieren dann durch ihre Oberflächencharakteristika, die von den Empfängerzellen als fremd erkannt werden, das Wachstum der Empfänger-Lymphozyten, ohne sich selbst teilen zu können ("Einweg"-MLC). Entfällt die medikamentöse Proliferationsblockade bei einer Zellart, so vermehren sich beide Lymphozytenpopulationen ("Zweiweg"-MLC). Eine maximale Proliferation wird in der Regel nach einer Inkubation von 5–6 Tagen bei 37 °C beobachtet. Das Wachstum von Immunzellen in der Kulturschale wird durch Zugabe eines Elementarbausteins der Zelle, der radioaktiv markiert ist (^{3}H-Thymidin), für 5 bis 12 Stunden nachgewiesen. Die β-Strahlung, die von der in die Zellen eingebauten Radioaktivität ausgeht, wird in "Impulsen pro Minute" gemessen. Identität der HLA-D-Antigene liegt vor, wenn Spender- und Empfänger-Lymphozyten sich gegenseitig nicht zur Vermehrung anregen, weil keine Determinante als fremd erkannt wird. Ein vollständiger MLC-Test nutzt Mitomycin-blockierte Lymphozyten eines Patienten als Stimulatoren aber auch ungehemmt proliferierend als Antwortzellen. Alle Lymphozyten müssen auf ihre Fähigkeit, Wachstum zu erzeugen und selbst durch HLA-Inkompatibilität zur Vermehrung angeregt zu werden, überprüft werden. Üblicherweise werden 2 bis 4 Kontrollzellgruppen mit bekannten HLA-Klasse-II-Determinanten im Ansatz mitgeführt.

Die MLC kann auch dazu eingesetzt werden, um bei der Vorbereitung einer Verwandtentransplantation die relative Immunogenität verschiedener potentieller Spender im direkten Vergleich gegeneinander auszutesten. In diesem Falle ist die Überprüfung aller möglichen Lebendspender in einem einzigen Versuch eine Grundvoraussetzung, da die Zellantworten von Tag zu Tag beachtlich variieren.

Die Reaktivität im Rahmen der MLC spiegelt möglicherweise den ersten Schritt zur Antigenerkennung bei Transplantatabstoßungsreaktionen im Patienten wider. Je ausgeprägter die Differenz des HLA-D-Merkmals zwischen Spender und Empfänger ist, desto stärker fällt die Antwort in der MLC aus, und desto größer ist die Wahrscheinlichkeit einer späteren Transplantatabstoßungsreaktion. Von besonderer, herausragender Bedeutung ist die MLC, wenn Empfänger und Spender zwar nicht verwandt, aber HLA-identisch sind; dies ist vor allem bei der Knochenmarkallotransplantation der Fall. Unter diesen Umständen ist die MLC-Testung die einzige Möglichkeit, versteckte HLA-Klasse-II-Unverträglichkeiten aufzudecken, die

die Transplantat-Toleranz des Empfängers beeinträchtigen und eine "Transplantat-gegen-Wirt"-Reaktion beschleunigen könnten. Zweck der "Crossmatch"-Untersuchung ist es, Antikörper im Blut des Empfängers zu entdecken, die gegen HLA-Merkmale eines potentiellen Spenders gerichtet sind. Diese Antikörper signalisieren, daß das Immunsystem des Empfängers sich bereits früher einmal mit diesen Antigenen auseinandergesetzt hat. Jedes Transplantat, das diese Charakteristika an der Oberfläche seiner Zellen trägt, wird heftig abgestoßen werden. In der Regel kommt es innerhalb weniger Minuten nach Öffnung der Blutzirkulation in das transplantierte Organ – also noch während der Operation – zu irreversiblen Schäden: Das Transplantat wird seine Funktion nie aufnehmen. Wegen der Rasanz des Geschehens spricht man von einer "hyperakuten Abstoßungsreaktion". Bei der transplantierten Niere reagieren die sog. Alloantikörper vor allem mit HLA-Determinanten auf der Oberfläche der Zellen, die die Kontaktfläche der Blutgefäße mit dem Blutstrom darstellen. Komplexe aus den HLA-Merkmalen und gegen sie gerichteten Antikörpern aktivieren sog. Komplementfaktoren, die die Zerstörung der antigentragenden Zellen einleiten. An die geschädigten Zellen lagern sich Blutplättchen und andere Bestandteile des Gerinnungssystems an; diese leiten die Bildung kleiner Blutgerinnsel ein, die schließlich die Blutgefäße des verpflanzten Organs verlegen. Auf diese Weise kommt es zu schwerwiegenden Störungen der Blut- und damit Sauerstoffversorgung des Transplantates, die kurzfristig zu massiver Gewebeschädigung und schließlich zum Absterben des Organs führt (ischämische Nekrose). Auch wenn die Alloantikörper nur in geringer Menge im Blut des Empfängers zirkulieren, können sie doch heftige Abstoßungskrisen hervorrufen. Vor allem Antikörper gegen Klasse-I-Merkmale sind für massive immunologische Reaktionen verantwortlich.

Der einfachste Crossmatch-Test, der zugleich das Standardverfahren darstellt, nutzt die bereits beschriebene Mikrolymphozytotoxizitätsmethode. Lymphozyten aus dem peripheren Blut des Spenders werden mit Serum des möglichen Empfängers inkubiert. Ein positiver Testausfall liegt vor, wenn mehr als 20 % der Spenderzellen im Ansatz absterben. Das getestete Serum enthält dann mit Sicherheit Alloantikörper gegen Oberflächenmerkmale des Spenders; die Transplantation sollte unterbleiben. Alloantikörper gegen HLA-Charakteristika entstehen, wenn der Patient schon früher mit Fremdantigenen konfrontiert wurde; diese Sensibilisierung wird in der Regel durch Bluttransfusionen, Schwangerschaften oder frühere Transplantationen hervorgerufen. Für den Crossmatch-Ansatz sollte Empfängerblut verwendet werden, das nicht zu alt ist (maximal 90 Tage), damit frisch induzierte Alloantikörper – z.B. durch eine kürzliche Bluttransfusion – mit erfaßt werden. Da Crossmatch-Tests unmittelbar vor jeder Transplantation analysiert werden, muß Patienten, die auf der Warteliste für eine Organtransplantation stehen, in regelmäßigen Abständen Blut für diese Untersuchung entnommen werden. Das aus diesem Blut präparierte Serum wird in einem regionalen Zentrallabor deponiert, das im Falle eines Organangebotes den Crossmatch-Test ausführt. Bei einer Lebendorganspende zwischen Verwandten werden die Lymphozyten aus dem Blut gewonnen, bei Leichenspendern werden die Zellen aus der Milz oder aus Lymphknoten isoliert. Wenn der Empfänger eine entsprechende Krankenvorgeschichte mit häufigen Bluttransfusionen, Schwangerschaften oder einer vorangegangenen Transplantation hat oder wenn ein früherer Antikörpertest positiv verlief, ist eine besonders sorgfältige Durchführung der Crossmatch-Untersuchung angezeigt; eine Transplantation kann in diesen Fällen keinesfalls durchgeführt werden, bevor das Ergebnis des Tests vorliegt.

Lymphozyten, die aus peripherem Blut gewonnen werden, sind normalerweise zu 80 % T-Zellen, die ausschließlich HLA-Antigene der Klasse I tragen und zu 20 % B-Zellen und Monozyten, die sowohl Klasse-I- als auch Klasse-II-Merkmale tragen. Eine positive Crossmatch-Untersuchung beweist daher auf alle Fälle das Vorhandensein von Antikörpern gegen Klasse-I-Determinanten. Es ist denkbar, daß ca. 20 % der Zellschädigung (Zytotoxizität) entsprechend dem relativen B-Lymphozyten-Gehalt durch Antikörper gegen Klasse-II-Merkmale hervorgerufen werden kann, während der Gehalt an Klasse-I-Antikörpern gar nicht so ausgeprägt ist. Um die Spezifität der nachgewiesenen Alloantikörper besser zu identifizieren, werden Crossmatch-Prüfungen auch mit Zellpräparationen durchgeführt, in denen entweder T- oder B-Lymphozyten angereichert wurden. Ein positiver T-Zell-Crossmatch-Test – auch wenn er noch so schwach ausfällt – stellt eine absolute Kontraindikation für eine Transplantation dar, da die bereits erwähnten hyperakuten Abstoßungsreaktionen mit sehr hoher Wahrscheinlichkeit eintreten und das Transplantat kaum eine kurzfristige Überlebenschance hat. Die Konsequenzen eines positiven B-Zell-Crossmatch-Tests sind noch nicht eindeutig geklärt, aber möglicherweise weniger gravierend. Bei Patienten mit schwach positiver Crossmatch-Reaktion durch Klasse-II-Antikörper alleine wurden erfolgreiche Nierentransplantationen durchgeführt. Im Gegensatz hierzu wurden bei Empfängern mit hohem Antikörpergehalt gegen Antigene der HLA-Klasse I ausgeprägte Abstoßungsreaktionen beschrieben.

Bevor Patienten in die Warteliste für eine Organtransplantation aufgenommen werden, muß der Alloantikörpergehalt ihres Blutes überprüft werden. Im Mikrolymphozytotoxizitätstest kann – wie beim Crossmatch-

Verfahren – das Serum des potentiellen Empfängers auf seinen Antikörpergehalt geprüft werden. Bei diesen Routineuntersuchungen werden zahlreiche, unterschiedliche Lymphozytenpopulationen (bis zu 100) mit bekannter Zusammensetzung ihrer Oberflächenmarker eingesetzt. Die Test-Lymphozyten werden so ausgewählt, daß sie die Merkmalsverteilung der Normalbevölkerung repräsentieren, und zu einem Sortiment ("Panel") zusammengestellt. Kommt es bei Zugabe von Patientenserum in Gegenwart von Komplement zur schweren Schädigung und Zerstörung (Lyse) dieser Zellen, muß davon ausgegangen werden, daß das Serum Alloantikörper enthält, die gegen eines oder mehrere HLA-Antigene dieser Lymphozyten gerichtet sind. Durch Verwendung von Lymphozyten mit überlappendem HLA-Muster kann die Spezifität der Antikörper ermittelt werden. Wenn z. B. 6 von 8 mit dem Serum reagierenden Lymphozytenpopulationen das Merkmal HLA-B4 tragen, dann ist zumindest ein Teil der Alloantikörper wahrscheinlich gegen das Merkmal HLA-B4 gerichtet. Der Prozentsatz positiver Reaktionen im "Panel" wird als "Panel Reactive Antibody" (PRA) bezeichnet. Liegt der PRA-Wert über 20 %, wird im Falle eines Transplantationsangebots der Crossmatch-Test positiv ausfallen. Besonders wichtig ist diese Untersuchung für Patienten, die sich durch frühere Transplantation, Schwangerschaften oder häufige Bluttransfusionen gegen Fremdantigene sensibilisiert haben könnten. Die Testung auf Alloantikörper wird vor der Meldung zur Organübertragung durchgeführt und dann bis zur Transplantation alle 1 bis 3 Monate.

Zur Ermittlung der Gewebeverträglichkeit werden in Zukunft neben dem hier geschilderten klassischen Routineverfahren zunehmend auch molekularbiologische Methoden (z. B. Southern Blot, Polymerase Chain Reaction, Restriction Fragment Length Polymorphism) angewandt werden, da die genetische Information für zahlreiche HLA-Merkmale bereits entschlüsselt wurde. Diese fortschrittlichen Techniken sind heute jedoch noch nicht so weit entwickelt, daß sie in der klinischen Routine Verwendung finden könnten.

1.3 Reaktionsmechanismen

Zahlreiche zelluläre und nichtzelluläre Elemente des Blutes sind an der Abwehrreaktion des Immunsystems beteiligt. Es handelt sich bei Abstoßungsreaktionen um ein komplexes, vielfach miteinander verwobenes Gefüge von Reaktionsmechanismen. Selbstverstärkende Effekte sind ein wesentliches Merkmal der Regulation dieser Prozesse. Im Rahmen von Abstoßungen tritt sehr deutlich zutage, daß das Immunsystem auf unterschiedlichen Ebenen der Differenzierung arbeitet. Da gibt es archaische, völlig unspezifische Formen der Abwehr, die auch bei einfachen Entzündungen beobachtet werden. Es kommt zu Veränderungen der Durchblutungssituation und zum Einwandern von bestimmten Blutzellen in das betroffene Gebiet. Diese Reaktion ist bekannt, entsteht sie doch auch mit Schwellung und Eiterbildung, wenn z. B. ein Splitter in die Haut eingedrungen ist. Solche elementaren Abwehrvorgänge werden auch in transplantierten Organen beobachtet. Darüber hinaus wirken bei der Abstoßung von Fremdgewebe auch noch differenzierte, gerichtete Erkennungsvorgänge und Antwortprinzipien mit, die in ähnlicher Form nur bei Allergien oder bei bestimmten, durch Fehlreaktionen des Immunsystems verursachten Erkrankungen auftreten. Die Immunologie, die Lehre von den Abwehrmechanismen, ist eine junge Disziplin, deren Wissen zwar bereits eindrucksvoll, aber immer noch lückenhaft ist. Im folgenden sollen die grundlegenden Elemente des Immunsystems und ihre wesentlichen Funktionen dargestellt werden. Ihre Bedeutung für und Einbindung in die einzelnen Formen von Abstoßungsreaktionen ist im nächsten Kapitel zusammengefaßt.

Die in Abstoßungsvorgänge involvierten Zellen entstammen der sog. weißen Reihe und werden unter dem Oberbegriff "Leukozyten" zusammengefaßt. Leukozyten sind eine heterogene Zellpopulation; sie werden überwiegend im Blut, Knochenmark, in den lymphatischen Organen – Milz, Thymus, Rachenmandeln, Lymphknoten –, aber auch in der Gefäßwand gefunden. Die Klassifizierung der weißen Blutzellen erfolgte ursprünglich nach ihrem unterschiedlichen Aussehen im mikroskopischen Bild und ihrem differenzierten Ansprechen auf verschiedene Färbemethoden.

Die drei wichtigsten Zelltypen sind Granulozyten, Lymphozyten und Monozyten; für die Abstoßungsreaktionen sind vor allem die beiden letztgenannten Zellarten von Bedeutung.

Durch moderne Techniken können auch in der Zellgruppe der Lymphozyten kleinere Einheiten identifiziert werden. Drei verschiedene Typen werden aufgrund verschiedener Oberflächenmerkmale unterschieden: T-Zellen, B-Zellen und "Natural Killer"-Zellen. Das Fehlen oder Vorhandensein bestimmter Oberflächenmarker wird auch genutzt, um Aktivierungszustände, den Grad der Differenzierung und weitere Untergruppen zu analysieren. Die Oberflächendeterminanten werden als "cluster of differentiation" bezeichnet und mit "CD" abgekürzt; die genaue Zuordnung erfolgt über eine Numerierung.

Bei den T-Zellen erfolgt die Erkennung körperfremder Zellen über den sog. T-Zell-Rezeptor, der an der Zelloberfläche in unmittelbarer Nähe des

CD-3-Antigens lokalisiert ist. B-Lymphozyten nutzen Antikörper auf der Zelloberfläche, um fremde Strukturen zu identifizieren. Bei den Natural-Killer-Zellen wurde das Prinzip der Antigenerkennung noch nicht entdeckt.

T-Zellen sind eine Untergruppe der Lymphozyten, die aus Stammzellen im Thymus hervorgehen; daher der Name "T"-Zellen. Die Reifung der T-Lymphozyten im Thymus wird von einer komplexen Veränderung der genetischen Information der Zellen und ihres Erscheinungsbildes begleitet. Dazu gehört die Aktivierung der Gene, die für die Bildung und Expression des T-Zell-Rezeptors verantwortlich sind. Im Thymus wird auch das Antigen-Rezeptor-Repertoire festgelegt, das den reifen T-Lymphozyten gestattet, zwischen "selbst" und "nicht-selbst" zu unterscheiden. T-Zellen, die in diesem Erkennungsprozeß Fehlleistungen erbringen, werden durch einen spezifischen Mechanismus eliminiert. Im peripheren Blut gehören mehr als 70 % der zirkulierenden Lymphozyten zur Gruppe der T-Zellen. T-Zellen initiieren die Immunantwort, vermitteln Antigen-spezifische Reaktionen und regulieren die Aktivität anderer Leukozyten durch Sekretion löslicher Faktoren, sog. Zytokine.

Üblicherweise reagieren T-Lymphozyten nicht mit intakten Fremdproteinen als Antigen. T-Zellen binden an kleine, körperfremde Eiweißbruchstücke, sog. Peptide, die auf der Oberfläche einer Antigen-präsentierenden Zelle (APC) an HLA-Komponenten gebunden sind. APC ist ein generalisierter Begriff, der auf jede Zelle angewandt werden kann, die ein Fremdprotein aufnehmen, abbauen und auf der Oberfläche an HLA-Antigene gebunden präsentieren kann. Dazu gehören Monozyten, die aus ihnen durch Reifungsprozesse entstehenden Makrophagen, B-Zellen und einige T-Lymphozyten. Sowohl Klasse-I- als auch Klasse-II-HLA-Moleküle können in Verbindung mit einem körperfremden Peptid mit dem Komplex aus T-Zell-Rezeptor und CD 3 an der Oberfläche der T-Lymphozyten in Kontakt treten. Diese Wechselwirkung bedeutet ein Aktivierungssignal für die T-Zelle. Die Notwendigkeit, daß gleichzeitig HLA-Determinanten und ein Antigen anwesend sein müssen, sichert, daß T-Lymphozyten nur in Gegenwart körperfremder Zellen aktiviert werden. Dies ist von Bedeutung, weil T-Zellen fremde Zellen durch direkten Kontakt töten ("zytotoxische" T-Lymphozyten) und nicht wie B-Lymphozyten durch Freisetzung zirkulierender Antikörper.

Über eine Kaskade biochemischer Reaktionen kommt es zur Bildung und Freisetzung von Zytokinen sowie zu Wachstum und Vermehrung der aktivierten T-Zelle. Die Antigen-vermittelte Proliferation von Immunzellen ist ein wesentlicher Mechanismus des Abwehrsystems. Betrachtet man die Vielfalt des in den T-Zellen verankerten Antigen-Rezeptor-Reper-

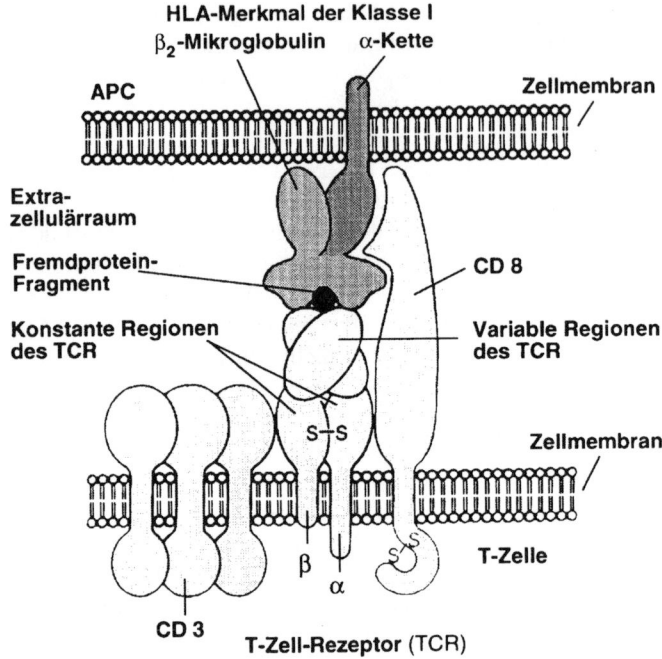

Abb. 5: Wechselwirkung des T-Zell-Rezeptors mit einem Fremdprotein-Fragment, das von einem HLA-Merkmal der Klasse I auf einer Antigen-präsentierenden Zelle (APC) dargeboten wird.

toires, so kann man davon ausgehen, daß jeweils nur wenige T-Zellen spezifisch auf ein bestimmtes Fremdmerkmal reagieren. Da die Gegenwart eines Antigens zur Vermehrung dieses spezifischen T-Zell-Klons führt, entwickelt sich rasch eine effiziente Immunantwort. Außerdem entstehen auch Gedächtnis-T-Lymphozyten. Diese Gedächtniszellen können sich selbst erneuern und reagieren rasch bei einem wiederholten Kontakt mit dem spezifischen Antigen, selbst wenn die erste Exposition Jahre oder Jahrzehnte zurückliegt. Obwohl der Mechanismus der Gedächtniszellbildung unbekannt ist, zählt sie zu den wesentlichen Grundlagen der Immunantwort.

Der T-Zell-Rezeptor (TCR) gehört zu den am besten charakterisierten Bindungsstrukturen im menschlichen Organismus (Abb. 5). Der Bindungspartner des T-Zell-Rezeptors besteht aus einem Fragment von Fremdprotein und variablen Gruppen eines HLA-Merkmals. Die Haftung des TCR an diesen Strukturen wird durch weitere Proteine, die in unmittelbarer Nachbarschaft angesiedelt sind, CD 4 oder CD 8, verstärkt. CD 4 oder CD

8 binden jedoch an unveränderliche Regionen des HLA-Moleküls. Das "Andocken" des TCR an eine Antigen-präsentierende Zelle ist daher außerordentlich sicher: Der Bindungskomplex verfügt über einen festen Rahmen durch die CD-4-/CD-8-Proteine und über einen sehr variablen Kern, wenn man die Vielfalt der Antigene bedenkt, mit denen der Organismus im Laufe seines Lebens konfrontiert wird. Chemisch besteht der TCR aus zwei unterschiedlichen Glykoproteinketten, α und ß genannt, die durch Disulfidbrücken vernetzt sind. Beide Stränge sind aus einer variablen Domäne, die sich am frei in die Umgebung ragenden Ende befindet, und aus einer konstanten Region nahe der Verankerung des Glykoproteins in der T-Zell-Wand aufgebaut.

Die variablen Bereiche beider Stränge sind so aneinandergelagert, daß sie eine "Tasche" für das Antigen formen. Der konstante Abschnitt beider Ketten verankert diese in der T-Zelle und ist vermutlich an der initialen Aktivierung des Lymphozyten beteiligt. Zur Vermittlung stimulierender Signale in das Zellinnere wird wahrscheinlich auch das CD-3-Molekül benötigt, das ebenfalls zur engeren Nachbarschaft des TCR gehört. CD 3 reguliert außerdem die Expression des TCR an der Lymphozyten-Oberfläche. Wie wichtig CD 3 für die Einleitung der T-Zell-Antwort ist, zeigt der Befund, daß T-Lymphozyten direkt durch Antikörper gegen CD 3 inaktiviert werden können.

Wenn der TCR mit einem Antigen reagiert, das an ein HLA-Molekül gebunden dargeboten wird, entsteht zunächst ein Komplex, der ein noch nicht identifiziertes Signal in die T-Zelle hinein vermittelt. Dadurch wird eine Serie biologischer Reaktionen in Gang gesetzt, die zur Vermehrung der T-Lymphozyten führen. Schlüsselreaktionen sind die Bereitstellung energiereicher Phosphate, die Steigerung des Kalziumeinstroms in die Zelle und die Aktivierung bestimmter Enzyme, sog. Proteinkinasen. Diese Maßnahmen resultieren in der Aktivierung der Gene, die für die Produktion löslicher Botenstoffe, z. B. des Zytokins Interleukin-2 (IL-2), verantwortlich sind. IL-2 ist ein Wachstumsfaktor, der die klonale Vermehrung dieses T-Lymphozyten anregt und reguliert.

Es besteht eine Verbindung zwischen den Oberflächenantigenen und der Funktion der T-Lymphozyten. Reife T-Zellen können aufgrund der Expression von CD-4- oder CD-8-Oberflächenmerkmalen in sog. Helfer- bzw. Suppressorzellen eingeteilt werden. CD-4-Helferzellen reagieren mit HLA-Merkmalen der Klasse II, CD-8-Suppressorzellen mit HLA-Charakteristika der Klasse I. CD-4-Zellen, d. h. T-Lymphozyten, die das Merkmal CD 4 tragen und bei denen das CD-8-Antigen fehlt, machen 70 % der gesamten T-Zell-Population aus. CD-8-Zellen, auf denen CD-8, aber nicht CD 4 nachweisbar ist, tragen 25 % zur Gesamtzahl der Lymphozyten bei.

Die restlichen 5 % werden von verschiedenen kleineren T-Zell-Gruppen gestellt.

CD-8-Lymphozyten werden häufig als Suppressor-Zellen bezeichnet, da sie den überwiegenden Teil der Antigen-spezifischen Zellschädigung über eine Wechselwirkung mit HLA-Klasse-I-Merkmalen vermitteln. Diese Bezeichnung ist natürlich sehr stark vereinfachend gewählt, da auch andere T-Zell-Gruppen wie CD-4-Lymphozyten zytotoxische Funktionen ausüben können. Die Zellschädigung erstreckt sich auf alle Zellen, die als fremd erkannt werden, z. B. körpereigene virusinfizierte Zellen oder allogene Zellen des Spenders nach Transplantation. Während einer Virusinfektion binden Viruspeptide an HLA-Moleküle des Wirtes im Inneren der virusbefallenen Zelle und werden anschließend an die Zelloberfläche transportiert, wo sie von den zytotoxischen T-Lymphozyten erkannt werden. Bei Transplantationen werden allogene HLA-Determinanten selbst von den T-Zellen als Antigen erkannt. Aktivierte T-Zellen, vor allem Suppressor-Zellen, zerstören die Eindringlinge direkt über einen Mechanismus, von dem noch wenig bekannt ist.

CD-4-Helferzellen erkennen normalerweise Peptid-Antigene, die an Klasse-II-HLA-Determinanten auf der Oberfläche einer Antigen-präsentierenden Zelle gebunden sind. Durch einen Kontakt mit HLA-assoziiertem Fremdprotein werden die Helfer-Lymphozyten aktiviert und beginnen, sich zu vermehren. In diesem Zustand setzen sie Zytokine frei, die die Immunantworten anderer Leukozyten verstärken. Sie wirken vor allem auf die Immunreaktionen der B-Zellen und intensivieren die Aktivierung der Suppressorzellen; aus dieser Funktion ergibt sich die Bezeichnung "Helferzellen". Antigen-stimulierte Helferzellen sezernieren z. B. Interleukin-2, das als Wachstumsfaktor die Proliferation und Aktivität anderer T-Zellen stimuliert, ohne daß diese selbst Kontakt mit einem Antigen hatten. Als Folge der Antigen-spezifischen Helferzell-Aktivierung werden noch eine Vielzahl weiterer Zytokine mit unterschiedlichen Funktionen freigesetzt; detaillierte Erläuterungen zum Thema Zytokine finden sich weiter hinten in diesem Kapitel.

Die Rolle der kleinen T-Zell-Untergruppen, die weder CD 4 noch CD 8 tragen bzw. beide Merkmale gemeinsam an der Zelloberfläche präsentieren, im Immungeschehen ist noch nicht ausreichend untersucht. Sie verfügen offensichtlich über einen T-Zell-Rezeptor und üben daher ihre Funktionen wohl ähnlich wie die bereits beschriebenen T-Zell-Hauptgruppen aus. Obwohl die natürlichen Antigene, die von diesen Zelltypen erkannt werden, noch nicht identifiziert wurden, weiß man, daß auch diese Lymphozyten die Zerstörung fremder Zellen vermitteln und im aktiven Zustand Zytokine (IL-2, IL-4, gamma-Interferon) sezernieren.

In den lymphatischen Geweben findet sich eine Vielzahl verschiedenster T-Zellen, die sich im Grad der Differenzierung und Aktivierung unterscheiden. Dies wird durch die Heterogenität der an den Zelloberflächen ausgebildeten Oberflächenmarker belegt. Durch die Aktivierung von T-Lymphozyten – entweder direkt durch ein entsprechendes Antigen oder indirekt durch Botenstoffe, die von bereits stimulierten immunkompetenten Zellen freigesetzt wurden – ändert sich das Muster der Antigene, die an der Oberfläche präsentiert werden. Es kann dann zur Ausprägung völlig neuer Merkmale kommen; andere gehen unter Umständen komplett verloren; wieder andere verändern sich im Mengenverhältnis zueinander.

B-Lymphozyten tragen sog. Immunglobuline oder Antikörper auf ihrer Zelloberfläche. Das Immunglobulin ist für die Bindung von Antigenen, die nachfolgende Aktivierung der B-Zelle und die Ausschüttung löslicher Immunglobuline in das Blut und umgebende Gewebe verantwortlich. Im Gegensatz zu T-Lymphozyten, die Antigene in der Regel nur dann erkennen, wenn sie an HLA-Moleküle gebunden sind, können die Immunglobuline der B-Zellen direkt Antigene erkennen und binden. Bei den membranständigen Antikörpern handelt es sich um Glykoproteine. Sie haben die Form eines "Y" und bestehen aus 4 Untereinheiten, von denen zwei sog. schwere Ketten ("heavy chains", "H" chains) über Disulfidbrücken miteinander verbunden sind. Jede schwere Kette ist außerdem mit einer sog. leichten Kette ("light chain", "L" chain) verbunden (Abb. 6). Schwere und leichte Ketten bestehen aus variablen und konstanten Regionen, die eine hohe Vielfalt der Antigenerkennung ermöglichen. Die variablen Anteile befinden sich an den freien Enden der "Y"-Arme. Jeder der beiden Arme des "Y" kann ein Antigen spezifisch binden. Die Arme münden über eine "Scharnierregion" in einen gemeinsamen Fuß, der mit der Antigenerkennung in keinem Zusammenhang steht. Die am Antigenkontakt beteiligten Strukturen des Antikörpers werden als "Fab" (fragment antigen binding) bezeichnet. Die konstante Fußregion wird Fc (fragment crystallizable) genannt.

B-Lymphozyten entstammen Vorläuferzellen aus dem Knochenmark. Sobald die frühen Zellformen in der Lage sind, funktionsfähige schwere und leichte Ketten zu synthetisieren, werden Antikörper an der Zelloberfläche präsentiert. Zu diesem Zeitpunkt hat noch kein Antigenkontakt stattgefunden, und die B-Lymphozyten beginnen, aus dem Knochenmark in die Blutbahn und in periphere lymphatische Gewebe auszuwandern. Die Stadien der B-Zell-Reifung spiegeln sich auch in der Veränderung von Oberflächenmarkern wider. So exprimieren alle B-Lymphozyten CD 19, während CD 10 bei den unreifen Formen und CD 20 in fortgeschrittenen Reifungsstadien gefunden wird. Sobald ein Antikörper auf der B-Zell-Membran Kontakt mit einem Antigen hatte, wird der B-Lymphozyt akti-

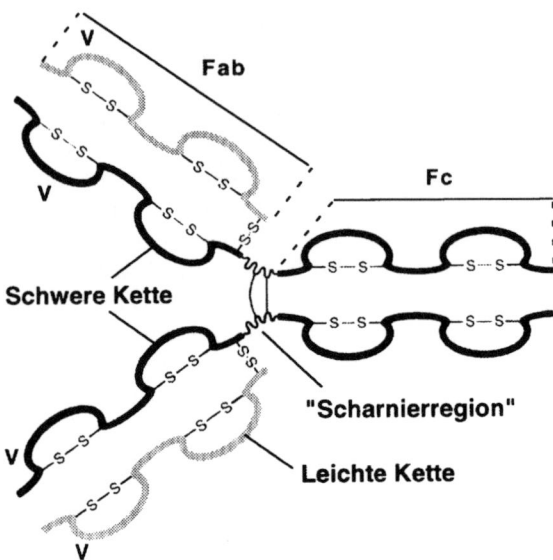

Abb. 6: Struktur des Antikörpers aus zwei schweren und zwei leichten Ketten. V markiert die variablen Anteile der Ketten. Die Fab-Strukturen beider "Arme" des Antikörpers sind am Antigenkontakt beteiligt; Fc bezeichnet die konstante Fußregion.

viert und differenziert umgehend zur sog. Plasmazelle. Plasmazellen sorgen für die Bildung großer Mengen von identischen Immunglobulinen, die in die Umgebung und in die Blutbahn freigesetzt werden. Die Plasmazellen können jahrelang überleben. Wenn sie erneut auf das für ihre Aktivierung verantwortliche Antigen treffen, beginnen sie sofort wieder mit der Freisetzung der entsprechenden Antikörper; sie werden daher auch als Gedächtniszellen der B-Reihe bezeichnet.

Unabhängig von einer Antigen-präsentierenden Zelle wird die B-Zelle aktiviert, nachdem das betreffende Antigen vom membranständigen Immunglobulin gebunden wurde. Ein weiteres Signal stellen lösliche Faktoren – Zytokine – dar, die von Monozyten oder T-Lymphozyten freigesetzt werden. Durch diese Stimuli kommt es zu Wachstum und Vermehrung der aktivierten B-Lymphozyten.

Bei den Antigenen werden T-Zell-unabhängige und T-Zell-abhängige unterschieden. Treffen B-Lymphozyten auf T-Zell-unabhängige Antigene, vermehren sie sich und setzen Antikörper frei, auch wenn keine Helferzellen zugegen sind.

Bei diesen Antigenen handelt es sich häufig um Kohlehydrate oder andere Stoffe, die vielfach wiederholte, weitgehend identische Strukturen enthalten. Substanzen mit diesem Aufbau eignen sich besonders gut, um die membranständigen Immunglobuline auf der Oberfläche von B-Zellen zu vernetzen und die Lymphozyten damit zu aktivieren. Im Gegensatz hierzu wird für die Antwort auf T-Zell-abhängige Antigene eine Wechselwirkung zwischen B- und T-Zellen benötigt; erst danach kommt es zur Antikörperbildung durch den B-Lymphozyten. Helferzellen erkennen das Antigen und setzen verschiedene Faktoren, darunter Zytokine wie IL-4 und IL-5 frei, die eine B-Zell-Antwort erleichtern oder verstärken. Auch die B-Lymphozyten sezernieren Zytokine, z. B. IL-6, die das Wachstum und die Differenzierung von B-Zellen und anderen Lymphozyten beeinflussen.

"Natural Killer" (NK)-Zellen sind eine weitere Gruppierung von Lymphozyten, die aus Stammzellen im Knochenmark hervorgehen. Reife NK-Zellen finden sich im Blut, Knochenmark und in der Milz, seltener im Thymus oder in Lymphknoten. Die entwicklungsgeschichtlichen Zusammenhänge zwischen NK-Zellen und B- bzw. T-Lymphozyten sind ungeklärt. Offensichtlich handelt es sich bei den NK-Zellen um eine weitgehend eigenständige Linie. Kinder, die an schwerer kombinierter Immunschwäche – einer Erkrankung, bei der weder B- noch T-Lymphozyten ausreifen – leiden, verfügen über normal ausgebildete NK-Zellen. NK-Zellen werden über das Vorhandensein bzw. Fehlen spezifischer Oberflächenmarker identifiziert: Alle Lymphozyten dieser Reihe tragen die Merkmale CD 56 und CD 16; es fehlt der CD-3-/T-Zell-Rezeptor-Komplex. Beim Gesunden beträgt der Anteil der NK-Zellen 10–15 % der Lymphozyten im peripheren Blut und 1–2 % der Immunzellen in der Milz. Ursprünglich wurden NK-Zellen durch ihre Eigenschaft, Tumorzellen unabhängig von HLA-Merkmalen zu erkennen und abzutöten, nachgewiesen. Es wird vermutet, daß dieses Verhalten der NK-Zellen dazu beiträgt, die Metastasierung von bösartigen Geschwulsten auf dem Blutweg zu verhindern.

Die eigentliche Bedeutung der NK-Zellen liegt wohl in der Abwehr viraler Infektionen. Sie zerstören selektiv virusbefallene Zellen des eigenen Organismus. Da NK-Zellen keinen früheren Antigen-Kontakt benötigen, um ihre Funktion wahrzunehmen, stellen sie die erste Verteidigungslinie des Körpers gegen Viren dar und überbrücken somit wirkungsvoll die Zeitspanne, die für die Aktivierung spezifischer Abwehrmaßnahmen wie z. B. Antikörperbildung benötigt wird. Im Gegensatz zu T- und B-Lymphozyten reagieren NK-Zellen meist unabhängig von spezifischen Antigenen und entwickeln auch kein "immunologisches Gedächtnis" nach einem ersten Kontakt mit Antigenen. Die Rezeptoren, die bei den NK-Zellen für die Identifikation von Tumor- oder Virus-befallenen Zellen verantwortlich sind, konnten noch nicht nachgewiesen werden. Ruhende NK-Zellen sind durch bestimmte Zytokine aktivierbar. Sie wuchern dann und erweitern das Spektrum ihrer zytotoxischen Aktivität. Werden z. B. NK-Zellen im Reagenzglas mit IL-2 gefüttert, erlangen sie die Fähigkeit, im Experiment Zellen verschiedenster Tumoren abzutöten, ohne gesundes Gewebe zu schädigen. NK-Zellen ohne Vorbehandlung sind nur gegen wenige Arten von Malignomen wirksam. Patienten, die mit IL-2 behandelt werden, entwickeln regelmäßig erhöhte Zahlen von NK-Zellen im peripheren Blut. Auch alpha- und in geringerem Ausmaß gamma-Interferon stimulieren diesen Typ der immunkompetenten Zelle. Die Interferonspiegel steigen häufig im Rahmen von Virusinfekten an und könnten somit an der Regulation der Virusabwehr durch die NK-Zellen mitwirken. Die NK-Zellen selbst sind ebenfalls in der Lage, nach Aktivierung bestimmte Wachstumsfaktoren zu synthetisieren und in die Umgebung abzugeben. Dadurch beeinflussen sie die Funktion anderer reifer Lymphozyten und die Entwicklung unreifer Lymphozyten im Knochenmark.

Monozyten und Makrophagen entstehen aus noch nicht endgültig funktionell festgelegten, pluripotenten Stammzellen im Knochenmark. Abhängig von den vorhandenen Wachstumsfaktoren können aus diesen Vorläuferzellen rote oder weiße Blutkörperchen hervorgehen. Die nächste Entwicklungsstufe wird Monoblast genannt; aus ihr entsteht der Promonozyt und schließlich der Monozyt, der immer noch im Knochenmark angesiedelt ist. Erst reife Monozyten gelangen in den Kreislauf. Manche verlassen das zirkulierende Blut und wandeln sich in ortsständige Makrophagen um, die vor allem in Milz und Lymphknoten, aber auch in anderen Geweben wie Leber und Lunge angetroffen werden.

Monozyten und Makrophagen können durch ihr charakteristisches Aussehen im mikroskopischen Bild von anderen weißen Blutzellen unterschieden werden. Darüber hinaus verfügen sie über spezifische Oberflächendeterminanten und bestimmte Enzyme innerhalb der Zelle. Reife Monozyten werden vor allem durch das CD-14-Antigen gekennzeichnet, das jedoch wieder verlorengeht, sobald der Umwandlungsschritt zum Makrophagen vollzogen wird. Auch die intrazelluläre Enzymausstattung verändert sich im Rahmen dieses Prozesses, damit die Makrophagen ihrer Hauptaufgabe, der Phagozytose, gerecht werden können. Wie der Name bereits andeutet, sind diese Zellen imstande, Fremdmaterial zu umschließen, aufzunehmen und schließlich zu verdauen. Dadurch können sie als Antigen-präsentierende Zellen für T-Lymphozyten fungieren: Sie bauen Fremdprotein in Peptide ab, die an HLA-Strukturen gebunden und an der Zelloberfläche dargeboten werden. Andererseits produzieren aktivierte Lymphozyten Faktoren, die auf Funktion und Reifungsprozeß von Monozyten und Makrophagen Einfluß nehmen. Zu diesen Stoffen gehört eine Reihe von

Wachstumsfaktoren. Außerdem stimuliert gamma-Interferon, das von aktivierten T-Lymphozyten produziert wird, die Bildung von HLA-Molekülen in diesen Immunzellen und ermöglicht dadurch eine wirksamere Präsentation von Antigenen. Auch Monozyten und Makrophagen selbst sezernieren Zytokine, die auf T-Lymphozyten aktivierend wirken. Diese Zellen nehmen daher eine Schlüsselposition in der Regulation der Immunantwort ein.

Zytokine sind Proteine, die eine wichtige Rolle bei der Steuerung von Abwehrreaktionen, bei Entzündungen und Reparaturvorgängen spielen.

Grundsätzlich modulieren Zytokine die Reaktion des Organismus auf Antigene und schädigende Reize, indem sie das Wachstum, die Mobilität und Differenzierung von weißen Blutzellen beeinflussen. Im Zustand immunologischer Ruhe sind diese Stoffe im Blut nicht nachweisbar. Ihr Wirkprinzip ähnelt in mancher Hinsicht dem von Hormonen, da sie auf einen adäquaten Reiz in die Blutbahn abgegeben werden und dann systemisch an den verschiedensten Orten angreifen. In der Regel ist der Haupteinsatzort jedoch in der Nähe der Quelle der Zytokinproduktion gelegen. Meist wirken Zytokine direkt auf die Zelle, aus der sie hervorgegangen sind, zurück. Sie werden nicht von spezialisierten Drüsen synthetisiert, sondern von einer Reihe immunkompetenter Zellen produziert. Diese müssen durch bestimmte Stimuli aktiviert werden, um Zytokine auszuschütten.

"Zytokine" ist ein Sammelbegriff: Werden sie von Lymphozyten abgesondert, spricht man auch von "Lymphokinen"; sind Monozyten oder Makrophagen der Ursprungsort, werden sie als "Monokine" bezeichnet. Aktivierte Zellen produzieren verschiedene Zytokine zur gleichen Zeit. Andererseits übt ein einziges Zytokin mannigfaltige Wirkungen auf Wachstum und Differenzierung unterschiedlicher Zelltypen aus. Verschiedene Zytokine können gleichartige Effekte hervorrufen, indem sie gegenseitig ihre Freisetzung stimulieren oder an verschiedenen Startpunkten eine Kaskade der Zytokinproduktion in Gang setzen, deren Endstrecke meist identisch verläuft.

Das Wissen um die biologische Verschiedenheit der Zytokine und um die Differenziertheit der Antworten auf einzelne Zytokine ist in den vergangenen Jahren stark angewachsen. Im folgenden sollen die wesentlichen Zytokine, die auf die Immunantwort Einfluß nehmen, eingehender besprochen werden. Außerdem gibt die Tabelle 3 eine Übersicht über die wichtigsten Funktionen der Zytokine.

Interleukin-1 (IL-1) ist ein Peptid und kommt in zwei Formen mit unterschiedlichem Aminosäuregehalt vor; man spricht von IL-1α und IL-1β. Das Wirkpotential der beiden Komponenten ist nahezu identisch. Beide werden als inaktive Vorstufen gebildet. Durch enzymatische Abspaltung

Tab. 3: Die wichtigsten Zytokine und ihre wesentlichen Eigenschaften

Zytokin	MG (Dalton)	Eigenschaften
IL-1α, IL-1β TNF-α TNF-β	17 000 17 000 21 000	Aktivierung von T-Zellen, B-Zellen, Makrophagen und Endothelzellen; Stimulation der Freisetzung anderer Zytokine und Entzündungsmediatoren.
IL-2	15 000	Stimulation bereits aktivierter T-Lymphozyten; Steigerung der Synthese und Freisetzung anderer Zytokine.
IL-3	23 000	Wachstumsfaktor für Knochenmarkstammzellen.
IL-4 IL-5	16 000 20 000	Aktivierung von B-Lymphozyten.
IL-6	26 000	Wachstumsfaktor für B- und T-Zellen; Steigerung der Synthese von Akute-Phase-Proteinen in der Leber.
IL-7		Aktivierung von T-Zellen und Vorläuferzellen im Knochenmark.

von Aminosäureresten an der äußeren Zellmembran werden sie aktiviert und können dann bereits an Zell-Zell-Wechselwirkungen beteiligt sein. Die aktivierten Formen sind löslich und wirken in der näheren Umgebung ihres Produktionsortes. Bei den Effekten des IL-1 kann man zwischen solchen auf lymphatische und blutbildende Gewebe und Wirkungen auf nichtlymphatische Organe und Gewebe unterscheiden. Hauptangriffspunkt des IL-1 sind T-Lymphozyten, deren Wachstum, Reifung und Vermehrung direkt stimuliert werden. Diese aktivierten Lymphozyten produzieren außerdem selbst andere Zytokine wie IL-2, IL-4, IL-5 und Interferone, die selbstverstärkend die Proliferation der T-Zellen weiter anregen. IL-1 selbst, aber auch IL-2, IL-4, IL-5 und Interferone induzieren das Wachstum von B-Zellen, die zu Antikörper-produzierenden Plasmazellen heranreifen. In Makrophagen bewirkt IL-1 die Bildung einer Vielzahl von Entzündungsmediatoren, darunter sog. Prostaglandine, IL-6, IL-8, Tumor-Nekrose-Faktor (TNF) und die vermehrte Präsentation von Adhäsionsmolekülen an der Zelloberfläche. Auch andere Leukozytenarten werden durch IL-1 aktiviert. Im Knochenmark regt IL-1 die Blutbildung an.

Die Wirkungen des Zytokins auf nichtlymphatische Körpersysteme sind vielfältig und eindrucksvoll: Bei Einwirkung von IL-1 auf das Gehirn kommt es zu Fieber, Schläfrigkeit, Appetitmangel und Rückgang der Schmerzempfindung. Außerdem werden Hormone und Prostaglandine freigesetzt. An Knochen- und Knorpelzellen werden Abbauprozesse eingeleitet. Gemeinsam mit einem Wachstumsreiz auf Zellen der Gelenkinnenhaut legen diese IL-1-Wirkungen nahe, daß das Zytokin bei der Entstehung entzündlicher Gelenkerkrankungen eine Rolle spielt. IL-1 fungiert auch als Vermittler von Streßreaktionen: In den Nebennieren wird die Ausschüttung von Glucocorticoid-Hormonen gesteigert, der Stoffwechsel in Leber- und Fettzellen wird angekurbelt. Im Rahmen von Transplantatabstoßungsreaktionen vermittelt IL-1 wichtige Reaktionen an den Gefäßen des Spenderorgans: Endothelzellen, die die hauchdünne Innenschicht der Gefäße bilden, und glatte Muskelzellen, die einen wesentlichen Bestandteil der elastischen Gefäßwand ausmachen, beginnen durch IL-1-Kontakt zu proliferieren. Dadurch entstehen Verdickungen und Veränderungen in der Struktur der Gefäßwand, die einen regulären Sauerstoff- und Substanzaustausch für das zu versorgende Gewebe behindern. Auch das Bindegewebe, das als Gerüst für die Blutgefäße dient, vermehrt sich unter IL-1-Einfluß. Die hier geschilderten Prozesse unterhalten sich selbst, da die aktivierten Endothelien, glatten Muskel- und Bindegewebszellen selbst Zytokine freisetzen, die wachstumsfördernd wirken.

Funktionell ähnlich dem IL-1 verhält sich der Tumor-Nekrose-Faktor (TNF). TNF besteht ebenfalls aus zwei unterscheidbaren Typen, TNF-α und TNF-β genannt. Seinen vielversprechenden Namen verdankt der Stoff dem Befund, daß er in Tierexperimenten das Absterben bestimmter Tumoren bewirkt. Synonyme für TNF sind "Kachektin" oder "Lymphotoxin". TNF mit den Untergruppen TNF-α und TNF-β wird von aktivierten Makrophagen, aber auch von anderen Zellen gebildet und entfaltet eine Vielzahl von immunologischen und nichtimmunologischen Wirkungen. Wie bereits erwähnt, gleichen die TNF-Effekte denen von IL-1 beträchtlich. Die Rezeptoren für beide Mediatoren, die auf beinahe allen Zellen des menschlichen Organismus identifiziert wurden, sind aber strukturell völlig unterschiedlich. Versucht man, die in vivo festgestellten Unterschiede zwischen beiden Substanzen zusammenzufassen, findet man auf TNF-Seite mehr toxische, zum Gefäßverschluß führende Eigenschaften, während IL-1 eher bedrohlichen Eskalationen entgegenzuwirken scheint und vor allem den Knochenumsatz stimuliert. Für unterschiedliche Wirkungen der beiden Zytokine können in vivo die verschiedenen Produktionsstätten und Mengen, die Halbwertszeit und der Verteilungsraum als Ursachen herangezogen werden. Da hier vor allem immunologische Effekte der beiden Mediatoren interessieren, seien nochmals kurz genannt: IL-1 und TNF stimulieren Wachstum und Vermehrung von T-Zellen, indem sie die Bildung und Freisetzung relevanter Lymphokine wie IL-2 und der entsprechenden Rezeptoren steigern. Auch B-Zellen werden aktiviert und zur Bildung von Antikörpern angeregt.

IL-2 wurde ursprünglich als "T cell growth factor" bezeichnet, weil damit seine hervorstechende Eigenschaft, T-Lymphozyten in Kultur kontinuierlich wachsen zu lassen, am besten charakterisiert wird. Ruhende T-Zellen enthalten kein IL-2 und sind auch nicht in der Lage, es zu bilden. Voraussetzung für die IL-2-Synthese ist, daß die Lymphozyten durch Antigene aktiviert werden. Hauptquelle für dieses Zytokin sind CD-4-Helferzellen. Die Ausschüttung von IL-2 unterliegt einer engmaschigen Regulation: Sobald das aktivierende Antigen eliminiert ist, wird die IL-2-Antwort abgeschaltet. Gleichzeitig mit der Bildung von IL-2 wird auch der entsprechende Rezeptor vermehrt an der Oberfläche von Lymphozyten präsentiert. Dort ist er lediglich für eine kurze Zeit – unabhängig von der Dauer der IL-2-Freisetzung – nachweisbar. Über diesen Regelmechanismus wird zusätzlich die Zeitspanne, in der sich T-Lymphozyten nach einer Aktivierung vermehren können, eingegrenzt. Nach der Einwirkung von IL-2 auf T-Zellen produzieren diese eine ganze Reihe weiterer Zytokine, darunter IL-4, IL-6 und Interferone. IL-2 unterstützt vor allem die Proliferation von CD-8-Lymphozyten, wirkt aber auch aktivierend auf B-Zellen und deren Immunglobulin-Synthese, auf Monozyten und Makrophagen. Gentechnisch hergestelltes IL-2 wird bereits klinisch zur Immuntherapie bei bestimmten Formen bösartiger Tumorerkrankungen eingesetzt.

Bei IL-3 handelt es sich um einen Wachstumsfaktor, der auf die weitgehend noch nicht festgelegten Stammzellen im Knochenmark wirkt und damit die Bildung von roten Blutzellen veranlaßt. IL-4 aktiviert B-Lymphozyten, die bereits durch einen vorausgehenden Antigen-Reiz stimuliert wurden, zu weiterer Vermehrung und Antikörper-Bildung. Dabei entfaltet es synergistische Wirkungen mit IL-2. Darüber hinaus wirkt IL-4 auch auf andere Lymphozyten, Makrophagen und auf Mastzellen, die an der Entstehung von Allergien beteiligt sind. Ein ähnliches Wirkungsprofil ist für IL-5 bekannt. IL-6 wird von vielen verschiedenen Zelltypen gebildet, darunter T- und B-Zellen, Monozyten, Zellen der Gefäßinnenschicht und Bindegewebszellen. Unterschiedliche Stimuli wie TNF und IL-1 vermitteln die Synthese von IL-6. Umgekehrt finden sich Rezeptoren für IL-6 auf fast allen immunkompetenten Zellen.

Wie andere Zytokine auch, stimuliert IL-6 die Vermehrung von B-Zellen und aktiviert die Antikörpersynthese. IL-6 wirkt fördernd auf das Wachstum von T-Zellen nach einem Antigenkontakt, erhöht die Bildung von IL-2 und die Expression von IL-2-Rezeptoren. Offensichtlich hemmt IL-6 das Wachstum verschiedener bösartiger Tumorzelltypen. Bei akuten

Entzündungsreaktionen wird in der Leber die Synthese bestimmter Plasmaeiweiße, bekannt als "Akute-Phase-Proteine", gesteigert. Für diesen Prozeß ist IL-6 verantwortlich, unterstützt von IL-1 und TNF. Auch Fieber wird durch vermehrte IL-6-Ausschüttung erzeugt. IL-1, TNF und IL-6 verfügen wahrscheinlich über ein ähnliches Wirkungsmuster.

Über IL-7 ist erst wenig wissenschaftliche Information verfügbar. Außer der Stimulation reifer T-Zellen scheint es vor allem die Proliferation und Differenzierung von Vorstufen immunkompetenter Zellen im Knochenmark zu beeinflussen.

Es sind noch eine Reihe weiterer Interleukine und Wachstumsfaktoren bekannt, und es ist auch kein Ende der Neuentdeckungen abzusehen. Über die mögliche Funktion dieser Mediatoren bei den komplexen Abwehrvorgängen im Organismus weiß die Immunologie jedoch erst wenig, und es werden noch einige Jahre intensiver Forschungsarbeit vergehen, bis die Regulation der Immunantwort besser verstanden wird. Das ohnedies schon komplexe Bild wird noch komplizierter, wenn weitere Faktoren wie z. B. die Interferone in die Analyse einbezogen werden.

Interferone sind Proteine, die in erster Linie vom Organismus zur Bekämpfung von Virusinfektionen genutzt werden. Sie werden aber auch als Antwort auf andere Reize von vielen Zellen produziert. Entsprechend ihrer chemischen Eigenschaften werden zwei Gruppen von Interferonen unterschieden: Typ-I-Interferone sind säurebeständig und werden auch als alpha- und beta-Interferon bezeichnet; Typ-II-Interferone sind nicht säurebeständig und werden gamma-Interferon genannt.

In Abhängigkeit von Menge und Zeitpunkt der Einwirkung können Interferone die Immunantwort sowohl hemmen als auch verstärken. Werden Interferone vor oder zeitgleich mit einem Antigen verabreicht, kommt es zu einer Hemmung der Vermehrung immunkompetenter Zellen. Treffen Interferone auf Zellen, die bereits einen Kontakt mit Fremdprotein hatten, so stimulieren sie die Reaktion des Abwehrsystems. Im Rahmen des Abstoßungsgeschehens ist der zuletzt genannte Mechanismus wohl von größerer Bedeutung, da Interferone in der Regel erst spät im Rahmen der Immunantwort ausgeschüttet werden. Über den Weg, auf dem Interferone immunstimulierend wirken, ist wenig bekannt. Es gibt Hinweise für eine direkte Einwirkung auf die Differenzierung von T- und B-Lymphozyten, Steigerung der Bildung und Freisetzung anderer Mediatoren wie z. B. IL-1 und vermehrte Präsentation von Histokompatibilitätsmerkmalen auf Zielzellen.

Bisher wurden Elemente der körpereigenen Abwehrreaktionen vorgestellt, die direkt Bestandteil des Immunsystems sind. Es gibt aber auch Reaktionsgruppen im Organismus, die nicht zum Abwehrsystem im engeren Sinne gehören, aber durch dieses aktiviert werden und damit in die Geschehnisse bei Abstoßungsvorgängen einbezogen werden. Andere Faktoren repräsentieren eine unspezifische, wenig differenzierte Verteidigungslinie gegen körperfremdes Material. Zu diesen indirekt beteiligten Systemen gehören Komplement und Adhäsionsmoleküle.

Komplement ist ein Sammelbegriff für eine Gruppe von Proteinen, die sowohl im Blut als auch in der Zellwand vorkommen und eine Schlüsselstellung in der unspezifischen Abwehr einnehmen. Zu diesem Komplex gehören mehr als 25 voneinander verschiedene Eiweiße, die in der Regel mit "C" und fortlaufenden Nummern benannt werden. Drei verschiedene Komplement-Wirkungsweisen können unterschieden werden. Lange bekannt ist die Zerstörung von Zellen, Bakterien und Viren, sofern sie von einer Eiweißhülle umgeben sind. Eine weitere Eigenschaft ist die sogenannte "Opsonisierung", durch die körperfremde Elemente, einschließlich Bakterien, Pilze, Viren, für die Aufnahme und Verdauung durch "Freßzellen", die sog. Makrophagen, präpariert werden. Dies geschieht, indem das Fremdpartikel durch bestimmte Anteile des Komplementproteins umhüllt wird. Die entstehende Struktur wird durch Rezeptoren an der Oberfläche von Makrophagen erkannt und festgehalten. Diese Wechselwirkung bindet das körperfremde Material an die "Freßzelle" und leitet damit den Prozeß der Vernichtung ein. Die dritte – und im Rahmen der Transplantation wohl wichtigste Funktion des Komplement – besteht in der Bildung von Proteinbruchstücken, die bestimmte Abläufe der Abwehrreaktion regulieren. Diese Peptide bewirken bei Entzündungen die Erweiterung der Blutgefäße, die Anheftung von immunaktiven Zellen an die Innenschicht der Blutgefäße und die anschließende Einwanderung dieser Zellen in das umgebende Gewebe.

Vorstufen der meisten Proteine des Komplementsystems zirkulieren in inaktiver Form im Blut. Ihre endgültige biologische Wirkung wird durch eine Kaskade aufeinanderfolgender Aktivierungsschritte erzielt. Im Blut wurden zwei verschiedene Wege der Komplementaktivierung nachgewiesen. Der als "klassisch" bezeichnete Aktivierungspfad wird in Gegenwart von Antigen-Antikörper-Komplexen in Gang gesetzt. Der sog. "alternative" Weg ist nicht notwendigerweise an das Vorhandensein der Immunkomplexe gekoppelt. Beide Mechanismen funktionieren über Wechselwirkungen zwischen den Komplement-Komponenten. Diese aktivieren sich in Folge und haften aneinander, so daß schließlich ein Proteinkomplex entsteht, der enzymatische Aktivität besitzt. Er bindet und spaltet eine Schlüsselkomponente C 3, an der sich beide Pfade treffen. Von diesem Schritt aus verlaufen beide Aktivierungswege in einer gemeinsamen Endstrecke. Diese ist durch die Bindung weiterer Proteine charakterisiert. Am Ende

entsteht ein Angriffskomplex, der sich in die äußere Wand einer körperfremden Zelle hineinbohrt und dadurch die Zerstörung der Zelle einleitet.
Bei der Aktivierung der Komplement-Komponenten, die durch Abspaltung von Proteinfragmenten vollzogen wird, entstehen kleine Peptidstücke,
die mit "a" für "aktiviert" gekennzeichnet werden, z. B. C 3a. Diese Bruch-
stücke sind in hohem Maße gefäßwirksam; sie bewirken einerseits über
eine Kontraktion glatter Muskelzellen die Verengung kleiner Blutgefäße
und stören andererseits über die Freisetzung von bestimmten Substanzen
die Abdichtung des Gefäßinnenraumes gegen die Umgebung, so daß Flüssigkeit mit Inhaltsstoffen und Zellen in das gefäßnahe Gewebe austreten
kann. Die Peptidfragmente wirken auch auf T-Lymphozyten ein; dabei
können sowohl aktivierende als auch hemmende Einflüsse in den Vordergrund treten. Die kleinen Eiweißstücke veranlassen auch andere weiße
Blutzellen, wie neutrophile Granulozyten und Phagozyten, zum Ort der
Komplementaktivierung zu wandern. Der Stoffwechsel der "angelockten"
Leukozyten wird stimuliert, so daß abbauende Enzyme freigesetzt werden.
Komplementfragmente bewirken ein gesteigertes Haftungsvermögen der
weißen Blutzellen aneinander und an den Gefäßwänden, so daß es im
Extremfall zu einer Verlegung der Strombahn in kleinen Adern kommen
kann. Die Einwirkungszeit dieser Teilkomponenten ist nur kurz, da abbauende Enzyme als Bestandteil effektiver Regulationsmechanismen im Blut
ständig vorhanden sind und durch weitere Abspaltung von Aminosäuren
rasch für eine weitgehende Inaktivierung sorgen.

Ein anderes im Blut angesiedeltes System mit vergleichbaren Wirkungen sind die sog. Kinine. Ähnlich wie bei Komplement handelt es sich auch
hierbei um eine kaskadenartige Aktivierung verschiedener Faktoren, die
in einem Endprodukt, dem Bradykinin, mündet. Bradykinin ist ein Peptid
aus neun Aminosäuren, das für eine vermehrte Durchlässigkeit der Gefäßwand, für die Erweiterung von Blutgefäßen, die Kontraktion glatter Muskelzellen und die Aktivierung körpereigener Entzündungsstoffe sorgt. Die
Kininkaskade wird durch Oberflächen, die Abweichungen vom Normalzu-
stand zeigen, in Gang gesetzt. Durch im Blut zirkulierende Enzyme wird
das Endprodukt Bradykinin gespalten und inaktiviert.

Zu den Mediatoren der Immun- und Entzündungsantwort gehört eine
Reihe weiterer Substanzen, die bisher vorwiegend im Rahmen allergischer
Erkrankungen untersucht wurden. Aufgrund ihres Wirkprofils muß ihnen
jedoch auch bei der Transplantatabstoßung eine gewisse Bedeutung zuge-
standen werden.

Histamin ist ein gefäßwirksamer, zur Kontraktion glatter Muskelzellen
führender Stoff, der in sog. Mastzellen und basophilen Granulozyten gebildet und gespeichert wird. Wenn diese Zellen immunologisch aktiviert

werden – dies geschieht durch Bindung spezieller Antikörper vom IgE-Typ –, kommt es zur Freisetzung großer Mengen Histamin. Die biologische Wirkung von Histamin wird durch seine Interaktion mit drei unterschiedlichen Rezeptoren bestimmt. Bindet Histamin an den H1-Rezeptor, kommt es zu typisch allergischen Reaktionen: Kontraktion glatter Muskelzellen in den Bronchien mit nachfolgender Engstellung, Erhöhung der Gefäßdurchlässigkeit in kleinen Venen, verstärkte Schleimproduktion in der Nase, Einwanderung von Leukozyten in das entzündete, Histamin-freisetzende Areal. Über eine Aktivierung des H2-Rezeptors wird die Magensäurereproduktion angeregt, ebenso die Schleimbildung in den Luftwegen. Über H2-Rezeptoren wird die Wanderung von Leukozyten in Histamin-haltige Gewebezonen vermittelt. Außerdem werden Suppressor-T-Zellen stimuliert. H3-Rezeptoren spielen vor allem im Zentralnervensystem eine wichtige Rolle. Gemeinsame Aktivierung von H1- und H2-Rezeptoren führt zu maximaler Gefäßerweiterung.

Prostaglandine und Leukotriene sind Arachidonsäureabkömmlinge und vielfältig in das Entzündungs- und Immungeschehen eingebunden. Ihr Wirkungsspektrum ähnelt dem von Histamin; die Effekte sind aber wesentlich stärker ausgeprägt. Wichtig für das Geschehen bei Transplantatabstoßungen sind vor allem die Engstellung kleiner Blutgefäße durch Kontraktion glatter Muskelzellen und das Dirigieren von weißen Blutzellen in das betroffene Gewebe.

Auf der Oberfläche immunkompetenter Zellen findet sich eine Reihe von Adhäsionsmolekülen, die über eine Wechselwirkung mit definierten Bindungspartnern die Anheftung der Lymphozyten aneinander, aber auch an andere Zellen ermöglichen. Die Forschungsaktivitäten zu diesem Thema sind in den vergangenen 5 Jahren geradezu explodiert.

Vor allem wurde der Mechanismus untersucht, über den Leukozyten an Endothelzellen binden, die die innere Auskleidung der Blutgefäße darstellen. Diese Interaktion ist von Bedeutung für Transplantationen, weil Lymphozyten nur dann in ein Gewebe einwandern können, wenn sie die Möglichkeit haben, die Blutbahn zu verlassen. Dies geschieht über ein "Andocken" an die Zellen der Innenschicht von Blutgefäßen. Auch die Kommunikation zwischen Antigen-präsentierender Zelle und T-Lymphozyten setzt eine Anheftung der beiden Zellen aneinander voraus; dies wird unter anderem über Adhäsionsmoleküle vermittelt. Manche Adhäsionsmoleküle sind zugleich Histokompatibilitätsmerkmale. Zytokine regulieren die Expression von Adhäsionsmolekülen an der Zelloberfläche. Die wichtigsten Wechselwirkungen seien im folgenden kurz erläutert: Das "interzelluläre Adhäsionsmolekül 1" (ICAM-1) bindet an das "Lymphocyte Function Associated Antigen 1"(LFA-1). ICAM-1 wird auf der Oberfläche von vielerlei Organzellen, auf Endothelien und auf immunkompetenten Zellen angetroffen; LFA-1 überwiegend auf T-Lymphozyten. Durch die erhöhte lokale Zytokinausschüttung im Rahmen einer Abstoßung wird vermehrt ICAM-1 an der Oberfläche der Zellen exprimiert. Diese Reaktion bewirkt eine Bindung und damit Einwanderung von Lymphozyten in die betreffende Region, was zu einer Verstärkung des immunologischen Geschehens führt. CD 2, ein Histokompatibilitätsantigen, das sich auf Lymphozyten findet, bindet an LFA-3, das nahezu ubiquitär vorkommt. In jüngster Zeit wurde eine neue Klasse von Adhäsionsmolekülen beschrieben, die sog. Integrine, denen man besondere Bedeutung bei der Immunantwort beimißt. Zu ihnen wird mittlerweile auch das oben beschriebene LFA-1 gerechnet. In diese Gruppe gehören die "Very Late Antigens" (VLA), die sich dadurch auszeichnen, daß sie Strukturproteine in der Wandung von Zellen erkennen und binden. T-Lymphozyten, die vor allem VLA-Träger sind, können mit Hilfe der Integrine an Endothelzellen, aber auch an Bindegewebs- und organspezifischen Zellen haften und somit in das Gewebe, das die Aktivierung des Abwehrsystems verursacht, eindringen. Offensichtlich werden im Rahmen von Abstoßungsreaktionen vermehrt Integrine an der Zelloberfläche exprimiert. Dadurch wird die Haftung und Einwanderung weiterer immunkompetenter Zellen in das transplantierte Organ begünstigt. Dort entfalten die Abwehrzellen dann ihre zytotoxische Aktivität.

1.4 Formen der Transplantatabstoßung

Im Rahmen von Transplantationen solider Organe werden unabhängig vom verpflanzten Gewebe drei Formen der Abstoßung unterschieden. Sie werden in hyperakute, akute und chronische Abstoßungsvorgänge eingeteilt. Dabei kann das klinische Bild sehr stark variieren. Auch die Übergänge zwischen den einzelnen Formen sind fließend. Häufig ist die Abgrenzung gegen andere Erkrankungen wie z. B. Virusinfekte oder medikamentös bedingte Nierenschädigung erschwert. Bei der Knochenmarktransplantation, bei der ein Transfer immunkompetenter Zellen stattfindet, die selbst den Wirtsorganismus abstoßen können, treten zusätzliche Phänomene auf, die im entsprechenden Kapitel erläutert werden.

Akute Abstoßungsreaktionen werden vor allem in der Frühphase nach Transplantation beobachtet. Sie können aber auch im späteren Verlauf entstehen, wenn z. B. durch Infekte das Immunsystem ungewöhnlich aktiviert wird oder die medikamentöse Therapie, die Abstoßungen vermeiden soll, zu niedrig dosiert ist. Die Symptomatik der akuten Abstoßung ist stets durch Funktionsverlust des übertragenen Organs gekennzeichnet. Sie variiert daher je nach Art der Transplantation; klinische Details werden in den entsprechenden Abschnitten zusammengefaßt. Die grundlegenden immunologischen Abläufe sind jedoch ähnlich und unabhängig vom verpflanzten Gewebe. Mit dem Organ werden unvermeidbar auch Blutzellen des Spenders, darunter Lymphozyten und Monozyten, übertragen. Diese fungieren als Antigen-präsentierende Zellen, APC, da sie an ihrer Oberfläche HLA-Merkmale sowohl der Klasse I als auch der Klasse II tragen, die in der Regel nicht vollständig mit dem HLA-Muster des Empfängers übereinstimmen. Über die körperfremden HLA-Determinanten binden die APC an T- und B-Lymphozyten des Rezipienten. Dies führt zur Aktivierung der immunkompetenten Zellen des Empfängers. Darüber hinaus setzen die APC auch Zytokine, vor allem IL-1 und IL-2, frei, die die Lymphozyten zusätzlich aktivieren. Vor allem die Stimulation von CD-4-Helferzellen ist ein wesentlicher Schritt im Rahmen der Immunantwort. Nach Aktivierung produzieren und sezernieren diese Zellen große Mengen von IL-2, das ein wirkungsvolles Verstärkersignal ist. IL-2 sorgt sowohl für die Stimulation weiterer CD-4-Helferzellen als auch für die Proliferation von CD-8-Suppressorzellen und B-Lymphozyten.

Infolge der Antigen-Exposition und der Zytokin-Einwirkung kommt es zur Reifung und Vermehrung der zuständigen immunkompetenten Zellen. Lymphozyten aus diesen Klonen, die auch als Effektor-Zellen bezeichnet werden, verlassen das lymphatische Gewebe und gelangen mit dem Blutstrom in alle Organe. Mit dem Blutstrom wandern sie natürlich auch in das Transplantat, das viele Antigene an seinen Zelloberflächen exprimiert und dementsprechend heftig von den Effektorzellen attackiert wird. Der genaue Mechanismus, über den T-Lymphozyten Fremdgewebe zerstören, ist noch nicht bekannt. Zu den Effektorzellen gehören sowohl CD-4- als auch CD-8-Lymphozyten. Aktivierte B-Zellen reifen nach Antigenerkennung zu Plasmazellen heran, die Antikörper synthetisieren und in die Blutbahn abgeben. Die Ergebnisse eines Antigenkontaktes sind identisch, beide T-Lymphozyten-Typen erkennen lediglich unterschiedliche Antigene: CD-4-Helferzellen reagieren mit HLA-D-Antigen-tragenden Zellen; CD-8-Suppressorzellen mit HLA-A- und -B-positiven Strukturen. Ein Teil der Transplantatschädigung wird direkt durch Kontakt mit den Effektorzellen vermittelt. Aber auch die bei der Aktivierung der T-Zellen gebildeten Zytokine leisten offensichtlich ihren Beitrag. Gamma-Interferon spielt hierbei eine wichtige Rolle: Der Mediator bewirkt eine verstärkte Präsentation der HLA-Merkmale auf der Oberfläche der Transplantatzellen; dadurch wird das körperfremde Gewebe zum Angriffsziel für mehr Effektorzellen und kann somit schneller und schwerwiegender geschädigt werden. Außerdem stimuliert gamma-Interferon Monozyten, die dann das Transplantat ebenfalls angreifen. Außer den bereits genannten Lymphokinen IL-1, IL-2 und gamma-Interferon werden auch IL-4 und IL-5 im Rahmen der T-Zell-Stimulation vermehrt sezerniert. Diese beiden Zytokine steuern die Antikörperproduktion in B-Zellen. Eine Antikörper-vermittelte Schädigung von Spenderzellen kann dann direkt über Komplement-Aktivierung erfolgen oder indem die Immunglobuline weitere Effektorzellen für den zellulären Angriff mobilisieren.

Unmittelbar nach einer Transplantation sind im übertragenen Organ in der Regel fast ausschließlich Lymphozyten nachweisbar, die aus den kleinsten Blutgefäßen eingewandert sind. Später ist eine mehr heterogene Zellpopulation aus der weißen Reihe identifizierbar mit Monozyten, Makrophagen und auch Neutrophilen. Dominant bleiben jedoch stets die Lymphozyten. Vieles spricht dafür, daß die frühen Abstoßungen bei verpflanzten soliden Organen tatsächlich weitgehend von aktivierten T-Zellen initiiert und in Gang gehalten werden. Die stetige Gegenwart von B-Lymphozyten und damit auch von Antikörpern läßt vermuten, daß auch dieser Zellpopulation eine nicht näher charakterisierte Rolle im frühen Abstoßungsprozeß zukommt. Durch jüngst entwickelte, hochspezifische Untersuchungsmethoden konnten in Gewebeproben von Transplantaten mit akuter Abstoßung vor allem T-Lymphozyten mit den Merkmalen CD 3 und CD 6 nachgewiesen werden sowie ein variabler Anteil von CD-4- und CD-8-Zellen. Im Blut von Patienten mit akuter Abstoßung findet sich häufig ein erhöhter Anteil von Helferzellen, während sich im Spendergewebe vor allem CD-8-Lymphozyten erkennen lassen. Man hat versucht, aus dem Verhältnis der Helfer- und Suppressorzellen zueinander Hinweise auf die Prognose einer akuten Abstoßungskrise abzuleiten. Fällt im Rahmen der Abstoßung das Verhältnis von CD-4-/CD-8-Lymphozyten im peripheren Blut auf unter 1, könnte die immunologische Abwehr irreversibel sein. Bei einem günstigeren Verhältnis hat die Therapie wahrscheinlich bessere Aussichten auf Erfolg.

Entsprechend dem vorherrschenden Reaktionsbild werden die akuten Abstoßungen in akute zelluläre und akute vaskuläre Krisen unterteilt. Dabei können beide Formen isoliert, aber auch in Mischbildern auftreten. Die akute zelluläre Abstoßung wird am häufigsten angetroffen; sie entspricht dem oben beschriebenen, überwiegend von T-Lymphozyten ausgelösten pathologischen Geschehen.

Wird der Abstoßungsprozeß mehr von B-Zellen und den von ihnen gebildeten Antikörpern beherrscht, spricht man von der akuten vaskulären Abstoßung. Hierbei stellen die im Rahmen der Immunabwehr neu gebildeten HLA-Antikörper die zentralen Stimuli zur Zerstörung des Fremdgewebes dar. Die akute vaskuläre Abstoßung spielt sich vor allem an den

Blutgefäßen des Transplantates ab. Es kommt zum Anschwellen der Endothelzellen, zum Umbau mit Zerstörung der Gefäßwand und zur Bildung von Gerinnseln in den Blutwegen des Spenderorgans. Diese werden zunehmend verlegt; dadurch wird die Sauerstoff- und Nährstoffversorgung des nachgeschalteten Transplantatgewebes unzureichend, und es kommt zum Organinfarkt.

Hyperakute Abstoßungen treten unmittelbar nach dem Anschluß des transplantierten Organs an den Blutkreislauf des Empfängers auf, also noch während der Operation. Das Organ verfärbt sich dunkel als Zeichen der Entstehung von Blutgerinnseln, die eine reguläre Blutzufuhr in das Transplantat behindern und über den daraus entstehenden Sauerstoffmangel schließlich zum Absterben des Organs führen. All diese Ereignisse vollziehen sich in der Regel in Minutenschnelle und sind irreversibel. Das Organ wird seine Funktion nicht aufnehmen und muß wieder entfernt werden. Ursachen für diese Sonderform der Abwehrreaktion sind bereits im Empfängerorganismus zirkulierende Antikörper, die gegen HLA-Merkmale des Spenders gerichtet sind.

Bei ausreichend hohem Antikörpergehalt des Empfängerblutes lagern sich die Immunglobuline an den entsprechenden Antigenen des HLA-Systems der Spender-Endothelzellen in der Innenschicht der Transplantatblutgefäße an. Durch diesen Vorgang wird eine Kaskade zerstörerischer Prozesse in Gang gesetzt. Zu Beginn wird Komplement am Ort des Kontaktes gebunden und damit aktiviert. Es entsteht eine Komplement-vermittelte schwerste Schädigung der Gefäßinnenschicht des Transplantates. Die Aktivierung der Komplementfaktoren bewirkt außerdem die Einwanderung von Immunzellen in die Blutgefäßwand. Durch die entstehende, untypisch "rauhe" Oberfläche wird auch das Gerinnungssystem stimuliert und die Bildung von Blutgerinnseln eingeleitet. Diese führen dann zunächst über die Entstehung von Mikrothromben, kleinster Gerinnsel mit rascher Größenzunahme, zur ischämischen Nekrose des Transplantates.

Es gibt keine Therapie der hyperakuten Abstoßung. Da es sich um eine äußerst schwerwiegende Komplikation handelt, muß sie unter allen Umständen vermieden werden. Als vorbeugende Maßnahme werden alle potentiellen Transplantatempfänger regelmäßig auf das Vorhandensein von Alloantikörpern mit Hilfe von Crossmatch-Tests untersucht. Alloantikörper werden durch frühere Blutkontakte mit fremden HLA-Merkmalen induziert. Typische Ursachen sind wiederholte Bluttransfusionen, Schwangerschaften oder schon einmal durchgeführte Transplantationen.

Grundsätzlich kann eine hyperakute Abstoßung auch bei Blutgruppenunverträglichkeit zwischen Spender und Empfänger auftreten. Die Blutgruppenmerkmale finden sich nicht nur auf den roten Blutzellen, sondern auch auf der Oberfläche von Zellen solider Organe. Die hyperakute Abwehr würde dann über die natürlicherweise im Blut des Empfängers zirkulierenden Antikörper gegen fremde Blutgruppenmerkmale in Gang gesetzt. Praktisch ist dieses Problem ausgeschlossen, da selbstverständlich die Blutgruppen von Spender und Empfänger vor Transplantation analysiert werden und keine Organübertragung zwischen Individuen verschiedener Blutgruppen vorgenommen wird. In Ausnahmefällen werden Organe der Blutgruppe 0 auf Empfänger mit anderen Blutgruppen übertragen, da Blutgruppe 0 durch das Fehlen der Antigene A und B charakterisiert ist, also als Universalspender gelten kann.

Die chronische Abstoßung, die in der Regel Monate bis Jahre nach Transplantation entsteht, ist ein multifaktorielles Geschehen. Lange Zeit wurde sie überwiegend Antikörper-vermittelten Immunreaktionen zugeschrieben, wäre also vor allem ein von B-Lymphozyten abhängiges Phänomen. Akute und chronische Abstoßungsreaktionen können zwar klinisch einigermaßen scharf voneinander getrennt werden, sind jedoch, was die Ursachen und zugrundeliegenden Fehlregulationen angeht, keineswegs deutlich gegeneinander abzugrenzen.

Die Abb. 7 vermittelt einen Überblick über die Bedeutung akuter und chronischer Abstoßungsreaktionen für das Langzeitüberleben der Transplantate am Beispiel der Nierenverpflanzung, für die eine umfangreiche Datenbasis existiert. Gezeigt wird der Prozentsatz funktionierender Nierentransplantate in Abhängigkeit von der Zeit. Die untere Linie entspricht dem mittleren Verlauf von Nierentransplantationen, die 1982/83 durchgeführt wurden, während die obere Linie die Daten, die für die Periode nach 1984 erhoben wurden, vermittelt. Die Zeiträume wurden so gewählt, weil seit 1984 das Medikament Ciclosporin in die Langzeittherapie nach Organtransplantation in großem Umfang eingeführt wurde und zu einer Verbesserung, vor allem der Einjahrestransplantatüberlebensraten, geführt hat. Die Graphik bestätigt dies: Nach einem Jahr funktionieren heute mehr als ca. 85 % der transplantierten Nieren; in der Ära vor Ciclosporin waren es ca. 70 %. Der Kurve ist aber auch zu entnehmen, daß die Verbesserung, die durch die Einführung von Ciclosporin in die Dauerbehandlung nach Organtransplantation erzielt wurde, wirklich auf den Zeitraum des ersten Jahres nach Transplantation beschränkt bleibt. Anschließend sind die beiden Linien eigentlich nur um diesen verbesserten Ausgangswert parallel verschoben. Der Einsatz von Ciclosporin hat an der Langzeitfunktion von Nierentransplantaten keine wesentliche Veränderung bewirkt. In bezug auf Organverluste durch chronische Abstoßungsreaktionen war das heutige Ergebnis bereits zu Beginn der 80er Jahre erreicht und hat sich seither nur unwesentlich verbessert. Insgesamt sind die Vorteile, die sich aus dem kli-

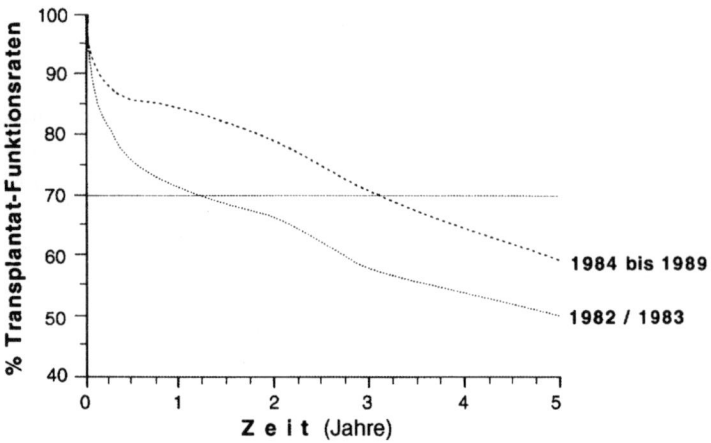

Abb. 7: Langzeitfunktionsraten (%) von Nierentransplantaten im Zeitverlauf nach der Organübertragung (Jahre). Die Ergebnisse der Jahre 1982/1983 werden mit den Daten der Jahre 1984 bis 1989 verglichen. Seit 1984 ist Ciclosporin Hauptbestandteil der immunsuppressiven Therapie nach Transplantation (nach: G. Opelz [1989], Ergebnisse der Nierentransplantation in der Bundesrepublik Deutschland 1982–1989, Edition Deutsche Stiftung Organtransplantation, Neu-Isenburg).

nischen Einsatz von Ciclosporin ergeben haben, unbestritten: Die im ersten Jahr nach Transplantation erreichte Erhöhung der Funktionsraten bleibt auch langfristig erhalten.

Die hier vorgelegten Daten stammen aus dem Eurotransplantbereich, sie gelten aber genauso für Nordamerika: Dort wurde in großen multizentrischen Studien gezeigt, daß 6 Jahre nach Transplantation weniger als 50 % der Nierentransplantate in Funktion sind, während es am Ende des ersten Jahres nach Transplantation über 80 % waren. Bei anderen transplantierten Organen sind die Verlustraten ähnlich: 50 % der transplantierten Herzen zeigen in weniger als 5 Jahren nach Übertragung Zeichen der chronischen Abstoßungsreaktion, die über Myokardinfarkte zu einer Todesrate von 25 % führen. Bei Lebertransplantationen ist die Beeinträchtigung durch chronische Abstoßungsprozesse geringer – hier funktionieren noch 50–60 % der Transplantate nach 5 Jahren; man hat dies der geringeren Immunogenität des Lebergewebes zugeschrieben.

Die Organtransplantation hat als langfristiges Therapieverfahren eines irreversiblen Organverlustes bisher ihr Potential bei weitem noch nicht ausgeschöpft. Schuld daran sind chronische Abstoßungsprozesse, die spätestens nach einigen Jahren zum Transplantatverlust führen. Diese chroni-

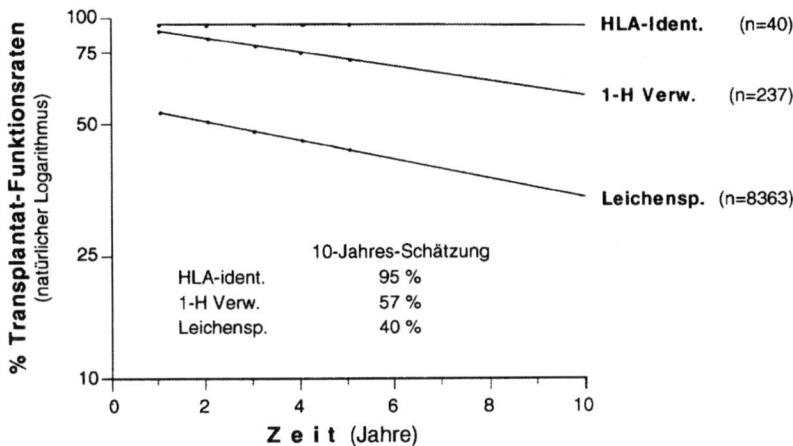

Abb. 8: Langzeitprojektion von Nierentransplantatfunktionsraten bei den drei Hauptkategorien der Gewebeverträglichkeit: vollständige HLA-Identität, Haplotyp-Identität (1-H Verw.), Leichenallospende. Die logarithmische Skala ergibt einen linearen Verlauf und ermöglicht daher – unter Annahme eines konstanten Transplantatverlustrisikos – die Extrapolation für eine Langzeitprognose (Quelle: siehe Abb. 7).

schen Immunreaktionen sind erst seit wenigen Jahren in das Licht des wissenschaftlichen Interesses gerückt; sie sind nach wie vor kaum verstanden und deshalb auch zur Zeit weitgehend unkontrollierbar. Bis heute gibt es nur wenig Informationen über die immunologischen Mechanismen, die chronischen Abstoßungsprozessen zugrunde liegen; dies steht in großem Kontrast zu den zahlreichen Beschreibungen der klinischen Charakteristika bei den betroffenen Patienten und der morphologischen Veränderungen in den attackierten Organen.

Die Risikofaktoren, die zur Entstehung chronischer Abstoßungsreaktionen führen, können bisher kaum definiert werden. In verschiedenen – zum Teil sich widersprechenden – Studien wurde eine ganze Anzahl von möglicherweise wichtigen Voraussetzungen zusammengetragen: Die Bedeutung der Übereinstimmung von Gewebemerkmalen für das Langzeitüberleben der Transplantate läßt sich kaum bestreiten, vor allem wenn man die 3 Hauptkategorien der Gewebeverträglichkeit betrachtet. Sehr grob unterscheiden kann man Transplantationen zwischen HLA-identischen Geschwistern, Transplantationen von HLA-Haplotyp-identischen Lebendspendern – also meist Übertragungen von Eltern auf ihre Kinder – und von Leichenspendern. Der Prozentsatz der funktionierenden Nierentransplantate ist in

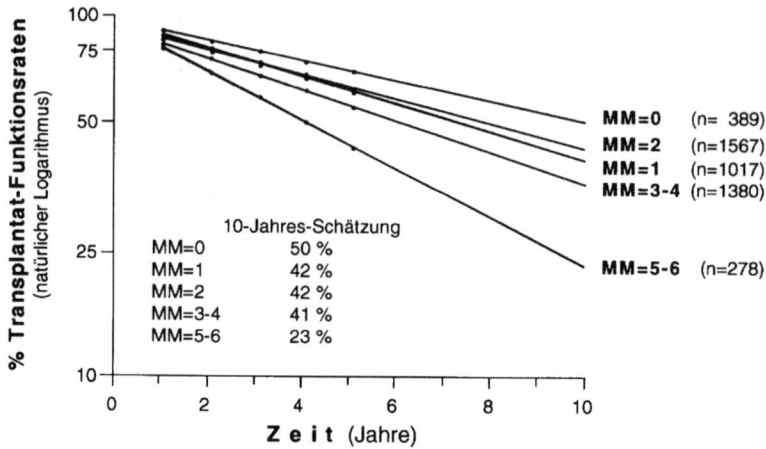

Abb. 9: Bedeutung der HLA-Gewebeverträglichkeit für die Langzeitprognose von
Leichennierenallotransplantaten. MM bedeutet "mismatches", d. h. fehlende Übereinstimmung; z. B. MM = 3, drei HLA-Merkmale stimmen zwischen Spender und
Empfänger nicht überein; MM = 0, Empfänger und Spender sind in allen HLA-Determinanten kompatibel. Transplantationen, die keine Unverträglichkeit aufweisen
(MM = 0), haben eine ungefähr doppelt so lange "Funktions-Halbwertszeit" wie
völlig unverträgliche Organe (MM = 5–6). (Quelle: siehe Abb. 7.)

Abb. 8 gegen die Zeit aufgetragen. Es läßt sich erkennen, daß die Überlebensraten von Transplantaten zwischen HLA-identischen Spendern und
Empfängern auch auf 10 Jahre extrapoliert noch auf 100 % geschätzt werden; dieser Annahme liegt jedoch nur eine kleine Fallzahl zugrunde. Die
Prognose von Organübertragungen zwischen Haplotyp-identischen Verwandten ist deutlich besser als die Überlebensrate von Allotransplantaten.
    Auch innerhalb der Allotransplantationen, also der Übertragungen von
Organen von Leichenspendern auf nichtverwandte Empfänger, läßt sich
langfristig eine bessere Prognose erkennen, wenn mehr Gewebemerkmale
übereinstimmen. Abb. 9 illustriert den Einfluß der Übereinstimmung von
Spender und Empfänger im HLA-Typisierungsmuster auf die Langzeit-
transplantatfunktion.
    Einige Untersuchungen weisen darauf hin, daß die Zahl der in der Früh-
phase durchgemachten akuten Abstoßungsreaktionen mit der Entwicklung eines späteren Organversagens in Zusammenhang steht. Man fand,
daß das Alter des Organspenders durchaus einen Einfluß auf das Transplantatüberleben hat, während das Alter des Empfängers offensichtlich
von untergeordneter Bedeutung ist. Z. B. wurde auch bei Kindern, die ein

Herztransplantat erhielten, eine hohe Inzidenz chronischer Abstoßungsreaktionen gefunden. Selbstverständlich beeinflussen die eingesetzten immunsuppressiven Medikamente das Langzeitüberleben der Transplantate. So ist z. B. die Auswirkung der Ciclosporin-Nephrotoxizität bei Nierentransplantierten nur sehr schwierig von chronischen Abstoßungsprozessen zu differenzieren. Dies ist um so problematischer, als eine Reduktion der Ciclosporindosis in der Regel nur eine mäßige, vorübergehende Besserung der Transplantatfunktion bewirkt. Von Patienten, die aufgrund von bestimmten Augenerkrankungen oder nach Herztransplantation mit Ciclosporin behandelt wurden, wird berichtet, daß sie Gewebeveränderungen ihrer eigenen Nieren erlitten, die den Schäden bei chronischen Abstoßungsreaktionen im Nierentransplantat entsprechen. Unter Ciclosporintherapie wird häufig eine arterielle Hypertonie beobachtet, die selbstverständlich auch zur Nierenschädigung beiträgt. Eine chronische Steroidgabe, die zum üblichen Langzeittherapieregime nach Transplantation gehört, verursacht zwar keine direkte Störung der Nierenfunktion, trägt aber zur Blutdrucksteigerung und Hypercholesterinämie bei. Der Bluthochdruck selbst ist ein bekannter Risikofaktor für das Entstehen einer Arteriosklerose und im folgenden wird deutlich werden, welch essentielle Bedeutung arteriosklerotische Gefäßveränderungen im Rahmen chronischer Abstoßungsprozesse einnehmen. Das gleiche gilt für erhöhte Blutwerte des Cholesterin, von denen man aus experimentellen Studien weiß, daß sie Gefäßveränderungen beschleunigen.

Offensichtlich ist auch die Infektion mit dem Zytomegalievirus in der Frühphase nach Transplantation ein Risikofaktor. Umfassende Untersuchungen lassen erkennen, daß nierentransplantierte Patienten mit Zytomegalievirusinfektion häufiger an chronischen Abstoßungsreaktionen leiden als Patienten, die nicht infiziert sind.

Chronische Abstoßungsprozesse kommen bei allen Organtransplantationen vor. Betrachtet man die Gewebeveränderungen in den verschiedenen Organen, so ergibt sich als gemeinsames Charakteristikum der chronischen Abstoßungsprozesse die Verengung von Hohlstrukturen innerhalb des Transplantates.

Bei Patienten nach Nierentransplantation manifestiert sich die chronische Abstoßung in der Regel durch die Entstehung einer Eiweißausscheidung, eines Bluthochdruckes und einer Abnahme der Nierenfunktion. Im Transplantat liegt diesen Befunden ein bindegewebiger Umbau des Organs und eine entzündliche Verengung der Arterien, die sauerstoffbeladenes Blut in das Gewebe transportieren, zugrunde.

Bei Herztransplantierten nimmt die chronische Abstoßungsreaktion die Form einer koronaren Herzkrankheit an. Sie ist charakterisiert durch diffuse Verdickungen der Innenschicht von Arterien und Arteriolen. Im Gegensatz zur Arteriosklerose bei Nichttransplantierten sind die Veränderungen in der Regel konzentrisch und betreffen oft die gesamte Länge der Gefäßwand, kleine Äste eingeschlossen. In der feingeweblichen Untersuchung sind diese Läsionen durch Proliferation von Zellen – vor allem glatter Muskelzellen – charakterisiert. Immer finden sich eingewanderte Makrophagen und T-Zellen sowie Ablagerungen von Immunglobulinen und Komplement in den betroffenen Gefäßwänden. Dies belegt, daß die beobachteten Abnormalitäten auf einer immunologischen Grundlage entstehen. In fortgeschrittenen Stadien können bindegewebige Veränderungen auch im Herzmuskel selbst beobachtet werden.

Da es für diesen chronischen Prozeß keine Behandlung gibt, erleiden die betroffenen Patienten in der Regel die Komplikationen einer schweren koronaren Herzkrankheit mit Infarkt, Herzversagen, schweren Rhythmusstörungen und plötzlichem Tod, sofern sie sich nicht rechtzeitig einer Retransplantation unterziehen konnten.

Bei Lebertransplantierten entwickelt sich eine chronische Abstoßung bei etwa der Hälfte der langzeitüberlebenden Patienten und ist bei etwa 20 % der Organe für das Organversagen verantwortlich. Chronische Abstoßungsprozesse in der Leber werden schon 100 Tage nach Transplantation gefunden und wurden als "Vanishing-Bile Duct-Syndrome" (Erkrankung der verschwindenden Gallengänge) beschrieben. Klinisch kommt es zur langsamen Entwicklung eines Gallenrückstaus in das Blut mit Gelbsucht. Im mikroskopischen Bild von Gewebeproben wird eine Verlegung der kleinen Gallengänge beobachtet. Auch in den Lebergefäßen erkennt man unter diesen Umständen eine Arteriosklerose, die durch Einwanderung von T-Lymphozyten gekennzeichnet ist.

Lungentransplantierte Patienten erleiden chronische Abstoßungsreaktionen, die sich klinisch in Kurzatmigkeit, Husten und verminderter Leistungsfähigkeit ausdrücken. Es kommt zu einer Verengung der kleinen Bronchien, der Bronchiolen; daher wurde der Terminus "Bronchiolitis obliterans" geprägt. Später werden die Infiltrate, die wie stets aus Makrophagen und Lymphozyten bestehen, durch die Ablagerung bindegewebigen Materials ersetzt. Auch hier kommt es zu sklerotischen Veränderungen in kleinen Arterien und Venen.

So verschieden die transplantierten Organe von ihrer Funktion und ihrem Gewebeaufbau her auch sein mögen, die immunologische Antwort des Empfängers auf das Fremdgewebe ist langfristig immer identisch und mündet in die Verlegung bzw. den Verschluß von Gangsystemen, seien es nun Gefäße, Bronchiolen oder Gallengänge.

Nachdem das Problem der chronischen Transplantatabstoßung in seiner vollen Bedeutung erkannt wurde, hat man sich auf internationalen Konferenzen um eine klare Definition der feingeweblichen Befunde bei chronischer Abstoßung bemüht. Im April 1992 wurde im Rahmen der "Banff Classification" die chronische Abstoßung in Nierentransplantaten durch das Vorhandensein einer Bindegewebsvermehrung und eine Rückbildung funktionsfähiger Zellen definiert. Innenschichtverdickungen der kleinen Arterien waren für die Diagnose einer chronischen Nierentransplantatabstoßung nicht gefordert. Nur zwei Monate später, im Juni 1992, ging die Alexis-Carrel-Konferenz einen Schritt weiter und bestätigte, daß ohne Nachweis von Gefäßveränderungen die Diagnose einer chronischen Abstoßung aus der Gewebeuntersuchung nicht gestellt werden darf. Die Dynamik der Entwicklung belegt, welch großes Interesse auf internationalen Foren der chronischen Transplantatabstoßung entgegengebracht wird, weil man sie als das zentrale, völlig ungelöste Problem der Langzeitfunktion von Organtransplantaten erkannt hat.

Basierend auf der Erkenntnis, daß chronische Abstoßung bei allen Organen Veränderungen von Gangsystemen hervorruft – vor allem von Gefäßen im Sinne einer Transplantatarteriosklerose – bemühen sich weltweit Wissenschaftler um die Aufklärung der daran beteiligten Prozesse. Bis vor kurzem gab es noch kein experimentelles Modell, um die chronischen Gefäßveränderungen, wie sie in transplantierten Organen morphologisch beobachtet werden, zu imitieren. Pionierarbeit auf diesem Gebiet hat die Arbeitsgruppe um Pekka Häyry in Helsinki geleistet. Die Wissenschaftler fanden in Aortenallotransplantaten zwischen gewebeunverträglichen Rattenstämmen morphologische Veränderungen, die denen in den Gefäßen von Langzeitallotransplantaten beim Menschen weitgehend entsprechen. In diesem Modell wird ein ca. 1,5 cm langes Stück der großen Körperschlagader, der Aorta, eines Tieres entfernt, sorgfältig mit einer Salzlösung gespült und in einen Empfänger, der einem anderen Rattenstamm entstammt, transplantiert. Als Kontrollen dienen einerseits syngene Transplantate zwischen Tieren des gleichen Stammes und bestimmte Aortenabschnitte der Empfängertiere. Untersucht werden die Anzahl der Zellkerne in den einzelnen Gefäßabschnitten sowie die Durchmesser der Gefäßschichten.

Verglichen mit der syngenen Kontrolle zeigt das Allotransplantat eine entzündliche Unterwanderung der Außenschicht des Gefäßes, der sogenannten Adventitia, erkennbar an den vermehrt eingewanderten immunkompetenten Zellen. Außerdem nimmt die mittlere Schicht der Gefäßwand, die Media, deutlich an Dicke ab. Sie verliert ihre Zellen; dies entspricht dem Befund einer Medianekrose, einer vollständigen Zerstörung dieser Gefäßschicht. Dominierende Beobachtung ist jedoch eine ausgeprägte Dickenzunahme der Gefäßinnenschicht, der Intima, die im syngenen Transplantat auch nicht angedeutet nachweisbar ist. Die Intima der normalen Aorta besteht nur aus einer Schicht Endothelzellen und ist damit außerordentlich dünn. Bei den Allotransplantaten kommt es zu einem stetigen, beträchtlichen Zuwachs der Intimadicke, der nach Abschluß des Beobachtungszeitraumes von 12 Monaten offensichtlich noch nicht abgeschlossen ist. Bei den syngenen Kontrollen bleibt die Dicke im Bereich der Norm. Bei den in die Intima proliferierenden Zellen handelt es sich hauptsächlich um glatte Muskelzellen. Außerdem wurden auch einige Lymphozyten und Makrophagen entdeckt.

Die geschilderten Untersuchungen geben Aufschluß über den Zeitablauf der Ereignisse: Die erste Veränderung, die sich in den Aortenallotransplantaten zeigt, ist eine Entzündungsreaktion, die vor allem in der Adventitia stattfindet. Die entzündliche Reaktion geht dem Beginn der Intimaproliferation voraus. In späteren Stadien bildet sich die Entzündungsreaktion in der Adventitia zurück, während die Veränderungen in der Intima unabhängig davon fortschreiten. Die genannten Experimente stützen die Annahme, daß der primäre Schaden bei der chronischen Transplantatabstoßungsreaktion die Gefäßschädigung ist, die zur Verlegung und zum Verschluß der Arterien führt; man spricht von einer obliterierenden Arteriopathie oder Transplantatvasculopathie. Alle weiteren beobachteten Veränderungen im Transplantat – wie bindegewebiger Umbau oder Verschluß der Gallengänge – können als Sekundärschäden der chronischen toxischen Situation betrachtet werden, weil durch die Verdickung der Gefäßwand ein regelrechter Sauerstoff- und Substanzaustausch nicht mehr gewährleistet ist.

Daß es sich bei der chronischen Transplantatarteriopathie um eine echte Arteriosklerose handelt, soll ein Vergleich mit der Entstehung der Arteriosklerose zeigen. Durch verschiedene Verletzungsarten – diese können mechanischer Natur sein, in einer Ablagerung von Cholesterin bestehen, durch Giftstoffe verursacht sein oder aber, und so wäre es dann im Falle der Transplantation, immunologisch oder viral ausgelöst sein – kommt es zur Bildung und Sekretion von Wachstumsfaktoren in Endothelzellen. In der Folge lagern sich Monozyten am geschädigten Endothel an; auch diese Zellen sezernieren Zytokine. Die Zytokine bewirken nachfolgend die Einwanderung und Anhäufung von Monozyten und Makrophagen in das Gefäßgewebe; es kommt zur Sekretion weiterer Wachstumsfaktoren. Sobald die Makrophagen die Barriere der Gefäßinnenschicht durchbrechen, lagern sich Elemente des Gerinnungssystems, die sog. Blutplättchen, an der Läsion an. Als Quelle für die Sekretion von Wachstumsfaktoren stehen jetzt insgesamt drei Zelltypen zur Verfügung: Blutplättchen, Makrophagen

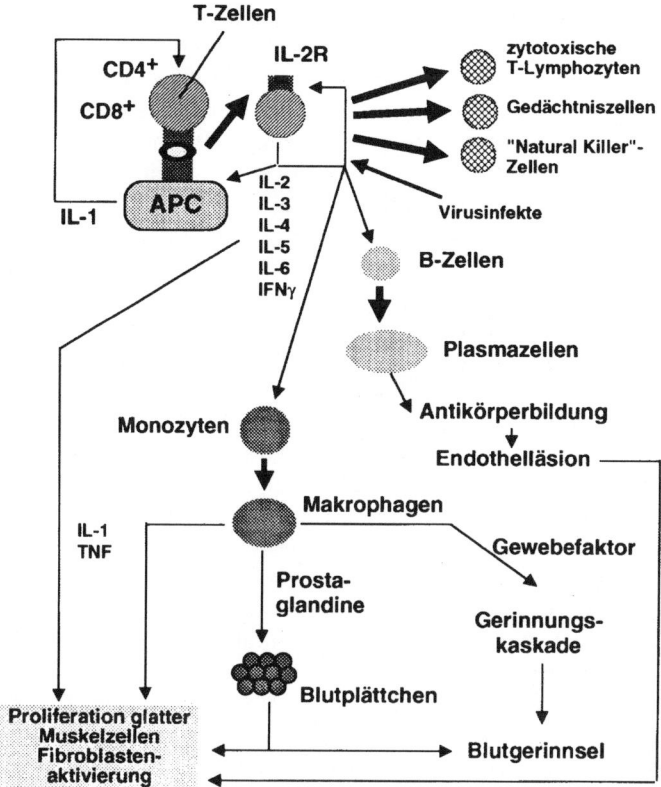

Abb. 10: Mechanismen der Transplantatabstoßung (ausführliche Beschreibung im Text).

und das Endothel. Die Ausschüttung von Zytokinen ist in einem solchen Ausmaß stimuliert, daß die Proliferation glatter Muskelzellen in die Intima einsetzt. Über die zusätzliche Bildung von Wachstumsfaktoren durch die glatten Muskelzellen entsteht ein weiterer Proliferationsanreiz. Die genannten Mechanismen bedingen Veränderungen im Fettstoffwechsel und eine Verschiebung der Kalziumverteilung. Dieser Prozeß endet in der Bildung arteriosklerotischer Ablagerungen (Plaques).

Faßt man die zahlreich genannten Einzelfaktoren, die möglicherweise bei der Entstehung chronischer Abstoßungsprozesse eine Rolle spielen, ordnend zusammen, ergibt sich ein übergreifendes, erklärendes Konzept der chronischen Abstoßungsreaktion (Abb. 10).

Grundlage der akuten wie der chronischen Abstoßungsreaktion ist die

Interaktion der T-Zellen mit einem Antigen. Die Antigen-präsentierenden Zellen mit den körperfremden HLA-Antigenen an der Oberfläche treten mit dem membranständigen T-Zell-Rezeptor an der Oberfläche ruhender Lymphozyten in Wechselwirkung. Die Antigen-präsentierenden Zellen, Makrophagen oder Monozyten, sezernieren außerdem den Wachstumsfaktor IL-1, der als zusätzlicher Proliferationsreiz auf die Lymphozyten zurückwirkt. Als Ergebnis des Antigenkontaktes werden von den T-Lymphozyten vor allem IL-2, aber auch eine Vielzahl anderer Lymphokine – darunter IL-3, IL-4, IL-5 und IL-6 sowie gamma-Interferon – freigesetzt und verstärkt der IL-2-Rezeptor an der Oberfläche exprimiert. Als Resultat dieser Lymphokinsekretion kommt es zur Reifung und Vermehrung von T- und B-Zellen. Die Proliferation von B-Lymphozyten mündet in der Bildung antikörperfreisetzender Plasmazellen. Die T-Lymphozytenproliferation schließt das Wachstum von CD-4- und CD-8-T-Lymphozyten, die Bildung von Gedächtniszellen und die Proliferation von Zellen mit "Natural Killer"-Aktivität ein. Einige der sezernierten Zytokine, darunter vor allem IL-1, IL-2 und gamma-Interferon, wirken auf die Antigen-präsentierende Zelle zurück, verursachen dort die vermehrte Präsentation von HLA-Merkmalen an der Oberfläche und die verstärkte Ausschüttung von IL-1. Auf diese Weise wird die Proliferationskaskade der T- und B-Zellen autonom in Gang gehalten. Es entsteht ein Teufelskreis, der die Hauptursache für die Aufrechterhaltung der Abstoßungsreaktion ist.

Durch Virusinfekte wird sowohl die Ausschüttung der Zytokine verstärkt als auch möglicherweise die Expression von Antigenen auf der Antigen-präsentierenden Zelle induziert. Unter dem Einfluß der Zytokine kommt es zur Differenzierung von Monozyten zu Makrophagen. Damit wird eine neue Quelle zur Bildung verschiedenster Zytokine (IL-1, TNF) aktiviert. Zusätzlich werden verstärkt Prostaglandine gebildet. Über die Freisetzung der Makrophagenprodukte wird – wie bereits durch die ursprüngliche Zytokinausschwemmung und die Folgen der primären Gefäßläsion – die Proliferation von glatten Muskelzellen und Bindegewebszellen (Fibroblasten) angeregt. Außerdem wird durch die Makrophagen die Gerinnungskaskade in Gang gesetzt, die eine Verlegung des Gefäßes durch Gerinnselbildung unterstützt.

1.5 Grundzüge der immunsuppressiven Therapie

Um Abstoßungsreaktionen gar nicht erst entstehen zu lassen, werden transplantierte Patienten meist lebenslang mit Medikamenten behandelt, die das Immunsystem des Empfängers hemmen. Entsprechend ihrer Funktion werden diese Medikamente als Immunsuppressiva bezeichnet. Die gleichen Substanzen werden eingesetzt, um bereits bestehende Abstoßungsepisoden zu bekämpfen.

Die Ergebnisse der Organtransplantation haben sich im vergangenen Jahrzehnt deutlich verbessert. Dazu hat vor allem ein neues immunsuppressives Medikament beigetragen: Ciclosporin. Andere Medikamente wie Azathioprin und Corticosteroide werden heute sehr differenziert eingesetzt. Außerdem stehen seit kurzer Zeit poly- und monoklonale Antikörper gegen Lymphozytenstrukturen zur Verfügung, die für Abstoßungsprozesse von Bedeutung sind. Die Hoffnung für die Zukunft basiert auf der Entwicklung selektiver immunsuppressiver Pharmaka, die die Langzeitergebnisse nach Organübertragung verbessern und die Nebenwirkungen minimieren sollen.

Ciclosporin

Ciclosporin wird aus dem in Norwegen beheimateten Pilz Tolypocladium inflatum gewonnen. Chemisch betrachtet ist Ciclosporin ein Polypeptid, das aus 11 zyklisch angeordneten Aminosäuren zusammengesetzt ist (Abb. 11). Offensichtlich sind vor allem die Aminosäuren an Position 1, 2, 3 und 11 für die pharmakologische Wirkung der Substanz verantwortlich. Ciclosporin steht für den Patienten in Form einer Lösung, als Kapseln und zur intravenösen Infusion zur Verfügung. Da das Medikament nur sehr schwer in Wasser löslich ist, wird z. B. für die orale Applikationsform Olivenöl als Lösungsvermittler verwendet. Die relative Bioäquivalenz zwischen oraler und intravenöser Dosis beträgt 1 : 3, d. h., um identische Blutspiegel zu erreichen, genügt bei intravenöser Gabe ein Drittel der notwendigen oralen Menge.

Nach Aufnahme als Lösung oder Kapsel wird Ciclosporin im oberen Dünndarm resorbiert und gelangt so in die Blutbahn; dieser Prozeß vollzieht sich langsam, ist unvollständig und sehr variabel. Im Blut sind 60 % des aufgenommenen Ciclosporin an die roten Blutkörperchen, Erythrozyten, gebunden; 33 % finden sich in der Blutflüssigkeit verteilt, meist an Proteinen haftend. Nur ein kleiner Teil des Ciclosporin zirkuliert frei. Sobald die Substanz die Leber erreicht hat, wird sie durch bestimmte Enzyme (Cytochrom P-450) abgebaut. Die entstehenden Stoffwechselprodukte werden überwiegend über die Galle in den Darm und nur in geringem Maße (6 %) über den Urin ausgeschieden. Untersuchungen aus jüngster Zeit haben ergeben, daß Ciclosporin bereits in der Wand des Dünndarms abgebaut wird – möglicherweise in noch stärkerem Ausmaß als in der Leber. Das Medikament wird in beträchtlicher Menge in den Körpergeweben gespeichert, vor allem in der Leber, aber auch in Haut, Zahnfleisch und Zentralnervensystem.

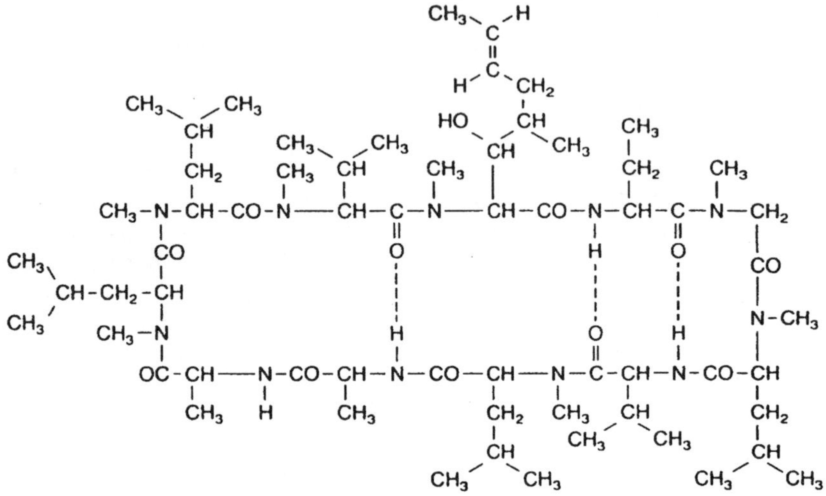

$$
\begin{array}{c}
CH_3\diagdown\diagup H \\
C \\
\parallel \\
H\diagup C\diagdown CH_2
\end{array}
$$

Abb. 11: Chemische Formel von Ciclosporin.

Aus diesen pharmakologischen Besonderheiten ergeben sich einige Hinweise, die für die Medikation mit Ciclosporin unbedingt beachtet werden müssen: Schon während der Aufnahme des Stoffes durch die Darmwand und spätestens bei der ersten Leberpassage wird ein beträchtlicher Anteil durch Stoffwechselprozesse inaktiviert. Die gleichzeitige Einnahme von Mahlzeiten, der Gallefluß und die Darmfunktion beeinflussen die Resorption von Ciclosporin, d. h. die Aufnahme des Medikamentes über die Darmwand. Wenn Ciclosporin als Lösung oder Kapsel oral eingenommen wird, steigt der Blutspiegel der Substanz deutlich höher an, wenn gleichzeitig Nahrung zugeführt wird. Da Ciclosporin schlecht wasser-, aber ausgezeichnet fettlöslich ist, wird sein Übertritt vom Darm in die Blutbahn durch Fehlen von Galle erschwert. Auch Patienten mit Diarrhoe oder nach operativen Verkürzungen des Dünndarms weisen deutlich niedrigere Blutspiegel des Medikamentes als erwartet auf. Die gleichzeitige Verabreichung von Pharmazeutika, die mit den Leberenzymen in Wechselwirkung treten, die auch für den Ciclosporin-Abbau verantwortlich sind, verändern die Verstoffwechselung des Immunsuppressivums: Hemmstoffe dieses Enzymsystems (Ketokonazol, Erythromycin, orale Kontrazeptiva, Androgene, einige Kalziumkanal-Antagonisten) erhöhen die Ciclosporin-Blutspiegel. Medikamente, die die betreffenden Enzyme stimulieren (Rifampicin, Barbiturate, Phenytoin, Carbamazepin und Valproinsäure) senken den Blutgehalt der Substanz.

Die immunsuppressive Wirkung von Ciclosporin beruht in erster Linie auf der Hemmung der Sekretion von IL-2 und anderen Zytokinen durch aktivierte T-Zellen. Auf diese Weise wird das Wachstum und die Reifung von T-Lymphozyten unterdrückt. Betroffen sind vor allem zytotoxische T-Zellen, die durch eine Wechselwirkung mit dem Antigen die zugehörige Spenderzelle zerstören. Mit der Unterdrückung der Zytokin-Produktion in aktivierten T-Lymphozyten wird auch der sich selbst verstärkende Mechanismus der akuten Abstoßungsreaktion wirkungsvoll behindert. Die Bildung von Antikörpern geht ebenfalls zurück, da normalerweise die Sekretion von Antikörpern in B-Zellen durch IL-2 angeregt wird, das wiederum von T-Helferzellen freigesetzt wird. Die Ausschüttung von gamma-Interferon wird ebenfalls gehemmt; dadurch werden Monozyten und Makrophagen stabilisiert und die unspezifische, einem Entzündungsprozeß ähnliche Komponente der Abstoßung abgeschwächt. Die genannten Ciclosporin-Wirkungen setzen nach Medikamentengabe rasch ein, sind dosisabhängig und nach Absetzen der Therapie rasch reversibel.

Die Vorgänge, die auf molekularer Ebene von Ciclosporin beeinflußt werden, sind seit kurzem bekannt: Da die Substanz ausgesprochen gut fettlöslich ist, durchdringt sie die äußere Zellhülle (Zellmembran) passiv, d. h. ohne Wechselwirkung mit einem spezifischen Rezeptor. Innerhalb der Zellen wird das Medikament angereichert und bindet an ein besonderes Molekül, das Cyclophilin. Dabei handelt es sich um ein Enzym, das in Zellen aller Gewebe und Organe vorkommt. Seine Aufgabe besteht in der korrekten Faltung von Eiweißen (Cis-Trans-Isomerase für Prolin-Imino-Bindungen), die die Aminosäure Prolin als Baustein enthalten. Wird das Cyclophilin durch Bindung an Ciclosporin inaktiviert, unterbleiben die nachgeschalteten Prozesse. Da funktionsfähige Eiweiße beim Wachstum von Zellen als Enzyme, Rezeptoren oder Strukturproteine von entscheidender Bedeutung sind, beeinträchtigt eine Hemmung dieses Enzyms die Proliferation von rasch wachsenden Zellen; dazu gehören stimulierte Lymphozyten.

Die nahezu spezifische Wirkung des Ciclosporin auf immunkompetente Zellen erklärt sich durch die Störung der korrekten Faltung von Eiweißen, die für die Aktivierung bestimmter Gene verantwortlich sind. Die Vervielfältigung der in diesen Genen gespeicherten Information führt zur Synthese von Zytokinen, vor allem von IL-2. Unter Ciclosporin-Einfluß unterbleibt die Aktivierung dieser Gene und damit die Bildung von IL-2, das der wichtigste Stimulator der T-Zell-Vermehrung ist. Die Stimulation von T-Zellen und die Aufrechterhaltung der Zytokinproduktion sind offensichtlich sehr ausgeprägt an die Cyclophilin-vermittelte Genaktivierung gekoppelt. Außerdem wird eine Wechselwirkung des Ciclosporin mit anderen Signalmechanismen der Zellen diskutiert, die sich ebenfalls hemmend auf Wachstum und Vermehrung auswirkt.

Einige Patienten klagen unter Ciclosporintherapie über Gewichtsverlust, Übelkeit und Erbrechen. Das Medikament ist leberschädigend: Das Bilirubin, ein Abbauprodukt des roten Blutfarbstoffes, das über die Leber ausgeschieden wird, und Enzyme, die eine Leberzellschädigung anzeigen, steigen bei etwa 50 % der mit Ciclosporin behandelten Nierentransplantierten an. Auch eine verstärkte Neigung zur Gallensteinbildung wird unter dem Medikament berichtet. Schätzungsweise ein Fünftel der Patienten nach Nierenverpflanzung entwickeln neurologische Störungen wie Zittern der Hände, Kopfschmerzen, Verwirrtheitszustände und Schläfrigkeit. Diese Nebenwirkungen bilden sich zurück, wenn die Ciclosporindosis reduziert wird. Ein erhöhter Flüssigkeitsanteil im Gehirn, wie er bei Bluthochdruck, Abstoßungsepisoden, intravenöser Cortisongabe und verminderten Magnesiumspiegeln auftritt, begünstigt das Auftreten zentralnervöser Störungen. Vor allem für weibliche Transplantierte ist die verstärkte Behaarung, die unter Ciclosporinbehandlung schwerpunktmäßig im Gesicht, an Armen, Rücken und Schultern auftreten kann, unangenehm. Das Medikament kann außerdem zu Zahnfleischwucherungen führen; eine peinlich genau durchgeführte Mundhygiene ist unbedingt notwendig, um Entzündungen zu vermeiden.

Ciclosporin steigert die Wiederaufnahme von Salzen und Wasser in der Niere; dadurch entsteht eine Verminderung der Harnsäure- und Harnstoffausscheidung. Die Rückresorption von Magnesium in der Niere wird durch das Pharmakon unterdrückt; dadurch entwickelt sich ein erniedrigter Magnesiumgehalt des Blutes. Kalium- und Wasserstoffionen (H^+) werden in geringerem Maße ausgeschieden, so daß eine mäßige Erhöhung des Kaliumgehaltes im Blut sowie eine leichte Ansäuerung auftreten. Laborchemisch nachweisbare Anstiege von Serum-Kalium, -Chlorid und sauren Valenzen (Azidose) geben Hinweise auf eine mögliche Ciclosporin-Überdosierung. Eine Erhöhung der Blutfettwerte wird unter Ciclosporinbehandlung häufig dokumentiert. Gelegentlich werden auch Blutzuckerspiegel oberhalb des Normbereichs beobachtet; offensichtlich ist hierfür eine verminderte Synthese von Speicherformen der Kohlehydrate (Glykogen) in der Leber verantwortlich.

Patienten, die dauerhaft Ciclosporin einnehmen, haben im Vergleich mit Patienten, die eine andere immunsuppressive Therapie erhalten, kein erhöhtes Krebsrisiko. Unter Ciclosporin scheint jedoch eine überdurchschnittliche Neigung zu bösartigen Veränderungen des lymphatischen Systems und der Gefäße (Kaposi-Sarkom) zu bestehen. Bei einigen dieser

Erkrankungen spielt eine Infektion mit dem Epstein-Barr-Virus eine wichtige Rolle. Es ist denkbar, daß das immunsuppressive Medikament die Abwehrreaktionen des Organismus auf den Erreger schwächt. Zumindest die Kaposi-Sarkome bilden sich offensichtlich bei rechtzeitigem Absetzen von Ciclosporin zurück. Das Pharmakon beeinflußt verschiedene Gerinnungsfaktoren und führt damit möglicherweise zu einem erhöhten Thromboserisiko. Ciclosporin erhöht den Knochenstoffwechsel und kann Gelenk- und Muskelschmerzen hervorrufen.

Die schwerwiegendste Komplikation einer Ciclosporintherapie liegt in der möglichen Nierenschädigung durch das Medikament; dabei muß eine "akute" von einer "chronischen" Toxizität unterschieden werden. Wird Ciclosporin unmittelbar nach einer Nierentransplantation eingesetzt, führt die akute Nierenschädigung durch das Pharmakon häufig zu einem akuten Versagen des übertragenen Organs, fast immer jedoch zu einer Verlängerung der Phase mit geringer Urinproduktion. Diese Störungen sind reversibel. Durch die perioperative Gabe durchblutungsfördernder Medikamente (Mannitol-Infusionen, niedrig dosiertes Dopamin) wird versucht, das akute Nierenversagen zu vermeiden. Unglücklicherweise gleicht das klinische Bild der akuten Ciclosporintoxizität beim Nierentransplantierten sehr der akuten Abstoßungsreaktion. Für die klinische Praxis ist es jedoch äußerst wichtig, zwischen beiden Vorgängen zu unterscheiden, da völlig unterschiedliche therapeutische Maßnahmen erforderlich sind; differentialdiagnostische Möglichkeiten sind im Abschnitt "Nierentransplantation" erläutert.

Die chronische Ciclosporin-bedingte Nierenschädigung zeigt sich klinisch in einem langsamen, aber stetig fortschreitenden Rückgang der Nierenfunktion. Bei nierentransplantierten Patienten ist dieser Prozeß von einer chronischen Abstoßungsreaktion praktisch nicht zu unterscheiden; in einigen Fällen laufen beide Prozesse parallel. Untersuchungen an Leber-, Knochenmark- und Herz-Transplantierten sowie an Patienten, die das Medikament wegen anderer Erkrankungen erhalten, haben das Geschehen bei der chronischen Ciclosporin-Nephrotoxizität besser beleuchtet: Offensichtlich ruft das Medikament Veränderungen in bestimmten arteriellen Gefäßen der Niere und eine Bindegewebsvermehrung im Organ hervor. Der Gefäßschaden beruht auf einer Dickenzunahme der Wand, die zu einer Einengung oder einem Verschluß des Gefäßinnenraumes führt; dadurch wird die Blutversorgung nachgeschalteter Gewebeareale verschlechtert. Folge der Gefäßverengung in der Niere ist die Entwicklung eines Bluthochdrucks, der unbehandelt zu weiteren Gefäßschädigungen führt.

Da zahlreiche der genannten Nebenwirkungen von Ciclosporin von der

Dosis bzw. der Blutkonzentration des Pharmakons abhängig sind, bietet sich eine routinemäßige Kontrolle der Blutspiegel zur Therapieüberwachung an. Routinemäßig werden sog. "Talspiegel" gemessen, d. h., das Blut wird mit dem längsten Zeitabstand zur letzten Einnahme unmittelbar vor der nächsten Gabe abgenommen. Verallgemeinernd zusammengefaßt geht man davon aus, daß eine niedrige Ciclosporinkonzentration im Blut mit einem erhöhten Abstoßungsrisiko einhergeht, während ein zu hoher Ciclosporinspiegel das Auftreten von Nebenwirkungen begünstigt. Dies läßt sich im Einzelfall jedoch nicht bestätigen. Da immer noch zu wenige Informationen vorliegen, um zu beurteilen, inwieweit die Blutspiegel mit den Konzentrationen am Wirkort in Beziehung stehen, ist die generelle Bedeutung der Blutspiegelmessung umstritten. Sie ist jedoch ganz sicher eine vernünftige Maßnahme, um die zuverlässige Medikamenteneinnahme durch den Patienten zu kontrollieren und größere Schwankungen und einseitige Tendenzen im Langzeitverlauf abzufangen.

Azathioprin

Azathioprin wurde bereits in den frühen 50er Jahren entwickelt. Verabreicht wird eine Vorstufe des aktiven Arzneimittels, das einem Baustein der Erbsubstanz chemisch ähnlich ist. Bis zur Zulassung von Ciclosporin war eine Kombinationstherapie aus Azathioprin und Corticosteroiden die Standardmedikation für transplantierte Patienten. Nach Aufnahme über den Magen-Darm-Trakt wird Azathioprin in der Leber und in den roten Blutkörperchen in den aktiven Wirkstoff umgewandelt. Die immunsuppressiven Wirkungen von Azathioprin erstrecken sich mehr auf T- als auf B-Lymphozyten. Das wirksame Umwandlungsprodukt des Azathioprin hemmt aufgrund seiner chemischen Ähnlichkeit mit natürlich im Organismus vorkommenden Stoffen Enzyme, die für den Aufbau von Bestandteilen der Erbsubstanz (Ribonukleinsäuren) verantwortlich sind. Neusynthetisierte Erbinformation ist für die Vermehrung von Zellen unerläßlich; durch Azathioprin wird auf diesem Weg vor allem die Proliferation aktivierter Lymphozyten unterbunden. Möglicherweise verhindert Azathioprin auch noch über einen anderen Mechanismus die Antigenerkennung durch T-Zellen.

Die häufigste Komplikation einer Azathioprinbehandlung ist die dosisabhängige Knochenmarkdepression, d. h., die Neubildung der Blutzellen im Knochenmark wird gehemmt. Sehr oft wird eine Verminderung der weißen Blutzellen (Leukopenie) beobachtet, es kommen aber auch erniedrigte Blutplättchenzahlen (Thrombopenie) und ein Mangel an roten Blutkörperchen (Anämie) vor. Da eine Reduktion der weißen Blutzellen die Infektanfälligkeit erhöht, muß die Zahl der weißen Blutkörperchen im peripheren Blut unter Azathioprintherapie sorgfältig überwacht werden.

Dann kann rechtzeitig die Dosis vermindert oder das Medikament ganz abgesetzt werden.

Ein vielverwendetes Pharmakon zur Senkung des Harnsäurespiegels ist Allopurinol, das über den gleichen Stoffwechselweg wie Azathioprin abgebaut wird. Werden beide Substanzen gleichzeitig verabreicht, kommt es zu einer schwerwiegenden Knochenmarkschädigung. Müssen beide Medikamente unbedingt gemeinsam verordnet werden, sollte die Azathioprindosis auf ca. 60 % des Standardwertes vermindert werden, um Komplikationen zu vermeiden.

Da lediglich inaktive Abbauprodukte des Azathioprin über die Nieren ausgeschieden werden, führt ein teilweiser oder vollständiger Verlust der Nierenfunktion nicht zur Anhäufung von Metaboliten mit immunsuppressiver Wirkung. Das Knochenmark von Patienten mit chronischem Nierenversagen reagiert besonders empfindlich auf Azathioprin und seine Stoffwechselprodukte. Aus diesem Grunde sollte die Azathioprindosis bei eingeschränkter Nierenfunktion angepaßt werden. Das Medikament kann die Leberfunktion beeinträchtigen; diese Nebenwirkung ist jedoch in der Regel vollständig reversibel. Nur wenige Patienten klagen über Magen-Darm-Beschwerden. Weil Azathioprin die körpereigenen Abwehrkräfte schwächt, kommt es unter der Behandlung recht häufig zu Infektionen. Da die Substanz die Zellteilung hemmt, wird gelegentlich von einem vermehrten Haarausfall berichtet. Das Auftreten bestimmter bösartiger Tumoren, z. B. Non-Hodgkin-Lymphome und Lippenkrebs, scheint durch Azathioprin- und Corticosteroidbehandlung begünstigt zu werden.

Azathioprin wird heute nur noch selten als primäres Immunsuppressivum eingesetzt. Dafür findet es um so häufiger zusammen mit Ciclosporin, Corticosteroiden und Antikörper-haltigen Lösungen Verwendung. Nach der Zahl der gemeinsam verwendeten Immunsuppressiva spricht man von Dreifach- oder Vierfachkombinationen im Rahmen der immunsuppressiven Therapie.

Corticosteroide

Corticosteroide werden sowohl in der Dauertherapie nach Organtransplantation eingesetzt als auch zur Behandlung akuter Abstoßungsreaktionen. Es handelt sich dabei um Hormone, die normalerweise in geringer Konzentration im Organismus vorkommen. Corticosteroide werden auf einen adäquaten Stimulus hin in den Nebennieren aus Cholesterin gebildet und freigesetzt. Die Nebennierenrinde synthetisiert zwei verschiedene Klassen von Steroidhormonen: Corticosteroide und Androgene. Die Corticosteroide wiederum können aufgrund ihrer Wirkungen unterteilt werden: Glucocorticoide beeinflussen den Stoffwechsel, die Abwehrkräfte und

Entzündungsreaktionen; Mineralocorticoide kontrollieren den Wasser-
und Salzhaushalt. Das bedeutendste Glucocorticoid des Menschen wird als
Cortisol bezeichnet und mit einer tageszeitlichen Rhythmik sezerniert.
Höchste Blutspiegel werden am frühen Morgen gemessen, Tiefstwerte um
Mitternacht. Mehr als 90 % des Hormons zirkulieren im Blut an Eiweiße
gebunden, d. h. weniger als 10 % stehen als aktives Cortisol frei zur Verfügung. Wenn durch externe Gabe die Konzentration des Hormons die Ei-
weißbindungsfähigkeit überschreitet, steigt der Gehalt an freiem Cortisol
im Blut rasch an, und die Aufnahme in die verschiedensten Gewebe wird
erleichtert. Die Corticosteroide werden in der Leber zu inaktiven Formen
abgebaut und über die Nieren ausgeschieden.

Durch chemische Veränderungen am Grundgerüst der Hormone wurden Glucocorticoide mit unterschiedlichen Charakteristika entwickelt:
Sehr kurz wirkende Steroide wie Beclomethason und Flunisolid, die nur
für eine lokale Anwendung geeignet sind, da ihre Gewebeeffekte für eine
systemische Gabe zu kurzzeitig anhalten; kurz wirksame Glucocorticoide
wie Prednison, Prednisolon und Methylprednisolon, die häufig bei Transplantationen eingesetzt werden; mittellang wirksame Steroide wie Parame-
thason und Triamcinolon; langanhaltende Glucocorticoide wie Dexame-
thason und Betamethason.

Beim Menschen zeigen Glucocorticoide in nahezu allen Geweben Wirkung. Sobald sich das Hormon von seinem Trägerprotein im Blut gelöst
hat, gelangt es in das Zellinnere, wo es erneut an ein spezifisches Eiweiß,
seinen Rezeptor, bindet. Der so entstandene Corticosteroid-Rezeptor-
Komplex stellt eine aktivierte Zustandsform dar; dieser Funktionszustand
ermöglicht es dem Komplex, in den Zellkern vorzudringen, wo er sich an
die Erbinformation anlagert. Durch diesen Prozeß werden bestimmte Teile
des Erbgutes abgelesen; dieser Vorgang mündet in die Synthese neuer
Eiweiße, die in der Regel Stoffwechselprozesse steuernd beeinflussen.

Werden Glucocorticoide – wie in der Behandlung akuter Abstoßungskrisen üblich – in hohen Dosen direkt intravenös verabreicht, besetzen sie
schnell und vollständig die Rezeptoren im Zellinnern. Dabei stabilisieren
sie auch die äußere Wand der Zelle, die sog. Zellmembran. Unter normalen
Umständen besteht die Zellhülle aus einer Doppelschicht von flüssigen
Fetten, in der eine Vielzahl von Reaktionen durch Wechselwirkung verschiedener Eiweißkörper abläuft. Hohe Konzentrationen von Steroiden
"härten" die Membran und vermindern somit die Möglichkeiten für Reaktionen innerhalb der Zellummantelung.

Corticosteroide beeinflussen jedes Stadium der Entzündungsreaktion.
Das Ausmaß der entzündungshemmenden Aktivität hängt offensichtlich
direkt mit der Konzentration des Hormons am Ort der Entzündung zu-

sammen. Neutrophile Leukozyten sind eine umschriebene Gruppe weißer Blutkörperchen, die bei der Entzündung eine wichtige Rolle spielen. Diese Zellen werden bei entzündlichen Prozessen vermehrt aus dem Knochenmark ausgeschwemmt und gelangen mit dem Blutstrom an den Ort der Störung. Hier heften sie sich zunächst an die innere Schicht der Gefäßwand an, durchwandern dann die Gefäßwand und reichern sich im entzündeten Gewebe an. Steroidhormone vermindern die Anheftung der Neutrophilen an die innere Gefäßauskleidung und verhindern damit ihr Einwandern in den Entzündungsherd. Die Zahl der Lymphozyten im peripheren Blut nimmt ab, weil sie sich vermehrt in die Gewebe, vor allem das Knochenmark, zurückverteilen. Corticosteroide bewirken ein Zusammenziehen und damit eine Abdichtung der Gefäße, aus denen bei unbehandelter Entzündung viel Flüssigkeit ins Gewebe sickert und eine Schwellung verursacht.

Steroidhormone unterdrücken zahlreiche T-Zell-Funktionen, darunter deren Wachstum, die Produktion von und Antwort auf Signalsubstanzen (Zytokine). Betroffen ist vor allem die Bildung der Zytokine IL-1 und IL-2, die für die Reifung und Proliferation aktivierter T-Zellen verantwortlich sind. Corticosteroide hemmen die Aufnahme von Antigenen durch Makrophagen sowie die nachgeschaltete Verarbeitung dieser Stoffe in der Zelle und die übliche Reaktion auf das Fremdprotein. Auch das Wachstum der Makrophagen und ihr Einwandern in entzündete Areale wird gebremst. In hohen Dosen intravenös verabreichte Steroide üben besondere, zusätzliche Wirkungen auf das Immunsystem aus. Sie hemmen Reaktionen des Abwehrsystems, die durch Komplement verstärkt werden; außerdem unterdrücken sie Veränderungen der Gefäßdurchlässigkeit, die durch Immunkomplexe hervorgerufen werden. Insgesamt sind die Effekte auf die T-Lymphozyten bei hohen Corticosteroiddosen wesentlich ausgeprägter, als niedrige Gaben annehmen lassen.

Durch die Langzeiteinnahme von hochdosierten Glucocorticoiden wird die körpereigene Steroidproduktion unterdrückt. Dies kann bei plötzlichem Absetzen der Medikation zu Störungen im Hormonhaushalt führen, da die körpereigene Hormonbildung und -freisetzung möglicherweise nicht rechtzeitig wieder anspringt. Mit steigender Corticosteroiddosis nimmt das Risiko zu, an Infektionen jeder Art zu erkranken. Unter Steroidhormon-Einnahme kann es zu psychiatrischen Komplikationen kommen, die sich überwiegend in Form von Depressionen äußern. Nicht selten wird die Entstehung von Augenveränderungen, darunter von "Grauem Star" (Katarakt) und erhöhtem Augeninnendruck beobachtet. Steroide können Störungen der Muskulatur an Armen und Beinen hervorrufen. Langzeitgabe dieser Präparate führt zu einem Ungleichgewicht zwischen

Knochenbildung und -abbau. Daher ist die Reduktion der Knochenmasse (Osteopenie) ein häufiges Problem bei transplantierten Patienten bis hin zur völligen Zerstörung von Knochenpartien; häufig betroffen von dieser "aseptischen Nekrose" ist der Hüftkopf. Gelegentlich werden auch spontane Sehnenrisse berichtet. Bisher wurde davon ausgegangen, daß eine Behandlung mit Steroidhormonen das Risiko erhöht, an einem Geschwür im Magen-Darm-Trakt zu erkranken; großangelegte, kontrollierte Studien haben diese Einschätzung jedoch nicht uneingeschränkt bestätigt. Corticosteroide können über verschiedene Mechanismen einen Bluthochdruck erzeugen. Häufige Hautveränderungen unter einer Steroidbehandlung sind Akne, pergamentartige Umbildungen der Haut, rötliche Streifen, Einblutungen, Haarverlust, Ausbildung eines männlichen Behaarungstyps bei Frauen sowie eine vermehrte Fettgewebsbildung und Flüssigkeitseinlagerung an Gesicht und Oberkörper, aber nicht an den Extremitäten. Steroidhormone können außerdem zur Manifestation eines Diabetes mellitus führen.

Corticosteroide stellen eine Säule der immunsuppressiven Therapie nach Transplantation dar. In der frühen postoperativen Phase kommen die Medikamente hochdosiert zum Einsatz, bei der Erhaltungstherapie versucht man, mit möglichst niedrigen Gaben auszukommen. Die Erstbehandlung einer akuten Abstoßungskrise wird in der Regel mit hochdosierter intravenöser Gabe von Steroiden durchgeführt.

Antikörperhaltige Lösungen

Durch Injektion von menschlichen Lymphozyten oder isolierten Strukturen immunkompetenter Zellen in Tiere wird die Bildung von Antikörpern gegen diese Antigene in Pferden, Ziegen, Kaninchen oder Mäusen angeregt. Werden durch die gleichzeitige Verabreichung mehrerer verschiedener Antigene – z. B. bei der Injektion ganzer Zellen – zahlreiche verschiedene Antikörper gebildet, spricht man von "polyklonalen" Antikörpern. Im Gegensatz dazu entstehen "monoklonale" Antikörper, wenn hochgereinigte Strukturen wie z. B. einzelne Antigene zur Immunisierung genutzt werden und die Antikörper aus einem einzigen B-Zell-Klon stammen. Antilymphozytenglobuline werden durch die Injektion ganzer menschlicher Lymphoblasten oder Thymuszellen in Tiere (Pferde, Ziegen, Kaninchen) erzeugt. Bei dieser breiten Stimulation werden auch Antikörper gegen rote Blutzellen, Blutplättchen und Bluteiweiße induziert; diese Antikörper werden aus der Lösung entfernt. Übrig bleibt dann eine Fraktion von Immunglobulinen, die die immunsuppressive Wirkung enthält. Diese Antikörperpräparationen müssen intravenös verabreicht werden.

Durch die Antilymphozytenglobuline werden die zirkulierenden Lymphozyten rasch aus der Blutbahn eliminiert. Ursache hierfür ist eine spezifische, Antikörper-vermittelte, Komplement-abhängige Zerstörung der Zellen. Andere immunkompetente Zellen wie B-Lymphozyten werden nicht beeinträchtigt. In Tierexperimenten scheint durch Antilymphozytenglobuline die Bildung von Suppressor-T-Zellen beschleunigt zu werden; dadurch könnte ein Zustand verminderter Reaktivität auf immunstimulierende Reize eintreten, der die Gabe des Medikamentes überdauert.

Die erste Gabe der Antilymphozytenglobuline kann beim behandelten Patienten Fieber und Schüttelfrost auslösen; Ursache hierfür ist wahrscheinlich der beträchtliche Zellzerfall. Es kann auch zu Übelkeit, Erbrechen, Durchfall, Muskel- und Gelenkschmerzen, Hautrötungen und Juckreiz kommen. Durch Kreuzreaktionen entsteht manchmal ein Absinken der Leukozyten- und der Blutplättchenzahl. Die schwerwiegendste Komplikation sind Infektionen, vor allem durch das Zytomegalie- und Herpessimplex-Virus. Die Häufigkeit und die Schwere der Infektionen hängt von der Art, der Dosis und der Dauer der Antilymphozytenglobulingabe ab.

Einige Transplantationszentren geben polyklonale Antikörper in der Frühphase nach Transplantation, um die Einleitung der immunsuppressiven Therapie zu intensivieren bzw. um nierenschädliche Wirkungen, die von hochdosiertem Ciclosporin auf ein gerade transplantiertes Organ ausgehen, zu vermeiden. Eine weitere Indikation ist die Behandlung der akuten Abstoßungsreaktion. Es ist aber immer noch umstritten, ob Antilymphozytenglobuline als Medikamente der ersten Wahl bei akuten Abstoßungsepisoden verwendet werden sollen, oder ob ihr Einsatz erst nach Versagen einer Steroidgabe gerechtfertigt ist.

Mittlerweile steht auch der erste monoklonale Antikörper für den klinischen Einsatz zur Verfügung: OKT 3 wird aus immunisierten Mäusen gewonnen und gereinigt; der Antikörper muß intravenös verabreicht werden. OKT 3 ist gegen das CD-3-Antigen auf der Oberfläche von T-Lymphozyten gerichtet. Diese Struktur ist ganz wesentlich an der Erkennung von Fremdantigenen beteiligt. Der Vorgang steht am Beginn einer Reaktionskette, die schließlich zur Vermehrung der aktivierten T-Zellen und damit zur Abstoßungsreaktion führt. Mit dem Antikörper OKT 3 besetzte Lymphozyten werden rasch in der Leber und Milz aus der Blutbahn entfernt und unschädlich gemacht.

Ähnlich wie bei polyklonalen Antikörperlösungen ist auch bei der ersten Gabe von OKT 3 mit charakteristischen Nebenwirkungen zu rechnen: Fieber, Schüttelfrost, Atemnot, Zittern, Übelkeit und Erbrechen. Diese Beschwerden treten ca. 1 Stunde nach der Injektion auf und halten über mehrere Stunden an. Als Ursache für diese Symptomatik wird die Freisetzung von Zytokinen nach Zerstörung der Lymphozyten diskutiert. Durch

Verabreichung von Corticosteroiden in hohen Dosen vor einer OKT-3-Behandlung könnten möglicherweise die genannten unerwünschten Wirkungen reduziert oder gar verhindert werden. Vor allem bei Patienten, die Flüssigkeit eingelagert haben – z. B. durch schlechte Transplantatfunktion nach Nierentransplantation –, kann es zu Verengungen der Atemwege und zur Flüssigkeitsverlagerung in die Lungen kommen. Bei diesen Transplantierten sollte vor der Behandlung mit dem monoklonalen Antikörper die Flüssigkeit durch Hämodialyse oder starke harntreibende Medikamente ausgeschwemmt werden. Da es sich bei OKT 3 um ein körperfremdes Eiweiß handelt, werden auch gegen das Präparat Antikörper gebildet; dadurch kann die Wirksamkeit von OKT 3 bei wiederholter Anwendung herabgesetzt sein. Vor allem die Entstehung viraler Infektionen wird durch die OKT-3-Therapie begünstigt.

Die Anwendung von OKT 3 im Rahmen der Behandlung transplantierter Patienten gleicht dem Einsatzspektrum der Antilymphozytenglobuline. Möglicherweise werden die monoklonalen Präparate bald die polyklonalen Lösungen verdrängen, da sie relativ spezifisch sind und stets in gleichbleibender Qualität zur Verfügung stehen.

Neue immunsuppressive Medikamente

Der große Aufschwung, den die Transplantationsmedizin nach der Einführung von Ciclosporin genommen hat, führte zur Entwicklung zahlreicher neuer Medikamente für diesen therapeutischen Sektor. Da Ciclosporin mit beachtlichen Nebenwirkungen behaftet und nicht bei allen Formen der Abstoßung wirksam ist, richtet sich das Interesse vor allem auf Substanzen mit besserer Verträglichkeit und gleicher oder gar besserer Wirksamkeit. Die wichtigsten dieser neuen Medikamente, die größtenteils noch nicht zugelassen sind, werden im folgenden kurz vorgestellt.

FK 506 ist das Stoffwechselprodukt eines Pilzes und verfügt über immunsuppressive Wirkungen, die denen des Ciclosporin ähnlich sind. Auch FK 506 unterdrückt die Synthese von IL-2 und anderen Zytokinen. Im Zellinnern bindet FK 506 an ein Protein, das nicht mit Ciclosporin in Wechselwirkung tritt und sich auch strukturell von Cyclophilin unterscheidet. Ähnlich wie Cyclophilin scheint auch das FK-Bindungsprotein in die Signalkette eingebunden zu sein, die zur Aktivierung der T-Lymphozyten führt.

In Transplantations-Experimenten am Tier wurden zwei wesentliche Probleme unter FK 506 beobachtet: Es kommt zu einem dosisabhängigen Gewichtsverlust und zu Gefäßveränderungen, die offensichtlich auf eine unzureichende Hemmung des Immunsystems zurückzuführen sind. Zu Nebenwirkungen am Menschen liegen bisher nur vorläufige Daten vor. Das

Medikament kann Schädigungen an Nieren und Nerven hervorrufen, Zittern, Schläfrigkeit, Krämpfe und Lähmungen bewirken. Verglichen mit Ciclosporin werden unter FK 506 weniger Blutdruckanstiege, Zahnfleischwucherungen und Veränderungen der Behaarung registriert. Andererseits sind die Blutspiegel von FK 506 schwierig zu messen, und die therapeutische Breite, d. h. der Dosisbereich zwischen Wirksamkeit und Toxizität, ist immer noch nicht ausreichend abgegrenzt. Bisher wurde FK 506 beinahe ausschließlich in der Transplantationseinheit der Universität von Pittsburgh bei Leber- und Nierentransplantationen eingesetzt. In diesen Untersuchungen wurde eine dem Ciclosporin ähnliche Wirksamkeit bei vergleichbarem Nebenwirkungspotential gefunden.

Rapamycin ist ein Antibiotikum, das im Tierversuch am stärksten immunsuppressiv wirkt, wenn es kontinuierlich intravenös verabreicht wird. Rapamycin wirkt nicht nur auf T-Zellen, sondern hemmt auch die Proliferation von B-Lymphozyten deutlich stärker als FK 506 und Ciclosporin. Die Substanz unterdrückt die Eiweißbildung in immunkompetenten Zellen und damit auch deren Wachstum. Verschiedene Angriffspunkte konnten identifiziert werden: Rapamycin beeinflußt nicht die Bildung von Zytokinen, aber deren Wirkung an der Zielzelle. Auch dieses Immunsuppressivum bindet an ein intrazelluläres Protein, das mit FK 506, aber nicht mit Ciclosporin reagiert. Rapamycin behindert offensichtlich auch Phosphorylierungsschritte, die für die Signalübertragung und -verstärkung im Rahmen der Aktivierung von Lymphozyten von großer Bedeutung sind. Rapamycin hebt die Wirkung von FK 506 teilweise auf, wohl weil beide Substanzen um das gleiche Bindungsprotein konkurrieren. Eine Kombination von Rapamycin und Ciclosporin verstärkt die immunsuppressiven Effekte beider Stoffe.

Deoxyspergualin ist ein Abkömmling eines Antibiotikums, das sowohl antitumoröse als auch immunsuppressive Eigenschaften in sich vereint. Das Medikament kann nur intravenös gegeben werden. Die Wirkungsweise der Substanz auf Zellebene ist noch weitgehend unklar. Sie hemmt die Proliferation von Lymphozyten und die Antikörperbildung in B-Zellen. Die klinische Erfahrung mit Deoxyspergualin ist immer noch sehr begrenzt. Abstoßungsreaktionen bei nierentransplantierten Patienten, die ein Organ einer anderen Blutgruppe erhalten haben, können erfolgreich verhindert werden. Auch eine bestehende akute Abstoßung ist therapierbar, aber die Wirkung von Deoxyspergualin ist schwächer als die von OKT 3 und tritt langsamer ein als die Effekte von Corticosteroiden. Die aufgetretenen Nebenwirkungen beruhen auf der Hemmung des Knochenmarks mit einer Verminderung der weißen Blutzellen und der Blutplättchen im peripheren Blut.

Mizoribin ist ein weiteres Antibiotikum mit hemmender Wirkung auf das Immunsystem; seine Effekte ähneln denen von Azathioprin, ohne jedoch die Leber oder das Knochenmark anzugreifen.

Mycophenolat unterdrückt die Synthese von Bausteinen der genetischen Information, die für die Vermehrung von Zellen unerläßlich sind. Aktivierte Lymphozyten sind für ihre Proliferation ganz besonders auf die Bereitstellung dieser Komponenten angewiesen; das Medikament hemmt damit vorzugsweise die Vermehrung von T- und B-Zellen. Dadurch wird die Antikörperbildung und die zelluläre Grundlage für die Entstehung einer Abstoßungsreaktion unterdrückt. Zur Zeit wird der Morpholinoethylester der Mycophenolsäure, der vom Körper besser aufgenommen und rasch zu Mycophenolat umgewandelt wird, unter der Code-Nummer RS-61443 klinisch erprobt. In immunsuppressiven Dosierungen zeigt RS-61443 keine Nebenwirkungen auf Niere, Leber und Blutbildung. Probleme treten vor allem im Magen-Darm-Trakt auf; von Übelkeit, Erbrechen, Magenschmerzen und Gewichtsverlust wird berichtet. Tierversuche weisen darauf hin, daß RS-61443 sowohl eine bereits bestehende akute Abstoßungsreaktion therapeutisch beeinflussen als auch das Auftreten von Abstoßungskrisen bei vorbestehender Sensibilisierung verhindern kann. Eine erste klinische Prüfung bei nierentransplantierten Patienten zeigt gute Ergebnisse im Rahmen einer Kombinationstherapie mit Prednison und Ciclosporin.

Zur Zeit werden außerdem weitere monoklonale Antikörper zum klinischen Einsatz nach Transplantation erprobt. Die Immunantwort auf körperfremdes Gewebe wird in Gang gesetzt, indem T-Lymphozyten vom Ruhezustand in eine aktivierte Form übergehen. Dieser Prozeß beginnt, sobald das Fremdprotein von den Antigen-Rezeptoren der Immunzellen erkannt wird. Sobald es zu einer Wechselwirkung zwischen Antigen und Erkennungsstruktur gekommen ist, beginnen die T-Lymphozyten IL-2 freizusetzen. Das sezernierte IL-2 muß mit spezifischen Rezeptoren auf der Oberfläche aktivierter T-Zellen reagieren, um seine biologischen Wirkungen entfalten zu können. Diese Rezeptoren bestehen aus mehreren Molekülen, die zu einem Komplex zusammengefügt sind. Monoklonale Antikörper gegen Untereinheiten des IL-2-Rezeptors werden zur Zeit klinisch entwickelt, da die Elimination von Lymphozyten, die IL-2-Rezeptoren tragen, ein vielversprechendes Prinzip für die Therapie von Abstoßungsreaktionen darstellen könnte. In einer Untersuchung an nierentransplantierten Patienten zeigten Anti-IL-2-Rezeptor-Antikörper ähnlich gute Ergebnisse bei der Vorbeugung akuter Abstoßungsreaktionen wie Antilymphozytenglobuline; es wurden jedoch weniger Nebenwirkungen, vor allem eine geringere Infektionsrate, dokumentiert. Die Ergebnisse bei der Behandlung akuter Abstoßungskrisen sind ungünstig, da nur bei 60 % der Episoden ein Therapieerfolg beobachtet wurde.

CD-4-Lymphozyten, sog. Helfer-Zellen, spielen bei der Immunantwort eine entscheidende Rolle. In Tierexperimenten konnte gezeigt werden, daß monoklonale Antikörper gegen CD 4 sowohl die zelluläre Abwehrreaktion als auch die Antikörperbildung durch B-Lymphozyten wirksam hemmen. Durch Anti-CD-4-Antikörper scheint auch die Überlebenszeit von Xenotransplantaten, also von Organen, die zwischen verschiedenen Tierspezies verpflanzt werden, verlängert zu werden. Dies sind interessante Aspekte einer sehr spezifischen Immuntherapie, die bemerkenswerte klinische Daten erwarten lassen.

Immunsuppressive Kombinationstherapie

Das Hauptziel einer medikamentösen Behandlung nach Organtransplantation ist die Verhinderung von Abstoßungsreaktionen. Vor allem in der frühen Zeitspanne nach Organübertragung ist das Risiko akuter Abstoßungsepisoden erhöht; sobald das erste Jahr nach dem Eingriff überstanden ist, geht diese Gefahr zurück. Im Langzeitverlauf verlieren akute Abstoßungskrisen an Bedeutung. Bedroht werden die verpflanzten Organe dann vor allem von der chronischen Abstoßung, die das Transplantat langsam und fortschreitend zerstört. Der immunologische Prozeß, der chronischen Abstoßungen zugrunde liegt, ist immer noch nicht bekannt, und eine effektive Behandlung ist bisher nicht möglich. Die Zahl der Therapieprotokolle für transplantierte Patienten ist vielfältig. Ihnen allen ist eine ausgeprägte Immunsuppression in der frühen postoperativen Phase gemeinsam, die im weiteren Verlauf langsam reduziert wird. Sobald eine akute Abstoßung festgestellt wird, muß die immunsuppressive Therapie verstärkt werden.

Im folgenden werden die etablierten Behandlungsprotokolle für eine effektive Unterdrückung der Abwehr nach Organtransplantation vorgestellt. Diese Therapieschemata gelten mit geringfügigen Variationen für alle Organverpflanzungen. Wenn im Text auf Überlebensraten von Spenderorganen eingegangen wird, beziehen sich die Zahlen auf Nierentransplantationen, da Nierenübertragungen bei weitem in der Überzahl sind. Daher werden in diesem Teilbereich der Transplantationsmedizin auch für neuere Behandlungsformen rasch aussagefähige Daten gewonnen.

Das älteste, standardisierte, auf breiter Ebene angewandte Therapieschema zur Immunsuppression nach Organtransplantation basiert auf der Kombination von Azathioprin und Corticosteroiden. Die durchschnittliche 1-Jahres-Überlebenszeit unter dieser Behandlung liegt für Nierentransplantate bei ca. 50 %, obwohl – vor allem in Europa – auch Erfolgsquoten von 75–80 % berichtet wurden. Seit Ciclosporin zur Verfügung steht, wird diese "klassische" Immunsuppression kaum noch eingesetzt. Die Gründe hierfür sind eine Vielzahl klinischer Studien, die deutlich belegen, daß Ciclosporin akute Abstoßungsreaktionen besser unterdrückt als die konventionelle Behandlung; dadurch wird auch das Transplantatüberleben verlängert. Außerdem wurde gezeigt, daß Patienten unter Ciclosporin weniger Infektionen erleiden und kürzere Verweilzeiten im Krankenhaus benötigen. Bei der "klassischen" Therapie wird Azathioprin üblicherweise in Dosen von 2 bis 3 mg/kg Körpergewicht/Tag verabreicht; eine Gesamtdosis von 300 mg/Tag wird dabei nicht überschritten. Nach der postoperativen Akutphase werden die Azathioprindosen entweder beibehalten oder langsam auf 1–2 mg/kg reduziert.

Die optimale Dosierung der Corticosteroide im Rahmen dieses Protokolls ist nicht unumstritten. Zahlreiche Kliniken haben hohe Steroiddosen von 1,5 bis 2 mg/kg/Tag initial eingesetzt und sie dann auf Erhaltungswerte von 15 bis 20 mg/Tag erniedrigt. Andere Zentren haben Erfolge mit 20 mg Prednison/Tag vom Zeitpunkt der Transplantation an berichtet. Insgesamt ist die Therapie mit Corticosteroiden durch hohe Wirksamkeit, aber auch beträchtliche Nebenwirkungen gekennzeichnet. Patienten unter niedriger initialer Steroidgabe machen offensichtlich häufiger Abstoßungskrisen durch, klagen aber über weniger Nebenwirkungen. Generell hat es sich bewährt, eine mittlere Dosierung als Kompromiß zu akzeptieren: 0,8 bis 1 mg/kg/Tag Prednison zur Einleitung der Therapie scheinen ausreichend, um eine gute Wirksamkeit zu erzielen; eine Höchstdosis von 100 mg/Tag sollte nicht überschritten werden. Durch die nachfolgende, schrittweise Verminderung der Dosis auf 0,2 mg/kg/Tag können bei zufriedenstellender Wirkung die Komplikationen minimiert werden. Auch die Steroidgabe in Form einer einzigen morgendlichen Dosis eines Kurzzeitpräparates scheint vorteilhaft zu sein. Bei Patienten mit stabiler Transplantatfunktion hat sich auch die einmalige Corticosteroiddosierung jeden 2. Tag als günstig erwiesen. Zusammengefaßt kann man feststellen, daß unter der konventionellen Immunsuppression zwar gute Resultate erreicht werden, daß diese Behandlung heute aber vor allem in der Einleitungsphase anderer komplexer Therapieprotokolle oder bei der Umstellung von Patienten, die unter Nebenwirkungen von Ciclosporin leiden, eingesetzt wird.

Die Kombination von Ciclosporin mit niedrigdosierten Corticosteroiden wird seit 1980 klinisch verwendet. Der Grundgedanke dieses Therapieschemas ist, daß Steroide die Bildung von IL-1 hemmen und dadurch synergistisch mit Ciclosporin die Aktivierung und Vermehrung von T-Zellen unterdrücken. Auf diese Weise kann man in der Kombination die Ciclosporindosis vermindern; so werden die Nebenwirkungen – vor allem die

Nierenschädigung – reduziert, ohne daß die Unterdrückung der Abwehr-kräfte nachläßt. Andererseits können in dieser Kombination auch bei nied-rigen Steroiddosen bereits typische Nebenwirkungen des Hormons auf-treten, da Corticosteroide und Ciclosporin um das gleiche abbauende En-zymsystem konkurrieren. Durch dieses Therapieprotokoll stieg die 1-Jahres-Nierentransplantat-Überlebensrate auf 80–90 % in den meisten Zentren. Der große Vorteil des Behandlungsschemas liegt im verminderten Auftreten akuter Abstoßungsreaktionen; mehr als 50 % der nierentrans-plantierten Patienten erfahren unter dieser Therapie keine akuten Absto-ßungen mehr. Der Nachteil dieses Protokolls besteht darin, daß bereits unmittelbar nach der Transplantation hohe Ciclosporindosen verabreicht werden müssen. Vor allem für nierentransplantierte Patienten könnte auf diese Weise schon früh eine Nierenschädigung in Gang gesetzt werden, die auf Dauer nicht reversibel ist. Diese Hypothese konnte jedoch in klini-schen Studien nicht bewiesen werden; auch nach 5 bis 6 jähriger Beobach-tungszeit behielten die Ciclosporin-Prednison-behandelten Patienten den Vorsprung der nach einem Jahr dokumentierten besseren Ergebnisse. Ins-gesamt wird im Langzeitverlauf auch unter Ciclosporin die Transplantat-funktion kontinuierlich schlechter; aber dieser Prozeß der chronischen Ab-stoßung ist im Vergleich zur konventionellen Immunsuppression nicht be-schleunigt.

Für das Kombinationsprotokoll mit Ciclosporin und Corticosteroiden werden initiale Gaben von bis zu 13 mg/kg/Tag Ciclosporin verteilt auf 3 Einnahmezeiten empfohlen. Zusammen mit 20 mg Prednison/Tag werden bei Nierentransplantation Überlebensraten der Organe von 90 % im ersten Jahr registriert. Vor zu niedrigen Ciclosporindosen muß gewarnt werden, da das Risiko des Organverlustes bei diesem Therapieplan mit dem Ab-sinken der Ciclosporinblutspiegel ansteigt. Insgesamt bietet die Zweifach-therapie für die meisten Patienten eine wirkungsvolle Immunsuppression. Eine sorgfältige Anpassung der Ciclosporindosis an die Erfordernisse des Transplantats, z. B. die Funktion einer übertragenen Niere, ist unbedingt erforderlich. Tatsächlich bietet dieser Ansatz eine überzeugende Möglich-keit, ausgezeichnete Transplantationsergebnisse bei vertretbarem Neben-wirkungsprofil zu erreichen.

Eine weitere Optimierung stellt die Dreifachkombination mit Ciclo-sporin, Corticosteroiden und Azathioprin dar. Der Vorteil dieses Behand-lungsregimes besteht darin, daß subtherapeutische Dosen von Ciclosporin und Azathioprin eingesetzt werden können. Gerade für nierentransplan-tierte Patienten ist diese Therapieform optimal, da sie gute Wirksamkeit und eine geringe Nebenwirkungsrate aufweist. Die verwendeten Dosierun-gen liegen für Ciclosporin bei 8 bis 10 mg/kg/Tag mit langsamer Verminderung auf 2 bis 5 mg/kg/Tag. Die Azathiopringaben betragen 1 bis 2 mg/kg/Tag. Steroide werden in Dosen von 20 bis 50 mg/Tag zugesetzt; es erfolgt eine schrittweise Reduktion auf ca. 10 mg/Tag. Die Überlebensraten für Nierenallotransplantate erreichen unter dieser Behandlung 80–90 % im ersten Jahr. Die Zahl der beobachteten Komplikationen, vor allem von Infektionen, ist unter Dreifachtherapie deutlich geringer als unter Zweifachkombination mit Ciclosporin und Steroiden. Auch im Langzeitverlauf nach 5 Jahren scheinen die funktionellen Ergebnisse unter Zwei- und Dreifachbehandlung nahezu identisch zu sein. Aus den bisher vorliegenden Daten ist zu schließen, daß die Kombinationstherapie mit Ciclosporin, Azathioprin und Steroiden eine wirkungsvolle Unterdrückung der Abwehrreaktion nach Transplantation erzeugt. Diese Behandlungsart erfreut sich zunehmender Beliebtheit, da sie sich durch eine gewisse Flexibilität auszeichnet.

Selbstverständlich gibt es auch Untersuchungsergebnisse zur Monotherapie mit Ciclosporin als alleiniger Immunsuppression nach Organübertragung. Die Ergebnisse der Zweifachtherapie sind mit denen der Einfachtherapie in etwa identisch. Schädliche Wirkungen durch Ciclosporin werden unter Monotherapie vermehrt beobachtet, während Infektionen und Steroidkomplikationen unter Zweifachkombination häufiger auftreten.

Bei etwa einem Drittel der Patienten, die mit der Ciclosporin-Monotherapie beginnen, muß im Verlauf der postoperativen Phase Steroid hinzugegeben werden. Die Ursache hierfür sind wiederholt aufgetretene akute Abstoßungsreaktionen oder eine deutliche Einschränkung der Nierenfunktion unter Ciclosporin. Der umgekehrte Ansatz sieht Corticosteroide unmittelbar nach der Operation vor; sobald sich die Situation stabilisiert hat, werden die Hormongaben reduziert bzw. nach kontinuierlicher Verminderung der Dosis abgesetzt. Bei bis zu 40 % der Patienten, die nach diesem Konzept behandelt werden, entwickeln sich nach Absetzen der Corticosteroide Abstoßungskrisen, die eine Fortführung der Kombinationsbehandlung erforderlich machen. Ein Bluthochdruck, Fettstoffwechselstörungen und die charakteristischen Veränderungen des Aussehens unter Steroiden bessern sich nach Absetzen des Medikamentes. Leider liegen bisher nur wenige Langzeitergebnisse zur Ciclosporin-Monotherapie vor. Insgesamt scheint die Ciclosporin-Monotherapie schwieriger in der Handhabung zu sein als die Kombinationsprotokolle. Möglicherweise wirkt sich die Nephrotoxizität des Präparates stärker aus; offensichtlich werden auch Abstoßungsreaktionen häufiger gesehen. Vor allem Kinder, Diabetiker und ältere Patienten, die unter den Steroidnebenwirkungen besonders leiden, scheinen von der Einfachtherapie zu profitieren.

Eine häufig gewählte Behandlungsform ist die sog. Sequenztherapie, bei der unterschiedliche Kombinationen von Medikamenten nach einem festen Schema zu verschiedenen Zeitpunkten nach Transplantation verabreicht werden. In der frühen Phase nach dem Eingriff, der sog. Induktionsphase, werden Antikörper-Lösungen, Azathioprin und Corticosteroide verwendet. Anschließend kommt Ciclosporin in relativ niedrigen Dosierungen zum Einsatz. Ziel dieser Strategie ist die Verminderung akuter Abstoßungsreaktionen bei gleichzeitiger Reduktion der Nebenwirkungsrate.

Sowohl Antilymphozytenglobuline als auch OKT 3 können zur Induktionstherapie genutzt werden. Der späte Einsatz von Ciclosporin – etwa ab dem 8. postoperativen Tag oder bei guter Transplantatnierenfunktion – gibt gerade bei Nierenübertragungen die Möglichkeit, dem Organ eine Erholungspause zu gönnen, bevor ein nierenschädliches Medikament eingesetzt wird. Kontrollierte Untersuchungen haben ergeben, daß die Dauer des akuten Nierenversagens nach Transplantation unter Sequenztherapie verkürzt ist; das gleiche gilt für die Zahl akuter Abstoßungskrisen, während die Dreijahresüberlebensrate der Transplantate verlängert wird. Umgekehrt war die Zahl der bakteriellen Infektionen unter Antikörpertherapie im Vergleich zu Kontrollgruppen nicht erhöht; es gibt einige Hinweise, daß möglicherweise vermehrt virale Komplikationen (Herpes-, Zytomegalievirus) auftreten. Da die Sequenztherapie mit Antikörperlösungen sehr kostenintensiv und mit dem Risiko der schweren Virusinfektion belastet ist, behält man sie in Europa vor allem Patienten mit erhöhter Abstoßungswahrscheinlichkeit vor; dazu gehören Transplantierte mit Alloantikörpern, mit histoinkompatiblem Spenderorgan und Empfänger eines Zweittransplantates. Für weniger gefährdete Patienten werden mit anderen Behandlungsregimen ähnlich gute Ergebnisse erzielt. Empfehlenswert ist zum Beispiel eine Kombination von Azathioprin und Corticosteroiden in der Frühphase nach Operation. Sobald sich z. B. die Nierenfunktion erholt hat, wird Ciclosporin zugesetzt und die Zweifachtherapie langsam reduziert.

Die nierenschädigende Wirkung des Ciclosporin, über deren langfristige Folgen noch keine ausreichenden Kenntnisse vorliegen, bewegt einige Transplantationszentren, für die Erhaltungstherapie Ciclosporin gegen Azathioprin auszutauschen. Zur Zeit wird noch kontrovers diskutiert, ob diese Umstellung der Therapie im Langzeitverlauf zu einer Verschlechterung der Prognose führt. Auch akute Abstoßungsreaktionen treten nach der Umsetzung der immunsuppressiven Behandlung möglicherweise öfter auf als unter fortgesetzter Ciclosporingabe. Andererseits gibt es Hinweise darauf, daß unter veränderter Erhaltungstherapie die Ciclosporin-abhängigen Nebenwirkungen – wie Einschränkung der Nierenfunktion, Bluthochdruck, Veränderungen der Blutfettwerte, verstärkte Behaarung und Zahnfleischwucherungen – abgebaut werden. In Kenntnis dieser noch sehr

vagen Befunde empfiehlt es sich, bei Patienten mit häufigen Abstoßungskrisen in der Frühphase nach Transplantation und bei Patienten mit eingeschränkter Transplantatfunktion eine konsequente Umstellung der Immunsuppression zu vermeiden. Für diese Transplantatempfänger ist sicher
eine Dreifachtherapie mit Ciclosporin, Azathioprin und Corticosteroiden
zu empfehlen, um durch niedrige Dosierung der Einzelkomponenten die
Nebenwirkungsrate gering zu halten und gleichzeitig durch die verschiedenen immunsuppressiven Wirkprinzipien eine möglichst umfassende Unterdrückung der Abstoßungsvorgänge zu erreichen. Insgesamt gibt es nur
wenige Patienten, bei denen Ciclosporin zwingend abgesetzt werden muß.
Sollte eine Umstellung der Therapie erwogen werden, gilt es, folgende
Grundsätze einzuhalten: Die Organübertragung sollte mindestens 6 Monate zurückliegen und die Funktion des Spenderorgans stabil sein. Die
Ciclosporindosis sollte um 1 mg/kg/Woche vermindert werden, während
die Einstiegsdosen bei Azathioprin um 2 bis 3 mg/kg/Tag liegen sollten.
Zur Sicherheit ist eine vorübergehende Verdoppelung oder Verdreifa-
chung der Steroiddosis empfehlenswert. Die Transplantatfunktion bedarf
in den ersten Monaten nach Umstellung konsequenter Kontrolle.

Für verschiedene Formen der Abstoßungsreaktionen wurden international anerkannte Therapieschemata etabliert: Die Standardbehandlung der
akuten Abstoßungskrise ist die Steigerung der Corticosteroiddosis auf bis
zu 1 g/Tag intravenös. Es wurden jahrelange Diskussionen um die Frage
geführt, ob hochdosiert orale Steroide – z. B. Prednison bis zu 200 mg/Tag
mit anschließender Reduktion – oder ultrahohe intravenöse Gaben – z. B.
Methylprednisolon bis zu 30 mg/kg – die ideale Behandlungsform darstellen. Die Wirksamkeit beider Therapien ist wahrscheinlich vergleichbar,
aber die intravenöse Verabreichung verursacht offensichtlich weniger Nebenwirkungen. Außerdem scheint die intravenöse Gabe eine raschere klinische Eindämmung der Abwehrreaktion zu bewirken; sie stellt außerdem
die flexiblere Dosierungsstrategie dar. Aus diesen Gründen setzen die meisten Transplantationszentren intravenöse, hochdosierte Methylpredniso-
lonstöße zur Erstbekämpfung der akuten Abstoßung ein. Ungeklärt ist
immer noch, ob den ultrahohen Dosen tatsächlich der Vorzug vor niedri-
geren gegeben werden muß. In der Praxis wurde der klassische 1-Gramm-
Stoß weitgehend durch eine 0,5-Gramm-Pulstherapie z. B. über drei Tage
verdrängt.

Eine akute Abstoßungsreaktion kann auch durch Gabe von Antilym-
phozyten-Antikörpern beherrscht werden. Es gibt bereits erste Untersuchungen, die auf eine vergleichsweise bessere Wirksamkeit der Antikörperlösungen hinweisen. Häufig flammt die Abstoßungskrise nach Absetzen
der Präparate jedoch wieder auf. Da Medikamente wie OKT 3 wegen hef-

tiger allergischer Reaktionen bei manchen Patienten nicht in mehreren Behandlungszyklen gegeben werden können, ist es gängige Praxis, zunächst mit Steroidstößen zu beginnen. Erst bei Abstoßungsreaktionen, die auf Corticosteroide nicht ansprechen, sog. steroidresistenten Abstoßungen, werden Antikörperlösungen verwendet; die Ergebnisse sind vielversprechend. Um das Risiko einer zu starken Immunsuppression zu reduzieren und dadurch begünstigte, schwerwiegende Infektionskrankheiten zu vermeiden, sollte unter Umständen die begleitende Ciclosporindosis vermindert werden.

Leider hat die Einführung des Ciclosporin in die Therapie nach Transplantation das langfristige Überleben der Organe nicht wesentlich beeinflußt. Im Rahmen chronischer Abstoßungsprozesse kommt es zur fortschreitenden Einengung der Blutgefäße in den übertragenen Organen. Die zugrundeliegenden Vorgänge auf zellulärer Ebene sind noch nicht ausreichend aufgeklärt und bedürfen weiterer intensiver Forschungsaktivitäten. Bisher konnte für kein Medikament und für keine Kombinationstherapie ein günstiger Einfluß auf diese Veränderungen nachgewiesen werden. Es gehört zu den großen Aufgaben für die Wissenschaft, in Zukunft effektive Medikamente und Behandlungsschemata für chronische Abstoßungsphänomene zu entwickeln.

Bei bestimmten Formen der Abstoßungskrise nach Nierentransplantation wird der therapeutische Plasmaaustausch eingesetzt. Meist handelt es sich dabei um den verzweifelten Versuch, nach Versagen medikamentöser Therapieprotokolle einen rasch fortschreitenden Funktionsverlust aufzuhalten. Sinnvoll ist diese Maßnahme nur, wenn es sich um eine akute humorale Abstoßung handelt, die vermutlich durch transplantatspezifische Alloantikörper verursacht wird. Durch den Plasmaaustausch werden beträchtliche Anteile der flüssigen, nichtzellulären Blutbestandteile aus dem Körper entfernt; dazu gehören auch die Antikörper. Die entnommene Flüssigkeit wird durch albuminhaltige Infusionen ersetzt. Da das Verfahren unspezifisch ist, werden auch wichtige und notwendige Plasmabestandteile wie nichttransplantatspezifische Immunglobuline und Gerinnungsfaktoren eliminiert. Diese müssen ebenfalls durch Infusionen substituiert werden. Die Wirkung des therapeutischen Plasmaaustauschs ist uneinheitlich und meist nur kurz anhaltend. Daher ist das Verfahren heute nicht allgemein zur Behandlung der besonderen, akuten humoralen Abstoßungsphänomene akzeptiert, sondern muß weiterhin als experimentell betrachtet werden.

2. Praxis der Organtransplantation

2.1 Niere

2.1.1. Voraussetzungen und Vorbereitung des Empfängers

Für eine Nierentransplantation kommen grundsätzlich nur Patienten in Frage, die an einem endgültigen Funktionsversagen ihrer eigenen Nieren leiden. In der Regel sind diese Patienten bereits von einem der konservativen Nierenersatzverfahren, der Hämo- oder Peritonealdialyse, zur Erhaltung ihres Lebens abhängig.

Hauptursachen des chronischen Nierenversagens sind bei Erwachsenen Erkrankungen der kleinsten Bausteine der Nieren, der Glomeruli. Man spricht von Glomerulonephritiden. Dabei handelt es sich um Fehlregulationen des Abwehrsystems, die zum irrtümlichen Angriff auf körpereigenes Gewebe führen (Autoimmunerkrankungen). Da diese Gesundheitsstörungen meist schmerzlos und symptomarm verlaufen, werden sie häufig erst spät erkannt. Die therapeutischen Möglichkeiten dieser Erkrankungen sind ohnedies begrenzt. In fortgeschrittenen Stadien beschränken sie sich oft auf symptomatische Maßnahmen wie z. B. konsequente Blutdrucksenkung, um den Verschlechterungsprozeß zu verlangsamen. Patienten, die aufgrund einer Glomerulonephritis dialysepflichtig geworden sind, haben ein nicht zu unterschätzendes Risiko, daß die Grunderkrankung im Transplantat erneut auftritt. Die immunsuppressive Therapie nach der Organübertragung hemmt zwar das Immunsystem des Empfängers; dies ist jedoch keine Garantie dafür, daß auch die für die Nierenerkrankung verantwortliche Fehlregulation unterdrückt wird.

Andere Ursachen für ein endgültiges Nierenversagen sind die Folgeschäden nach wiederholten schweren bakteriellen Infekten der Harnwege, die sog. Pyelonephritiden, und die Organveränderungen bei Diabetes mellitus. Außerdem gibt es noch eine Reihe angeborener, genetisch bedingter oder systemischer Erkrankungen, die zum chronischen Nierenversagen führen. Alle diese Patienten können aus medizinischer Sicht grundsätzlich mit einer Nierentransplantation versorgt werden. Die Ursache des Versagens der eigenen Nieren sollte jedoch in jedem Fall geklärt sein, damit die Prognose einer Organverpflanzung eingeschätzt werden kann.

Die Grunderkrankung des potentiellen Empfängers kann häufig auch Aufschluß über zu erwartende Komplikationen geben. Bei Patienten mit Diabetes mellitus sah man sich früher zu einer restriktiven Handhabung der Transplantation gezwungen, weil man die besondere Infektanfälligkeit und die Gefäßprobleme dieser Patientengruppe fürchtete. Das Problem der hohen Infektionsrate ist heute dank differenzierter Immunsuppression, wirksamer Antibiotika und eines gewissen Spektrums von Therapiemöglichkeiten viraler Infekte beherrschbar geworden. Schwieriger einzuschätzen sind Gefäßkomplikationen.

Die Frage der vaskulären Vorschädigung muß jedoch bei allen Transplantationskandidaten äußerst sorgfältig abgeklärt werden. Das chronische Nierenversagen selbst mit seinen vielfältigen Veränderungen im Stoffwechsel beschleunigt arteriosklerotische Prozesse. Weitere Risikofaktoren für Gefäßschädigungen sind Bluthochdruck, Fettstoffwechselstörungen und natürlich das Rauchen. Die Vorerkrankungen müssen vor einer Meldung zur Transplantation diagnostiziert und behandelt werden, da sie zu gefürchteten Komplikationen wie Herzinfarkt und Schlaganfall führen können. Ein Transplantationskandidat sollte das Rauchen aufgegeben haben. Sorgfältige EKG-Untersuchungen mit und ohne körperliche Belastung sind daher vor einer Meldung zur Nierenübertragung erforderlich. Im Einzelfall muß bei bestehender Gefäßerkrankung gründlich erwogen werden, ob eine Transplantation in Frage kommt. Bei Patienten mit stabiler, therapeutisch gut beeinflußbarer koronarer Herzkrankheit sind keine schwerwiegenden Komplikationen zu befürchten. Bei Patienten mit medikamentös nicht unterdrückbaren Angina-pectoris-Anfällen muß unter Umständen erst durch eine aortokoronare Bypassoperation eine Stabilisierung des Zustandes herbeigeführt werden. Betrifft die Gefäßerkrankung die Beine, sollte ebenfalls vor Meldung zur Transplantation an eine chirurgische Intervention gedacht werden. Das Spenderorgan wird mit seinen Blutgefäßen an die entsprechenden Becken- bzw. Beingefäße des Empfängers angeschlossen. Somit entnimmt das transplantierte Organ Blut und damit Sauerstoff aus dem Blutstrom, der den Beinen zugedacht ist. Bei einer kritischen Durchblutungssituation der unteren Extremität kann es nach Transplantation durch die Blut-"Umleitung" in das Spenderorgan zu einer Mangeldurchblutung des Beines mit Schmerzen und – im Extremfall – Gewebeuntergang kommen.

Entsprechend dem oben bereits Gesagten gibt es keine scharf definierte Altersgrenze für eine Meldung zur Nierentransplantation. Das biologische Alter entscheidet bei älteren Patienten, ob eine Organverpflanzung möglich oder zu riskant ist. Nierentransplantationen bei 65- bis 70jährigen sind technisch durchführbar und werden auch praktiziert. Statistisch betrachtet

ist die Lebenserwartung älterer Menschen unter Dialysebehandlung größer als nach Transplantation; die Lebensqualität mit dem neuen Organ
wird jedoch meist als entschieden verbessert beurteilt. Patienten in fortgeschrittenem Lebensalter verkraften den operativen Eingriff häufig schlechter als jüngere. Sie sind auch durch die Komplikationen der immunsuppressiven Therapie – Infektionen, erhöhter Blutdruck – stärker bedroht.
Wie stets in solch diffizilen Entscheidungsbereichen gibt es keine starren
Schemata, sondern jeder einzelne Fall muß gründlich individuell geprüft
werden. Erst nach sorgsamer Erwägung aller Fakten kann dem Patienten
der für sein Wohlergehen wahrscheinlich günstigste Vorschlag unterbreitet
werden. Auch auf der anderen Seite der Altersskala wurden die Grenzen
des Machbaren ständig weiter ausgedehnt. Heute gilt, daß Organverpflanzungen bei Kindern, die jünger als 6 Monate sind, wegen hoher Kompli-
kationsraten nicht durchgeführt werden sollten. Ansonsten wird durchaus
gerade im Kindesalter eine frühe Transplantation angestrebt, um Wachs-
tumsminderung und andere, schwerwiegende Belastungen einer chronischen Dialysebehandlung beim Kind zu vermeiden.

Patienten mit endgültigem Nierenversagen leiden häufig an Geschwü-
ren des Magens und Zwölffingerdarms oder berichten über diese Erkrankungen in ihrer Vorgeschichte. Durch die nach Transplantation erforderliche Behandlung mit Corticosteroiden kann ein solches Leiden wieder auf-
flammen und unter Umständen durch Blutung und Perforation der
betroffenen Darmabschnitte zu einer lebensbedrohlichen Komplikation
eskalieren. Durch bestimmte Medikamente, sogenannte H2-Blocker, ist es
möglich, diese Störungen zu behandeln oder durch eine prophylaktische
Gabe zu vermeiden. Auf alle Fälle sollte bei niereninsuffizienten Patienten
vor einer Meldung zur Transplantation das Vorliegen eines Magen- oder
Zwölffingerdarmgeschwüres ausgeschlossen werden. Nachgewiesene Ulce-
ra müssen unter H2-Blocker-Schutz oder durch eine andere adäquate medikamentöse Therapie zum Abheilen gebracht werden. Patienten, die ein
Geschwürleiden in ihrer Krankheitsgeschichte aufweisen, sollten nach
Transplantation unbedingt vorbeugend mit Medikamenten wie H2-Blok-
kern behandelt werden, um ein Wiederauftreten der Erkrankung durch
den Streß des operativen Eingriffs zu verhindern.

Eine häufige gastrointestinale Begleiterkrankung bei Dialysepatienten
ist die Dickdarmdivertikulose. Ursache hierfür ist die meist ausgeprägte
Obstipation (Verstopfung) der Erkrankten, bedingt durch Veränderungen
der Flüssigkeitsregulation, Störungen im Salzhaushalt und die Darmträg-
heit fördernde Medikamente. Bei Divertikeln handelt es sich um kleine,
säckchenförmige Ausstülpungen der Dickdarmschleimhaut zwischen den
Muskelsträngen in der Darmwand hindurch. Diese Veränderung ist auch

in der Normalbevölkerung nicht selten und an sich harmlos. Häufige Komplikationen sind akute Entzündungen in den Divertikeln, die stark schmerzhaft sind. Bei besonders heftigen Verläufen dieser Divertikulitiden kann es zum Durchbruch der Darmwand und in der Folge zur schweren Bauchfellentzündung (Peritonitis) kommen. Im schlimmsten Fall wird dies zu einer tödlichen Bedrohung für den betroffenen Patienten, wenn die Keime, die für die Entzündung verantwortlich sind, in die Blutbahn gelangen und somit nicht nur die Infektion in andere Organe verschleppen, sondern auch schwerste Kreislaufreaktionen im Rahmen eines septischen Schocks hervorrufen. Bei Darmperforation oder bei häufig wiederkehrenden Divertikulitiden kann die chirurgische Entfernung des betroffenen Darmsegmentes unvermeidbar sein. Immunsupprimierte Patienten nach Transplantation sind bei bestehender Divertikulose besonders gefährdet, schwere Infektionen zu entwickeln. Es ist daher durchaus empfehlenswert, im Rahmen der transplantationsvorbereitenden Untersuchungen den klinischen Verdacht auf eine Dickdarmdivertikulose durch endoskopische oder radiologische Maßnahmen zu sichern bzw. auszuschließen. Nach der Transplantation muß bei diesen Risikopatienten bereits bei geringsten klinischen Anzeichen an die rasche Entwicklung einer Divertikulitis mit evtl. schwerwiegenden Folgen gedacht und entsprechend interveniert werden. Durch Störungen im Kalzium- und Phosphathaushalt bilden sich bei niereninsuffizienten Patienten oftmals Gallensteine aus, die häufig symptomlos sind. Nach erfolgreicher Organübertragung kann sich eine akute Entzündung der Gallenblase entwickeln. Diese verläuft in der Regel ohne Komplikationen; zunächst wird mit Antibiotika behandelt und ausschließlich im entzündungsfreien Intervall die Gallenblase chirurgisch entfernt.

Infektionen sind häufige Begleiterkrankungen unter immunsuppressiver Therapie. Bereits bestehende chronische Infektionen sollten daher bei Transplantationskandidaten sorgfältig diagnostiziert und wenn möglich ausgeschlossen werden, da sie unter der erforderlichen medikamentösen Behandlung begünstigt sind und leicht einen bedrohlichen Verlauf nehmen können. Die zu erwartende hohe Komplikationsrate ist der Grund, weshalb z. B. HIV-infizierte Patienten bisher nicht mit einer Nierentransplantation versorgt werden können. Von jedem Patienten muß vor der Meldung zur Transplantation geprüft werden, ob Antikörper gegen HIV, Hepatitis-B- und -C-Virus sowie gegen das Zytomegalievirus im Blut nachweisbar sind. Das Vorhandensein von Antikörpern bedeutet, daß sich der Organismus schon einmal mit dem betreffenden Erreger immunologisch auseinandergesetzt hat. Ob die Entzündung akut ist, läßt sich über eine Differenzierung der Antikörperklassen bestimmen: Der Nachweis von Antikörpern der Immunglobulin-Klasse M (IgM) weist auf eine frische Infektion hin;

Antikörper der Klasse G (IgG) sind als sog. "Serumnarbe" zu interpretieren, d. h., sie sind nach überstandener Krankheit dauerhaft oder für eine längere Zeitspanne im Blut zu finden. Sie verhindern eine erneute Infektion mit dem gleichen Partikel. Bei der Hepatitis B kann außerdem durch die Blutuntersuchung auf das sog. "surface"-Antigen des Virus, HBs-Ag abgekürzt, entschieden werden, ob es sich um eine frische Infektion handelt oder nicht. Patienten, die gerade eine akute Hepatitis B überstanden haben oder an einer chronisch aktiven Form der Erkrankung leiden, verfügen stets über das HBs-Ag im Blut. Diese Dialysepatienten sind als Risikogruppe für eine Nierentransplantation zu werten. Sie entwickeln zwar weniger und abgeschwächte Abstoßungsreaktionen, sind aber durch Infektionen jeder Art mit schwersten Verläufen gefährdet. Außerdem muß in die Risiko-Nutzen-Abwägung die bereits durch die Hepatitis eingetretene Leberschädigung einbezogen werden. Diese kann sich durch die nach Transplantation erforderlichen Medikamente, die das Organ zusätzlich belasten, verschlimmern. Übergänge in eine Zirrhose sind bereits im Spontanverlauf der Erkrankung möglich; das Risiko ist nach einer Nierenverpflanzung noch erhöht. In diesen Fällen ist es ratsam, durch die feingewebliche Untersuchung einer Lebergewebeprobe vor Transplantation das Ausmaß der bereits eingetretenen Leberschädigung genau zu analysieren. Das Problem der Hepatitis B sollte in Zukunft in den Hintergrund treten: Seit einigen Jahren steht ein Impfstoff gegen den Erreger zur Verfügung. Chronisch dialysepflichtige Patienten oder schwer Nierenkranke, bei denen die Notwendigkeit einer Behandlung mit einem Blutreinigungsverfahren abzusehen ist, werden als vorbeugende Maßnahme gegen Hepatitis B geimpft. Dies reduziert das Risiko einer Ansteckung durch den extrakorporalen Kreislauf bei Hämodialyse beträchtlich. Eine weitere Anstekkungsquelle für Dialysepatienten waren häufige Bluttransfusionen, die sie benötigten, weil mit dem Ausfall der Nierenfunktion auch die Produktion eines für die Blutbildung erforderlichen Hormons, des Erythropoietin, drastisch zurückgeht. Gentechnische Verfahren haben es ermöglicht, dieses Hormon als Arzneimittel bereitzustellen; damit hat die Notwendigkeit von Bluttransfusionen und die Infektionsgefahr für Dialysepatienten weiter stark abgenommen.

Seit einiger Zeit ist es technisch möglich, auch eine Infektion mit Hepatitis-C-Virus nachzuweisen. Der Übertragungsweg für diese Erkrankung ähnelt dem der Hepatitis B; dementsprechend finden sich Antikörper gegen den Erreger häufig bei dialysepflichtigen Patienten. Risiken und Vorgehensweise gleichen der Hepatitis B. Eine Impfung steht nicht zur Verfügung.

Von großer Bedeutung im Rahmen der Transplantation sind Infektionen durch das Zytomegalievirus (CMV). In der Normalbevölkerung ist der Anteil von Menschen, deren Immunsystem sich bereits mit dem Partikel auseinandergesetzt hat, recht hoch; im Blut der Betroffenen zirkulieren Antikörper gegen CMV. Für den Gesunden ist eine Ansteckung mit CMV harmlos; meist entspricht das Krankheitsbild dem einer Magen-Darm-Infektion. Wird nun ein Organ von einem CMV-positiven Spender (Anti-CMV-IgG-Titer > 1:160) auf einen CMV-negativen Empfänger (Anti-CMV-IgG-Titer < 1:40) übertragen, so kommt es in den meisten Fällen zur akuten Infektion des frisch Transplantierten, der zu diesem Zeitpunkt mit maximaler immunsuppressiver Therapie behandelt wird. Die akute CMV-Erkrankung tritt in der Regel ca. 2 Monate nach Organverpflanzung in unterschiedlicher Ausprägung auf. Das Spektrum reicht von der fast unbemerkten Magen-Darm-Verstimmung über zentralnervöse Störungen bis zur schweren Lungenentzündung mit Versagen der Atmung. Der CMV-Antikörpergehalt des Blutes muß für Spender und Empfänger vor der Transplantation bekannt sein. CMV-negative Transplantatempfänger sind als Risikopatienten zu betrachten, da die ohnedies knappen Organe nicht dem CMV-Status entsprechend vergeben werden können. Es ist folglich nicht unwahrscheinlich, daß ein CMV-negativer Kandidat mit den Nieren eines CMV-positiven Spenders versorgt wird. Dieser Patient bedarf einer sorgfältigen vorbeugenden Therapie, die aus spezifischen Antikörperlösungen, sog. CMV-Hyperimmunglobulin, oder dem Virustatikum Ganciclovir bestehen kann.

Selbstverständlich müssen vor Meldung zur Transplantation Veränderungen der ableitenden Harnwege durch eingehende urologische Untersuchungen bekannt sein. Bei Patienten mit langjähriger Dialysepflicht kann die Harnblase stark geschrumpft sein. Wenn die eigenen Nieren des potentiellen Empfängers von chronischen Infektionen befallen sind, muß evtl. über eine Entfernung der Nieren nachgedacht werden, da sie zur Infektionsquelle für das verpflanzte Organ werden können. Einige Patienten leiden an genetisch bedingten, großen zystischen Mißbildungen der Nieren, sog. Zystennieren, die eine immense Vergrößerung des Organs bedingen. Dann muß unter Umständen eine der funktionslosen eigenen Nieren vor Meldung zur Transplantation entfernt werden, um Platz für das Spenderorgan zu schaffen. Auch bei Verengungen der Harnröhre und Harnabflußstörungen durch eine Prostatavergrößerung sollte wenn möglich vor Transplantation interveniert werden, um eine unbehinderte Urinentleerung für das übertragene Organ zu gewährleisten.

Auch andere chirurgische Maßnahmen können erforderlich sein, um den potentiellen Empfänger optimal auf den Eingriff vorzubereiten. Durch Veränderungen des Kalzium-/Phosphatstoffwechsels und durch einige Medikamente kommt es beim chronisch niereninsuffizienten Patienten zu einer charakteristischen Knochenerkrankung. Direkte Ursache hierfür ist eine vermehrte Ausschüttung des Hormons Parathormon aus den Nebenschilddrüsen; dieses ist für die Regulation des Kalzium-/Phosphathaushaltes verantwortlich. Nach der Transplantation wird in der Regel die dialysebedingte Knochenerkrankung deutlich besser. Gelegentlich ist es jedoch unvermeidbar, bereits vorher die Nebenschilddrüsen operativ zu entfernen, weil die Knochen durch zu hohen Kalziumverlust brüchig werden und der erhöhte Kalziumgehalt des Blutes zu schädlichen Ablagerungen führt.

Selbstverständlich müssen die Risiken und denkbaren Vorteile einer Transplantation in jedem Einzelfall sorgfältig erwogen werden. Bei einigen Patientengruppen kann eine Organverpflanzung nicht sinnvoll vorgenommen werden. Dazu gehören Krebspatienten, bei denen nicht sicher ist, ob sie geheilt sind. Bei Patienten, die eine bösartige Erkrankung durchgemacht haben und über längere Zeit frei von Krankheitszeichen sind, sollte eine Wartezeit von mindestens zwei bis fünf Jahren eingehalten werden, bevor die Meldung zur Organübertragung vorgenommen wird. Es darf auch nicht vergessen werden, daß durch die nach Transplantation erforderliche Immunsuppression das Risiko für bestimmte maligne Tumorerkrankungen erhöht ist. Auch Patienten mit schweren Schäden an anderen lebenswichtigen Organen wie Herz, Leber und Lunge haben nach Transplantation schwerwiegende Komplikationen mit tödlichem Ausgang zu befürchten und sollten daher nicht auf der Warteliste geführt werden. Ähnliches gilt für Erkrankte mit ausgeprägten arteriosklerotischen Gefäßveränderungen, chronischen schweren Infektionen und Drogenabhängigkeit.

Unmittelbar vor dem operativen Eingriff zur Organübertragung sollte der Empfänger dialysieren, damit der Flüssigkeitshaushalt und die Elektrolytwerte möglichst nahe am Normbereich liegen. Besteht bei dem Dialysepatienten eine Blutarmut, sollte diese während der Blutwäsche durch Transfusion von ein oder zwei Blutkonserven (Erythrozytenkonzentrate) ausgeglichen werden. Üblicherweise wird bei der Hämodialyse die Gerinnbarkeit des Blutes medikamentös (Heparin) herabgesetzt, um die Gerinnungsprozesse an den Kontaktflächen von Schläuchen und Dialysator zu vermindern. Um Blutungskomplikationen während der Transplantation zu vermeiden, sollte die präoperative Behandlung heparinarm oder -frei ausgeführt werden.

2.1.2. Operationstechnik

Bei Funktionsausfall einer Niere kann das verbleibende Organ die Entgiftungs- und Ausscheidungsaufgaben vollständig übernehmen. Daher genügt es bei Nierentransplantationen auch, jedem Empfänger nur ein Organ zu übertragen. Mit den Organen eines Nierenspenders kann daher zwei Patienten angemessen geholfen werden. Die Spenderniere wird nicht an der ursprünglichen, anatomisch korrekten Stelle eingepflanzt, sondern in der Leistengrube. Diese Vorgehensweise bietet den Vorteil, daß die eigenen Nieren des Empfängers nicht entfernt werden müssen. Das natürliche Nierenlager beidseits der Wirbelsäule ist durch die unteren Rippen und die Rückenmuskulatur nach hinten und durch den Darm nach vorne sehr gut geschützt und entsprechend schwer zugänglich. Eine Implantation an dieser Stelle würde einen großen und vermutlich komplikationsreichen Eingriff bedeuten. In der Leistenbeuge ist das transplantierte Organ leicht an die erforderlichen Blutgefäße und die Harnblase anzuschließen. Es wird von der Bauchdecke nach außen abgeschirmt und kann bei Abstoßungsreaktionen doch gut zu diagnostischen Zwecken biopsiert werden.

Einige Grundregeln der Chirurgie sind im Rahmen von Transplantationen besonders streng zu beachten: Alle Gefäße des Spenderorgans müssen spannungsfrei und ohne Abknickung an die Blut- und Harnwege des Empfängers angeschlossen werden. Die Niere ist in ihrer Funktion extrem von einer störungsfreien Durchblutung abhängig. Stauungen im Harnleiter führen ebenfalls zu einer Funktionsminderung und zur sekundären Schädigung des Organs. Da auch Blutergüsse auf das übertragene Organ drücken und somit eine Funktionsminderung bewirken können, muß auf sorgfältigste Blutstillung geachtet werden. Auch Infektionen sollten um jeden Preis vermieden werden, da der Patient unmittelbar nach der Operation mit Immunsuppressiva in höchsten Dosen behandelt wird. Zur Operationsvorbereitung gehört das Einlegen eines Blasenkatheters; der Empfänger benötigt außerdem einen zentralvenösen Katheter, da beginnend mit der Operation eine umfangreiche Infusionsbehandlung erforderlich ist. Spätestens jetzt wird ein Antibiotikum infundiert, um den Frischoperierten vor Infektionen zu schützen. Im Laufe der Operation wird der Druck in der oberen Hohlvene engmaschig kontrolliert und durch kaliumarme Infusionslösungen der Füllungszustand der Gefäße konstant gehalten. Während des Eingriffs muß ein Blutdruckabfall verhindert werden, da die Funktion der Niere von einem ausreichenden Durchblutungsdruck abhängig ist.

Vor dem Eingriff packt der Operateur das Spenderorgan aus, das steril verpackt auf Eis liegt. Er inspiziert die Nierengefäße und den Harnleiter, um ihre Durchgängigkeit und Intaktheit zu prüfen. Zu diesem Zweck wird das Organ mit besonders zusammengesetzten, organerhaltenden Lösungen gespült (perfundiert). Dem Blutkreislauf entsprechend wird die Spülflüssigkeit über einen Katheter in die Nierenarterie eingebracht und tritt über die Vene wieder aus. Bei einem kunstgerecht entnommenen Organ ist die Lösung sofort nach dem Austritt klar, d. h., es sind keine Blutrückstände mehr in der Niere verblieben. Die Endstücke der Gefäße tragen noch einen Saum ("Patch") des Blutgefäßes, von dem sie ursprünglich abgegangen sind oder in das sie ursprünglich mündeten. Für die Nierenarterie ist das ein Stückchen der großen Körperschlagader Aorta, für die Vene ein Rest der Hohlvene (Vena cava). Diese Patches werden vom Operateur zugeschnitten, damit sie optimal in die Empfängergefäße eingepaßt werden können.

Die Transplantatniere wird seitenverkehrt eingepflanzt, um optimale Durchblutungsverhältnisse zu gewährleisten: Die rechte Niere des Spenders wird in die linke Leistengrube des Empfängers übertragen und umgekehrt. Drei Gefäße müssen an die entsprechenden Strukturen des Empfängers angeschlossen (anastomosiert) werden: Die Nierenarterie, die dem Organ sauerstoffreiches, schlackenbeladenes Blut zuführt, wird End-zu-Seit mit der Beckenarterie des Empfängers verbunden. Die Nierenvene, die das sauerstoffarme, entgiftete Blut sammelt, wird in die Beckenvene eingenäht. Der Harnleiter wird in die Harnblase eingepflanzt (Abb. 12).

Der operative Eingriff beginnt nach Narkoseeinleitung, Desinfektion der Bauchhaut und steriler Abdeckung mit der Eröffnung der Bauchdecke. Die Schnittführung geht von der vorderen tastbaren Beckenkammspitze bis zum Schambein. Die Bauchmuskulatur wird durchtrennt. Das Bauchfell, das den Darm umhüllt, wird mobilisiert und unverletzt nach oben verschoben. Die Beckengefäße werden freigelegt. Bei männlichen Patienten wird auch der Samenstrang von umgebendem Gewebe freipräpariert; nur wenn es für den Operationserfolg unabdingbar ist, darf er unterbunden werden. Um dies im Einzelfall und rasch während der Operation entscheiden zu können, gehört zu den Informationen, die von Transplantationskandidaten benötigt werden, ein Hinweis auf abgeschlossene oder noch offene Familienplanung. Gerade bei jungen Männern sollte die Möglichkeit einer Zweittransplantation in die andere Leistengrube in Erwägung gezogen werden. Bei der Präparation des Operationsgebietes ist darauf zu achten, daß Lymphgefäße sehr sorgfältig abgebunden werden. Sobald eine Lymphbahn nur durchtrennt, aber nicht versorgt wird, entleert sich weiterhin Lymphflüssigkeit in das Lager der Transplantatniere. Die entstehende Ansammlung von Gewebeflüssigkeit wird als Lymphocele bezeichnet und kann durch Druck zu Harnabflußstörungen und Funktionsverschlechterung des implantierten Organs führen. Nachdem die Blutgefäße der Niere,

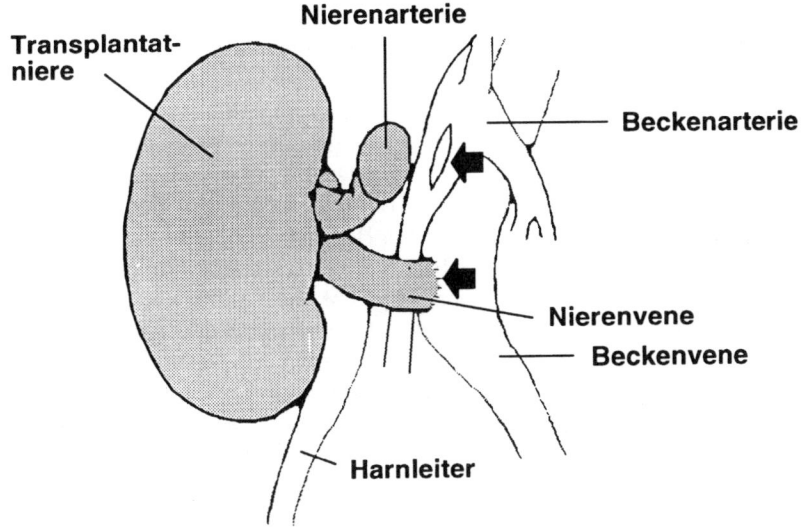

Abb. 12: Technik der Nierentransplantation.
Die Arterie der Transplantatniere wird End-zu-Seit in die Beckenarterie des Emp-
fängers eingenäht. Hierzu wird die Wand der abgeklemmten Beckenarterie mit dem
Skalpell seitlich so geschlitzt, daß das offene Ende der Transplantatarterie auf die
Öffnung paßt und an dieser Stelle mit dem versorgenden Beckengefäß verbunden
werden kann (End-zu-Seit-Anastomose, Pfeil oben, vor der Naht). Die Transplan-
tatvene wird in gleicher Weise an die Beckenvene des Empfängers angeschlossen
(End-zu-Seit-Anastomose, Pfeil unten, nach der Naht). Der Harnleiter wird in die
Harnblase eingepflanzt.

wie bereits beschrieben, an den Blutkreislauf des Empfängers angeschlossen wurden, gibt der Operateur den Blutstrom in das Organ durch Abnahme der sichernden Klemmen frei.

Zu diesem Zeitpunkt erhält der Patient intravenös Medikamente verabreicht, die das verpflanzte Organ gleich von Beginn an zu einer kräftigen
Urinproduktion und -ausscheidung anregen sollen: Furosemid (80 mg),
Mannitol (20 %, 200 ml) und Dopamin (als Dauerinfusion 2 µg/kg/min).
Gleichzeitig wird die immunsuppressive Therapie eingeleitet; in der Regel
wird 1 g Methylprednisolon intravenös verabreicht. Eine Azathioprin-Do-
sis von 2 mg/kg, aber nicht mehr als 300 mg als Einzelgabe wird entweder
unmittelbar vor der Operation oder jetzt injiziert. Bei einer Verwandtennierenspende kann die Therapie bereits 1–2 Tage vor der Transplantation
eingeleitet werden, da es sich um einen Wahleingriff ohne hohen Zeitdruck
handelt.

Die Niere, die im blutleer perfundierten Zustand klein und blaß aussieht, nimmt durch die wiedereingetretene Blutfülle an Volumen zu und färbt sich braunrot. Zuletzt wird der Harnleiter in die Harnblase eingenäht. Die Blase ist ein muskelwandiges Hohlorgan und entleert sich durch Muskelspannung und dadurch bedingte Abnahme des Füllvolumens. Bei der Kontraktion der Blasenmuskulatur wird Druck aufgebaut, der den Harn nicht nur über die Harnröhre entleert, sondern auch in den Harnleiter zurückdrücken kann. Unter natürlichen Bedingungen verhindern spezielle Schließmechanismen diesen Reflux. Bei der Harnleiterimplantation im Rahmen einer Transplantation wird versucht, diesen Mechanismus zu imitieren. Die Standardtechnik sieht vor, daß die Blase vorne eröffnet und der Harnleiter durch ein Loch in der Blasenhinterwand von unten eingezogen und vernäht wird. Wenn sich die Blasenwand zur Entleerung zusammenzieht, verschließt sie den Harnleiter und verhindert somit automatisch jeden Rückfluß von Urin in Richtung Transplantatniere. Diese Technik wird als antirefluxiv bezeichnet und nach den Entwicklern "Politano-Leadbetter" genannt. Vor dem Verschluß der vorderen Blasenwand durch eine Naht wird ein dünner Katheter in den Harnleiter geschoben. Dieser dient als innere Schiene, damit der Urinfluß gewährleistet bleibt, auch wenn es als Operationsfolge kurzzeitig zu Schwellungen und Blutergüssen kommen kann. Der Katheter trägt an beiden Enden elastische, weiche Teile, die sich spontan schneckenartig aufrollen. Eines der Enden liegt im Nierenbecken, das andere in der Blase. Beide Schlußstücke halten den starreren Mittelteil in seiner Lage im Harnleiter stabil. Ungefähr zehn Tage nach der Operation wird bei komplikationslosem Verlauf dieser Katheter gezogen. Zu diesem Zweck wird eine Blasenspiegelung durchgeführt und die innere Schiene am in der Blase liegenden Ende mit einer Zange gefaßt und entfernt.

Am Ende der Operation werden Drainagen in die Wundhöhle eingelegt, um das betroffene Areal blutarm zu halten. Abschließend wird die Bauchdecke wieder durch eine Naht verschlossen. Nachdem die Wunde steril verbunden ist, wird die Blase über den liegenden Dauerkatheter mehrfach kurz gespült, um kleinere Blutgerinnsel zu entfernen.

2.1.3 Akut-Nachsorge

Im Idealfall beginnt eine transplantierte Niere unmittelbar nach der Operation mit der Urinproduktion und -ausscheidung. Da nicht vorhersehbar ist, in welchem Umfang das übertragene Organ seine Funktion aufnimmt, muß postoperativ eine exakte Flüssigkeitsbilanzierung vorgenommen werden. Möglich wird dies durch genaues Sammeln des über den

Blasenkatheter abfließenden Harns mit stündlichen Meßintervallen und durch die Registrierung des Drucks in der oberen Hohlvene nahe am rechten Vorhof. Zirkuliert relativ zu wenig Volumen in den Blutgefäßen – ist der Patient also zu "trocken" –, sinkt der zentralvenöse Druck unter den Normbereich. Im umgekehrten Fall steigt der bei korrekt liegendem Venenkatheter richtig gemessene Druck an, wenn der Patient "überwässert" ist, d. h., wenn zuviel Flüssigkeit seine Adern füllt. Ein erhöhter Venendruck entsteht bei einer relativ zur Ausscheidung übertriebenen Volumenzufuhr, z. B. durch Infusionen. Das Ungleichgewicht kann zustande kommen, wenn die Ausscheidungsfunktion des Organs eingeschränkt ist. Bei überschießender Wasserelimination wird der Patient rasch dehydriert, wenn nicht genügend Flüssigkeit zugeführt wird. Dann sinkt zunächst der zentralvenöse Druck und mit ihm der Blutdruck; es entsteht eine Durchblutungsstörung, die an der Niere zu einem Funktionsverlust und zur Organschädigung führen kann. Die Standardtherapie nach Nierentransplantation sieht vor, daß bei arbeitendem Organ die Harnverluste durch Infusionen ersetzt werden. Da man zunächst nicht weiß, ob die Niere nur ihre Ausscheidungsfunktion oder auch ihre Entgiftungsaufgaben erfüllt, sollten kaliumhaltige Lösungen vermieden werden. Im Stadium des Nierenversagens – dies ist auch der Fall, wenn das Organ Wasser, aber keine Schlackenstoffe ausscheidet – wird nicht genügend Kalium eliminiert. Der Blutspiegel dieses Elektrolyten steigt an und führt möglicherweise zu schweren Herzrhythmusstörungen, die unter Umständen eine tödliche Komplikation bedeuten. Zur Steuerung der Nierenfunktion stehen außer Volumengabe oder -restriktion auch Medikamente zur Verfügung: Furosemid zur Steigerung der Ausscheidung und Dopamin zur Durchblutungsverbesserung und damit ebenfalls zur Erhöhung der Flüssigkeitselimination.

Die immunsuppressive Therapie zur Unterdrückung von Abstoßungsreaktionen besteht in den ersten Tagen meist aus Corticosteroiden und Azathioprin. Ciclosporin, von dem nierenschädigende Nebenwirkungen bekannt sind, wird häufig erst dann eingesetzt, wenn sich die Nierenfunktion nach der Transplantation erholt hat. Die Patienten werden auch in den ersten Tagen nach dem Eingriff mit Antibiotika abgedeckt, um in dieser kritischen Phase Infektionen zu vermeiden. Da die Streßsituation im Umfeld der Operation die mögliche Schädigung der Magenschleimhaut durch die hochdosierte Steroidtherapie eher noch verstärkt, erhalten die Frischtransplantierten meist potente Magenschutzmedikamente. Für einige Tage nach der Organverpflanzung werden die Medikamente intravenös verabreicht.

Geht es dem Patienten am 1. postoperativen Tag gut, kann er Tee oder Wasser schluckweise zu sich nehmen. Mit dem Kostaufbau wird am 3. Tag nach Transplantation und erfolgreichen Abführmaßnahmen begonnen. Die Drainagen werden in der ersten Woche nach dem Eingriff gezogen, sofern sie keine nennenswerten Sekretmengen mehr fördern. Der Blasenkatheter wird bei störungsfreiem Verlauf und ausreichender Blasenkapazität am 3. Tag nach der Operation entfernt. Wenn sich im Ultraschall die Abflußverhältnisse frei darstellen, kann auch die Harnleiterschiene am 10. postoperativen Tag im Rahmen einer Blasenspiegelung (Zystoskopie) entnommen werden. Damit bei dem Eingriff keine Keime eingeschwemmt werden, die eine Infektion verursachen könnten, erhält der Patient zuvor noch eine Einmaldosis eines Antibiotikums.

Es ist selbstverständlich, daß in der Akutphase nach Transplantation engmaschige Kontrollen der Blutwerte erfolgen. Zunächst erfolgen die Blutanalysen in 4–6stündigen Abständen, entsprechend der Routine einer Intensivstation. Besonderer Wert wird auf die Nierenfunktionsparameter Kreatinin und Harnstoff gelegt. Kreatinin ist ein Produkt des Muskelstoffwechsels, das ausschließlich über die Nieren ausgeschieden wird. Läßt die Nierenfunktion nach, steigt der Kreatininwert im Blut an. Beim dialysepflichtigen Patienten kann er das Zehnfache der Norm betragen. Umgekehrt sinkt bei einem Frischtransplantierten mit einsetzender Nierenfunktion der Kreatininwert im Blut ab und kehrt im Idealfall in den Normbereich zurück. Das Serumkreatinin ist ein sehr zuverlässiger Parameter der Ausscheidungsfunktion der Niere. Die Muskelmasse und damit der Anfall an Kreatinin ist konstant und daher gut zur Verlaufskontrolle geeignet. Harnstoff ist das Endprodukt des Eiweißabbaus und stärker von der Ernährung abhängig. Ausscheidungsmodus und Verlauf der Blutkonzentration sind dem Kreatinin vergleichbar.

Am Blutbild interessiert vor allem die Entwicklung einer Blutarmut, die z. B. durch eine Blutung ins Operationsgebiet oder durch Verdünnung bei reichlichen Infusionen entstehen kann. Die weißen Blutzellen steigen bei einer bakteriellen Infektion und unter hohen Steroiddosen an, können durch Azathioprin jedoch drastisch reduziert werden. Elektrolyte im Blut, vor allem Kalium und Kalzium, bedürfen nahtloser Überwachung. Im Urin werden in kurzen Abständen die Ausscheidung von Kreatinin und Elektrolyten über 24 Stunden gemessen. Außerdem wird auch der Harn auf Zeichen der Nierenschädigung analysiert. Dazu gehört die mikroskopische Untersuchung auf rote und weiße Blutkörperchen, die Feststellung eines Eiweißverlustes im Harn ebenso wie die Bebrütung von Urinproben, um Infekterreger zu identifizieren.

Nimmt das Transplantat nach der Operation seine Ausscheidungsfunktion nicht auf, wird von einem akuten Transplantatnierenversagen gesprochen. Dies ist nicht selten und verwundert auch nicht, wenn man bedenkt, daß das Organ mehrere Stunden ohne Blutzirkulation bei tiefen Temperaturen verbracht hat. Durch den Sauerstoffmangel entsteht eine vorübergehende Schädigung von wichtigen Funktionsteilen der Nieren (akute tubuläre Nekrose), die normalerweise wenige Tage, bei ausgedehntem Befall auch einige Wochen zur Rückbildung benötigen kann. Wichtig ist es, andere Ursachen als eine verlängerte Erholungszeit auszuschließen. Dazu gehören Störungen im Kreislaufsystem, in der Niere selbst und in den ableitenden Harnwegen. Ein niedriger Blutdruck, der meist durch einen Flüssigkeitsmangel zustande kommt, sollte unbedingt vermieden, auf alle Fälle jedoch rasch behoben werden. Für ein zu geringes zirkulierendes Volumen kann auch eine Blutung im Operationsgebiet verantwortlich sein. Diese Fragestellung muß rasch abgeklärt werden, da Lebensgefahr bestehen kann. Chirurgische Komplikationen können bei undichten Nähten im Bereich der Anastomosen entstehen. Blut, Gewebeflüssigkeit oder Urin sickert in den Bauchraum, wo sich Blutergüsse, eine Lymphocele oder ein Urinom bilden. Diese Veränderungen können mit Hilfe von Ultraschall entdeckt und im Verlauf beobachtet werden. Ist eine große Leckstelle zu vermuten, muß eine erneute chirurgische Intervention erfolgen. Bei schwierigen anatomischen Gegebenheiten im Bereich der Blutgefäße kann es beim Nähen zu Verletzungen der zarten Gefäßinnenhaut kommen. Im ungünstigsten Fall laufen an den entstehenden Unebenheiten der Gefäßwand Gerinnungsprozesse ab, die zur vollständigen Verlegung des Gefäßinnenraumes mit Blutgerinnseln führen können. Dieser Vorgang bedingt möglicherweise das sofortige Absterben des Organs, weil mit der Blockade der Durchblutung die Sauerstoffversorgung des Gewebes unterbunden wird.

Im Bereich der ableitenden Harnwege sind Blutgerinnsel in der Blase, die den Harnfluß über den Katheter beeinträchtigen, ein häufiges Problem. Der Harnleiter ist ein sehr zartwandiges Hohlsystem. Gelegentlich wird bei der Präparation des Organs die zugehörige Arterie vor allem im unteren, blasennahen Teil verletzt. Dies führt zum Gewebeuntergang im betroffenen Bereich des Harnleiters, der in einer neuen Operation gekürzt und frisch implantiert werden muß. Notfalls kann auch das Nierenbecken direkt mit der Blase verbunden werden, wenn der verbleibende intakte Harnleiterrest zu kurz ist.

Besteht der Verdacht auf eine Ursache des Organversagens im Bereich der Spenderniere, ist vor allem abzuklären, ob eine hyperakute Abstoßungsreaktion vorliegt. Zur Erinnerung: Bei dieser Form der immunologischen Abwehr wird durch bereits im Blut zirkulierende Antikörper die Gefäßinnenschicht lädiert. Die Verletzungen führen zur Aktivierung des Komplement- und Gerinnungssystems und dadurch binnen weniger Minuten zum Gefäßverschluß und Absterben des Organs. Nach der Einführung regelmäßiger "Crossmatch"-Untersuchungen zur Erfassung von vorgebildeten Alloantikörpern bei Dialysepatienten, die auf ein Spenderorgan warten, wird diese Immunantwort kaum noch beobachtet. Eine Transplantatniere, die eine hyperakute Abstoßung erlitten hat, wird nicht durchblutet. Mit Hilfe nuklearmedizinischer Untersuchungsmethoden kann man feststellen, ob die Niere über eine intakte Blutversorgung verfügt. Ist dies nicht der Fall, ist der Verdacht auf eine hyperakute Abstoßung naheliegend. Jetzt sollte sofort eine radiologische Darstellung der Nierengefäße mit Kontrastmittel erfolgen, um evtl. die Indikation für eine operative Revision der arteriellen Gefäßversorgung zu stellen. Anschließend sollte der Patient dialysieren, um das nierenschädliche Kontrastmittel rasch aus dem Organismus zu eliminieren. Außerdem ist Kontrastmittel kaliumhaltig und könnte bei einem niereninsuffizienten Patienten zu Herzrhythmusstörungen führen. Bei allen anderen Formen des postoperativen primären Nierenversagens ist eine Durchblutung des Organs nachweisbar. Dies berechtigt zu der Annahme, daß nach einer schwer abschätzbaren Zeitspanne die Niere auch ihre Ausscheidungsaufgaben wahrnehmen wird. Außer einer vorübergehenden Schädigung durch die Transportzeit und -umstände, die in einer verlängerten Erholungsphase mündet, kann auch eine nierenschädliche Wirkung bestimmter Medikamente den Funktionsbeginn des Organs verzögern. Hält das akute Nierenversagen bei nachgewiesener Durchblutung länger als zwei Wochen an, sollte das Organ biopsiert werden. Die feingewebliche Aufarbeitung des gewonnenen Gewebes kann Aufschluß über das Geschehen geben, z. B., ob zusätzlich zum Schaden durch Sauerstoffmangel eine akute Abstoßungsreaktion aufgetreten ist.

Bei komplikationslosem Verlauf dauert der stationäre Aufenthalt eines transplantierten Patienten drei bis vier Wochen. Zu den Abschlußuntersuchungen gehört eine Ultraschalluntersuchung der Niere, eine nuklearmedizinische Prüfung der Durchblutung und Ausscheidungsfunktion sowie eine radiologische Bestimmung der Durchblutungsverhältnisse. Damit soll eine Einengung der Transplantatnierenarterie im Bereich der Nahtstelle ausgeschlossen werden. In der anschließenden ambulanten Phase wird die Nierenfunktion durch Blutanalysen und Urinuntersuchungen zunächst engmaschig, d. h. ein- bis zweimal pro Woche, überprüft. Bei stabiler Ausscheidungs- und Entgiftungsleistung können die Intervalle ausgedehnt werden. Transplantierte sind in der Regel gut aufgeklärte Patienten, die während des stationären Aufenthaltes bereits für eine geeignete Selbstbeobachtung trainiert werden. Sie müssen die klinischen Zeichen einer Abstoßung kennen: Einbruch der Urinausscheidung, Gewichtsanstieg, Blutdruckerhöhung, ein Spannungsgefühl im Bereich des Transplantates sowie

eine Erhöhung der Körpertemperatur treten in unterschiedlicher Ausprägung gemeinsam auf und charakterisieren die akute Form der Abstoßung.
Laborchemisch ist ein Anstieg von Kreatinin und Harnstoff im Blut zu
verzeichnen. Tägliche Gewichtskontrollen sind eine Selbstverständlichkeit,
da rapide Gewichtsanstiege innerhalb kurzer Zeit nur durch Wassereinlagerungen bedingt sein können. Dies ist möglicherweise ein erster Hinweis
auf eine beginnende akute Abstoßungskrise. Bei rasch sinkendem Körpergewicht kann eine unangemessen hohe Harnausscheidung die Ursache
sein. Da fast alle Transplantierten initial Medikamente benötigen, die die
Urinmenge erhöhen, könnte sich auf diese Weise bei steigender Nierenfunktion die Notwendigkeit einer Dosisreduktion ankündigen. Der Blutdruck und die Temperatur sollten täglich mindestens einmal gemessen werden. Alle Werte sind zu notieren, damit sie bei Abweichungen von der
Norm mit dem Arzt diskutiert werden können. Anfangs ist es ratsam, die
Urinausscheidung über 24 Stunden täglich zu messen. Die Trinkmenge des
Transplantierten sollte das Ausscheidungsvolumen übersteigen, aber bei
störungsfreiem Verlauf mindestens zwei Liter täglich betragen.

2.1.4   Langzeit-Nachsorge

Die aktuellen Statistiken belegen, daß 12 Monate nach allogener Lei-
chennierentransplantation 80 % der Organe in Funktion sind. Die Trans-
plantatüberlebenskurve nimmt nach 6 Monaten linear ab; nach 5 Jahren
arbeiten nur noch 60 % der transplantierten Organe, während 25 % der
Patienten aufgrund des Organversagens zur Dialysebehandlung zurück-
kehren müssen. Die übrigen 15 % versterben an Komplikationen, die nur
teilweise mit der Organimplantation im Zusammenhang stehen.
  Nachdem in den vergangenen Jahren ein erheblicher Fortschritt bei der
Lösung von Problemen der akuten Phase nach Nierentransplantation erreicht wurde, sind die Langzeitergebnisse immer noch verbesserungsbe-
dürftig. Eine Reihe typischer Komplikationen bedrohen einen dauerhaften
Erfolg der Nierenverpflanzung.

2.1.4.1 Chronische Abstoßungsreaktionen

Hauptursachen des Funktionsverlustes im Langzeitverlauf nach Nierentransplantation sind chronische Abstoßungsvorgänge, die Monate bis Jahre
nach der Transplantation unter kontinuierlicher Immunsuppression einset-
zen. Die Zeitspanne zwischen dem Beginn der chronischen Abstoßung und

dem irreversiblen Organversagen ist variabel: Innerhalb weniger Monate kann es erneut zum endgültigen Nierenversagen kommen, oder der Verlauf ist schleichend mit akzeptabler Transplantatfunktion über Jahre. Dabei kann die Nierenfunktion kontinuierlich geringer werden oder stufenweise abnehmen, bedingt durch wiederholte Episoden akuter Abstoßungsreaktionen.

Differentialdiagnostisch muß an ein Wiederauftreten der Grunderkrankung gedacht werden, die bei vielen Patienten durch eine Fehlsteuerung des Immunsystems entstanden ist. In der Regel sind diese sogenannten Glomerulonephritiden durch massiven Eiweißverlust über die Niere gekennzeichnet, der in ähnlichem Ausmaß im Rahmen chronischer Abstoßungen nicht beobachtet wird. Diese Erkrankungen sind prognostisch ungünstig, da sie sich unter effizienter immunsuppressiver Therapie entwickeln und die therapeutischen Möglichkeiten aus diesem Grunde limitiert sind.

2.1.4.2 Arterielle Hypertonie

Durch eine fortschreitende Nierenfunktionsverschlechterung entwickelt sich ein Bluthochdruck. Dieser kann auch medikamentös – durch Gabe von Corticosteroiden, Ciclosporin – induziert oder von den verbliebenen eigenen Nieren des Patienten unterhalten werden. In jedem Fall trägt die Blutdruckerhöhung zu einer weiteren Gefäßschädigung im Transplantat bei und bedarf daher sorgfältiger therapeutischer Einstellung. Bewährt haben sich hierbei die Urinausscheidung fördernde Medikamente (Diuretika) als Monotherapie oder in Kombination mit gefäßerweiternden Medikamenten. Ein plötzlicher Blutdruckanstieg – häufig in Verbindung mit einer Abnahme des Kaliumspiegels im Blut, abrupter Transplantatfunktionsverschlechterung und Flüssigkeitseinlagerung im Gewebe – läßt an eine Einengung (Stenose) der Transplantatarterie denken. Durch nuklearmedizinische und radiologische Maßnahmen kann der Verdacht bestätigt oder ausgeschlossen werden. Die Einschnürungen finden sich überwiegend im Anastomosenbereich; selten wird eine Verengung durch umschriebene arteriosklerotische Veränderungen kleinerer Gefäße verursacht. Durch eine Drosselung der Blutzufuhr zur Niere, z.B. bei einer Einengung der Nierenarterie, kommt es über den sog. "Goldblatt-Mechanismus" zur Ausschüttung von hormonähnlichen Stoffen, die eine Engstellung der Blutgefäße und damit einen Bluthochdruck bewirken. Liegt eine blutdruckwirksame Nierenarterienstenose vor, hat sich die Erweiterung (Dilatation) mittels eines Ballonkatheters, die sog. perkutane transluminale Angioplastie

(PTA), als therapeutisches Verfahren der Wahl bewährt. Bei etwa 30 % der Patienten tritt nach erfolgreichem Eingriff das gleiche Problem erneut auf. Die Erfolgsquote der PTA ist damit der operativen Umgehung der Nierenarterienstenose beim Transplantierten (50 %) überlegen. Bei erneutem Auftreten einer Einengung ist die wiederholte Dilatation angezeigt; auch die Einlage eines kleinen Metallgerüstes kann erwogen werden.

2.1.4.3 Infektionen

Von größter Bedeutung sind Komplikationen, die für die transplantierten Patienten lebensbedrohlich sind. Hierzu gehören in erster Linie Infektionskrankheiten. Am meisten gefährdet sind die transplantierten Patienten, die eine Erregerausschwemmung in die Blutbahn mit schweren, schockähnlichen Kreislaufreaktionen (Sepsis; septischer Schock) entwickeln. Unter der immunsuppressiven Therapie ist der Beginn des Geschehens meist larviert und zunächst schwer zu diagnostizieren; der Verlauf ist jedoch in der Regel rasch und heftig. Häufig geht die Bakterienflut von der Transplantatniere aus. Regional umschriebene, schwere Entzündungen des Transplantates (Pyelonephritiden) sind oft zu beobachten, gehen jedoch meist mit starken Schmerzen im transplantierten Organ, hohem Fieber, einem Anstieg der weißen Blutzellen und eindeutigen Urinbefunden einher, so daß rechtzeitig eine entsprechende antibiotische Therapie eingeleitet werden kann. Schwere Komplikationen, die durch bakterielle Infekte verursacht wurden, sind immer seltener zu beobachten. Diese Entwicklung ist darauf zurückzuführen, daß immunsupprimierte Patienten früh und damit rechtzeitig mit einem Antibiotikum abgedeckt werden.

Eine weitere häufige Ursache erhöhter Temperaturen sind virale Infekte. Als Erreger kommt hierbei in erster Linie das Zytomegalievirus (CMV) in Betracht. Gefährdet sind vor allem Patienten, bei denen – serologisch nachweisbar – vor der Transplantation keine Auseinandersetzung mit dem Virus stattgefunden hat (CMV-IgG-Titer < 1:40). Meist wird die Virusinfektion mit dem Organ eines seropositiven Spenders (CMV-IgG-Titer > 1:160) auf den seronegativen Empfänger übertragen. Die akute CMV-Erkrankung tritt dann in der Regel ca. 2 Monate nach Transplantation in unterschiedlicher Ausprägung – das Spektrum reicht hier vom nahezu unbemerkten gastrointestinalen Infekt bis zur schweren Lungenentzündung mit Atemlähmung – auf. Auch zu späteren Zeiten kann es stets zu einer Reaktivierung des Infektes kommen. Fieber und ein Abfall der weißen Blutzellen – meist mit einer Verschlechterung der Nierenfunktion einhergehend – gelten als frühes Signal einer beginnenden CMV-Infektion. Der

Anstieg des Serumkreatinins mit Rückgang der Nierenfunktion ist dabei entweder durch eine Kreislaufkomponente – Flüssigkeitsverlust im Rahmen des Fiebers – oder durch eine infektbedingte Abstoßungsreaktion verursacht. Das therapeutische Regime muß sorgfältig auf Risikopatienten eingehen: In der unmittelbar postoperativen Phase werden alle gefährdeten Patienten, d. h. CMV-negative Empfänger, die ein Organ von einem CMV-positiven Spender erhalten haben, mit CMV-Hyperimmunglobulin behandelt. Im weiteren Verlauf wird bei Transplantierten mit der obengenannten klinischen Symptomatik die Indikation zur virustatischen und/oder Immunglobulintherapie großzügig gestellt.

2.1.4.4 Koronare Herzkrankheit

Die koronare Herzkrankheit und in ihrer Folge der Myokardinfarkt sind weitere wesentliche Faktoren, die – wie in der Normalbevölkerung auch – zur Mortalität der transplantierten Patienten erheblich beitragen.

Verschiedene Studien belegen, daß Transplantierte vorwiegend Mehrgefäßerkrankungen ausbilden. Sind die Engstellen der Herzkranzgefäße durch eine Ballondilatation angehbar, so liegen die Erfolgsraten im gleichen Bereich wie bei einem Normalkollektiv Nichttransplantierter. Sollte eine aortokoronare Venenbypassoperation erforderlich werden, entspricht die Überlebensrate der Patienten dem Erwartungsbereich Nierengesunder. Ein irreversibler Funktionsverlust des Transplantates im Rahmen des Eingriffs ist nicht zu befürchten, auch wenn es durch intraoperative Zirkulationsstörungen und Blutdrucksenkung zum zeitweisen akuten Nierenversagen kommen kann. Transplantierte haben ein erhöhtes Risiko, eine Gefäßsklerose zu entwickeln: Zum einen begünstigt die mehr oder weniger lange Phase der Harnvergiftung während der chronischen Dialysebehandlung das Auftreten von Gefäßveränderungen, zum anderen haben Patienten unter Langzeit-Ciclosporin-Behandlung signifikant erhöhte Cholesterinblutwerte.

2.1.4.5 Bösartige Tumoren (Malignome)

Transplantierte Patienten werden besonders durch die Entstehung von Malignomen bedroht. Dabei nehmen die Tumoren der Haut eine Spitzenreiterstellung ein. Häufig treten bösartige Geschwulste an den eigenen, chronisch entzündlich veränderten oder degenerierten Nieren auf. Aber auch an anderen Organen, vor allem am lymphatischen System, der Schilddrüse und dem Gastrointestinaltrakt, werden bösartige Neubildungen beobachtet.

2.1.4.6 Therapiefolgen

Im Langzeitverlauf nach Transplantation treten häufig Komplikationen auf, die die Lebensqualität der betroffenen Patienten stark beeinträchtigen können, obwohl sie weder für das transplantierte Organ noch für den Patienten selbst eine Bedrohung darstellen: Hierzu gehören vor allem das Absterben des Hüftkopfes, das unter kontinuierlicher Steroidbehandlung immer wieder zu beobachten ist und den prothetischen Ersatz des Hüftgelenks erforderlich macht. Einige Patienten, die unter der Dialysebehandlung eine ausgeprägte Überfunktion der Nebenschilddrüse entwickelten, leiden auch nach Transplantation mit Normalisierung des Kalzium- und Phosphat-Stoffwechsels unter einer Regulationsstörung der Nebenschilddrüsen mit massivem Anstieg des Blutkalziumspiegels. Diese Patienten müssen sich einer operativen Entfernung der Nebenschilddrüsen unterziehen. Störungen der Leberzelleistung treten vor allem unter Therapie mit Azathioprin auf und können von asymptomatischer Laborwerterhöhung über Gerinnungsstörungen bis hin zur Leberzirrhose unterschiedlich ausgeprägte Beschwerdebilder verursachen. Unter immunsuppressiver Therapie ist die Entwicklung von grauem Star am Auge, die eine operative Entfernung der Linse erforderlich macht, gehäuft. Bei Patienten, die vor der Transplantation Empfindungsstörungen vor allem der Beine – z. B. im Rahmen eines Diabetes mellitus – entwickelt hatten, schreiten diese nach Transplantation in ähnlichem Ausmaß fort wie bei Patienten mit der gleichen Grunderkrankung, die an der Hämodialyse verbleiben. Soweit die Langzeitergebnisse nach mehr als 10 Jahren immunsuppressiver Therapie mit Ciclosporin zu überblicken sind, führen die bekannten nierenschädlichen Nebenwirkungen des Medikamentes zu keiner Beeinträchtigung der Langzeitprognose von Transplantatnieren. Patienten, die mit Ciclosporin in Kombination mit Prednison therapiert werden, haben im Vergleich zur Kontrollgruppe, die unter Azathioprin und Prednison steht, geringfügig höhere Serumkreatininwerte. Im Langzeitverlauf kommt es jedoch zu keinem überproportionalen Anstieg des Serumkreatinins. Akute Abstoßungsreaktionen, die unter Azathioprin häufig auftreten, sind unter Therapie mit Ciclosporin deutlich seltener geworden.

2.1.5 Bisherige Ergebnisse der Nierentransplantation

Die wichtigste Aufgabe der Transplantationsnachsorge zur Zeit und in Zukunft besteht in der Erhaltung der guten Akutergebnisse und der Verbesserung der Langzeitresultate. Innerhalb der letzten vier Jahrzehnte ist die Nierentransplantation zu einer einzigartigen Behandlungsmethode für Patienten mit endgültigem Organversagen avanciert. In Deutschland werden jedes Jahr mehr als 2000 Nieren verpflanzt; meist handelt es sich um Allotransplantate, die von nichtverwandten Leichenspendern übertragen werden.

Die Ergebnisse der Nierentransplantation wurden stetig verbessert. Beiträge hierzu wurden in den verschiedensten Bereichen geleistet: Die Techniken zur Bestimmung von Gewebemerkmalen wurden verfeinert, die chirurgischen Maßnahmen und die Nachsorge unmittelbar nach der Operation wurden optimiert. Im Vergleich mit den Anfangszeiten der Organverpflanzung steht heute eine bessere immunsuppressive Medikation zur Verfügung; außerdem sind die Nebenwirkungen der eingesetzten Medikamente bekannt, und man versteht mit ihnen umzugehen.

Will man die bisherigen Ergebnisse der Nierentransplantation detailliert analysieren, muß zwischen Patienten- und Organüberlebensdauer unterschieden werden. Außerdem werden Kurzzeiteffekte von langfristigen Erfolgen getrennt; hierzu bestimmt man die Einjahres- und Fünfjahresüberlebensraten. Die Einjahresüberlebensquote für Patienten liegt über 90 %. Es ist nicht zu erwarten, daß dieser Anteil in Zukunft weiter verbessert werden kann, da zunehmend auch ältere Dialysepatienten und Erkrankte mit weiteren gesundheitlichen Risiken transplantiert werden. Die Überlebensrate der übertragenen Nieren liegt im ersten Jahr bei durchschnittlich 80 %, in hervorragenden Transplantationszentren auch darüber. Die Zahlen gelten für Empfänger, die eine erste Spenderniere erhalten; für Zweit- oder gar Dritt-Transplantationen liegen die Resultate deutlich niedriger. Fünf Jahre nach Ersttransplantation arbeiten noch ca. 60 % der Organe. Die Ergebnisse der Verwandtennierenspende sind etwas günstiger. Bei fast allen Patienten, die kein vollidentisches Transplantat erhalten haben, nimmt die Funktion im Lauf der Zeit stetig ab. Als Ursachen wurden bereits chronische Abstoßungsprozesse, Bluthochdruck, Wiederauftreten der Grunderkrankung genannt.

Die Geschwindigkeit des Leistungsrückgangs der Niere wird von unterschiedlichen Faktoren beeinflußt, die noch nicht vollständig identifiziert sind. Unstrittig ist die Bedeutung der Übereinstimmung von HLA-Merkmalen. Vor allem Deckungsgleichheit der DR- und auch der B-Antigene ist für den langfristigen Transplantationserfolg maßgebend. Abb. 9 belegt,

daß die Überlebenszeit von Nierentransplantaten um so besser ist, je mehr
HLA-Determinanten zwischen Spender und Empfänger übereinstimmen.
Ein Einfluß der Zeitspanne, die das Organ ohne Blutzirkulation und Sauerstoffversorgung in der Kälte transportiert wird, besteht offensichtlich
nicht, solange eine Totale von 48 Stunden nicht überschritten wird. Ob die
verschiedenen Spüllösungen, mit denen das Organ während dieser Zeit
gefüllt und konserviert werden kann, das Langzeitgeschehen nach Transplantation mitentscheiden, ist unklar, aber nicht sehr wahrscheinlich.

Das Alter des Spenders und Empfängers spielen insofern eine Rolle, als
die Ergebnisse optimal sind, wenn beide im Erwachsenenalter sind. Die
Übertragung von kindlichen Organen auf erwachsene Empfänger ist häufig von operationstechnischen Komplikationen begleitet. Die Kinderniere
macht im Erwachsenenorganismus einen rasanten Wachstumsprozeß
durch, um den Anforderungen an eine effiziente Entgiftung nachzukom-
men. Möglicherweise stimuliert das wachsende Organ das Abwehrsystem
stärker als eine erwachsene Niere. Organe von Spendern, die älter als 60
Jahre sind, weisen unter Umständen bereits arteriosklerotische Gefäßveränderungen auf. Im Einzelfall kann eine altersbedingte, nicht erkennbare
Vorschädigung nach Transplantation zu einem beschleunigten Funktionsverlust der Niere führen. Daß Empfänger in fortgeschrittenem Alter eine
höhere Komplikationsrate erfahren, wurde bereits erwähnt. Auch das Ge-
schlecht des Spenders scheint den Transplantationserfolg geringfügig zu
beeinflussen. Offensichtlich haben Nieren von weiblichen Spendern eine
etwas ungünstigere Prognose. Ob die Zahl und Intensität früher akuter
Abstoßungsreaktionen den Langzeiterfolg mitbestimmt, ist noch nicht abschließend geklärt. Einige Untersuchungen sprechen dafür, daß häufige
akute Abstoßungsepisoden in der Frühphase nach Transplantation mit einem beschleunigten langfristigen Funktionsverlust der Niere einhergehen.
Die verschiedenen medikamentösen immunsuppressiven Regime, die
praktiziert werden, sind von vergleichbarer Wirksamkeit. Ihre Vor- und
Nachteile im Langzeitverlauf sind gut dokumentiert, so daß für jeden Patienten individuell das beste Therapieschema ausgesucht wird. Es ist offenkundig, daß ein therapeutischer Erfolg bei der Unterdrückung chronischer
Abstoßungsprozesse den entscheidenden Durchbruch zur Optimierung
der Langzeitergebnisse nach Nierenverpflanzung bringen wird.

2.2 Leber

2.2.1 Voraussetzungen und Vorbereitung des Empfängers

Die Leber nimmt für den Organismus verschiedene lebenswichtige Funktionen wahr: Sie synthetisiert Eiweiße wie z. B. Albumin, durch das die Blutflüssigkeit in den Gefäßen gehalten wird, und Gerinnungsfaktoren, die für die Gerinnselbildung und den Wundverschluß nach Verletzungen wesentlich sind. Außerdem baut die Leber Schlackenstoffe ab und entgiftet den Körper damit. So werden z. B. die Abbauprodukte des roten Blutfarbstoffs durch die Leber ausscheidungsfähig gemacht und mit der Gallenflüssigkeit in den Darm abgeleitet. Die Produktion von Galle findet in den Leberzellen statt; von dort wird sie über kleine Gallekanälchen in die großen Gallengänge, die Gallenblase und schließlich in den Darm abgeleitet. Die Leber ist außerdem an der Bildung und Umwandlung von Stoffwechselprodukten des Eiweiß-, Kohlehydrat- und Fetthaushaltes beteiligt.

Im Gegensatz zur Niere handelt es sich bei der Leber um ein Organ, für das kein dauerhaft praktikables maschinelles Ersatzverfahren zur Verfügung steht. Wird einem Patienten die Leber entnommen, um ein Spenderorgan zu implantieren, hängt vom Erfolg des Eingriffs das Leben des Erkrankten ab. Die Indikation zur Lebertransplantation wird bei einem Patienten dann gestellt, wenn abzusehen ist, daß der Betroffene innerhalb der nächsten zwei Jahre seiner Lebererkrankung erliegen wird oder wenn die Minderung seiner Lebensqualität so eklatant ist, daß das Risiko einer Transplantation gerechtfertigt erscheint. Vier Gruppen von Grunderkrankungen können unterschieden werden: chronische, weit fortgeschrittene Lebererkrankungen; bösartige Lebergeschwulste; fulminantes Leberversagen; angeborene, schwerwiegende Stoffwechseldefekte.

Die klinischen Zeichen des fortschreitenden "dekompensierten" Leberversagens sind vielfältig entsprechend der zahlreichen Aufgaben des Organs. Es kommt zu allgemeinen Symptomen des körperlichen Verfalls wie Schwäche, Leistungsabfall, Müdigkeit, Gewichtsverlust. Durch die gestörte Eiweißproduktion sinkt der Albumingehalt im Blut ab. Dadurch tritt Flüssigkeit aus den Adern in das Gewebe über; es kommt zu Wassereinlagerungen in Weichteilen, vor allem im Bereich der Knöchel und Unterschenkel, bei Bettlägerigkeit in den tiefen Rückenabschnitten vor dem Kreuzbein. Auch im Bauchraum sammelt sich Flüssigkeit (Ascites). Die Reduktion des zirkulierenden Volumens und damit des Gefäßinnendruckes und des Blutdrucks führt zu einer Einschränkung der Nierenfunktion. Durch die verminderte Bildung von Gerinnungsfaktoren entsteht eine gestörte Blutgerinnung mit verlängerter Blutungszeit. Im Rahmen der reduzierten Entgiftungsfunktion entwickelt sich eine Anhäufung des Abbau-produktes des roten Blutfarbstoffs, des Bilirubin; dessen Gehalt im Blut steigt an. Schließlich tritt Bilirubin in die Gewebe über. Zunächst wird in der Lederhaut (Sklera) des Auges, der äußeren Hülle des Augapfels, schließlich an der ganzen Haut eine Gelbfärbung durch das Bilirubin er-kennbar (Ikterus).

Bei weitgehendem Ausfall der Leberfunktion wird Ammoniak, das beim Proteinabbau entsteht, nicht mehr entgiftet, sondern reichert sich in der Blutbahn an. Dies führt zu Vergiftungserscheinungen, die sich vor allem in einer Störung der Hirnfunktion bemerkbar machen. Die häufigsten Grün-de für einen so schweren Leberschaden sind Zirrhosen nach virusbeding-ten Infektionen des Organs oder durch Alkoholmißbrauch. Unter einer Leberzirrhose versteht man eine chronische Erkrankung, bei der funk-tionsfähiges Lebergewebe abstirbt und durch funktionsloses Bindegewebe ersetzt wird. Infektionen der Leber durch das Hepatitis-B-Virus, in gerin-gerem Ausmaß auch durch sogenannte Non-A-non-B-Erreger, haben eine Tendenz zu chronischen Verläufen. Klinisch läßt sich dies an der dauernden Erhöhung der Leberwerte im Blut erkennen, die länger als sechs Monate nach der akuten Erkrankung fortbesteht. Leberzellen, die mit dem Hepa-titis-B-Virus infiziert sind, werden von T-Lymphozyten des Wirtsorganis-mus angegriffen und zerstört, um das Viruspartikel zu eliminieren. Die Vernichtung der Leberzellen ist in diesem Fall Ausdruck der körpereige-nen Abwehr gegen den Krankheitserreger in den Zellen. Bei der Non-A-non-B-Hepatitis, deren verursachendes Virus noch nicht identifiziert wur-de, ist es der Erreger selbst, der die Wirtszelle abtötet. Werden diese Pa-tienten erfolgreich mit einem Lebertransplantat versorgt, kann es leicht zu einer Infektion der Spenderleber mit dem Virus kommen, da die Leber zwar das Hauptreservoir für den Erreger ist, aber nicht die einzige Quelle. Dadurch ist ein Wiederauftreten der Grunderkrankung mit den typischen Komplikationen im Transplantat beinahe vorprogrammiert. Vorbeugend werden die Patienten nach dem Eingriff langfristig mit Antikörperlösun-gen gegen das entsprechende Virus behandelt.

Im Rahmen einer Virushepatitis kann sich in seltenen Fällen auch ein akutes "fulminantes" Leberversagen entwickeln, das durch einen rasanten, dramatischen Einbruch der Leberfunktion charakterisiert ist. Ähnliches wird auch bei bestimmten Vergiftungen beobachtet. Bei dieser Konstella-tion muß eine Lebertransplantation stets als lebensrettende Maßnahme in Erwägung gezogen werden.

Der bei weitem größte Anteil der Patienten, die eine Leberverpflanzung benötigen, leidet an einem alkoholbedingten Organversagen. Vor Aufnah-me auf die Warteliste sollten die Erkrankten über mindestens 6 Monate abstinent gelebt haben. Im Einzelfall muß bei ausgeprägten alkoholischen Begleiterkrankungen, die vor allem das Herz, Gehirn und Nervensystem betreffen, sorgfältig erwogen werden, ob eine Transplantation einen wirklichen Vorteil und kein unvertretbares Risiko für den Patienten bedeutet. Auch das soziale Umfeld des Transplantationskandidaten muß tragfähig sein, um einen Rückfall in die Alkoholkrankheit nach dem Eingriff zu vermeiden und um die aufwendige Versorgung und Mitarbeit des Empfängers nach der Transplantation zu gewährleisten.

Zirrhosen stellen auch das Endstadium verschiedener Autoimmunerkrankungen der Leber dar. Bei dieser Form der Krankheit wendet sich das Immunsystem des Patienten gegen Strukturen des Lebergewebes und zerstört sie. Die Auslöser für diese Fehlregulation sind weitgehend unbekannt. Bei der "primären biliären Zirrhose" sind vor allem die kleinen Gallenwege in der Leber betroffen. An der sehr seltenen Krankheit leiden überwiegend Frauen; das Manifestationsalter liegt zwischen 40 und 60 Jahren. Die Prognose dieser Patienten nach Lebertransplantation wird als günstig bezeichnet. Eine weitere Entzündung der Gallenwege auf Autoimmunbasis ist die "primär sklerosierende Cholangitis". Bei Kindern ist der angeborene Gallengangsverschluß der häufigste Grund für eine Leberübertragung. Außerdem gibt es eine Reihe angeborener Stoffwechseldefekte, die auf Störungen im Bereich der Leber basieren. Dazu gehören z. B. die Kupferspeicherkrankheit und die primäre Oxalose, die zu erheblichen Beeinträchtigungen der Erkrankten führen. Eine Kupferspeicherstörung (Morbus Wilson) geht neben der Leberbeteiligung unter anderem mit Ausfällen der Hormondrüsen, Schädigung des Herzmuskels und Gelenkzerstörungen einher. Außerdem sind das Zentralnervensystem, Augen, Nieren und rote Blutzellen betroffen. Bei den Oxalosen liegt ein Enzymdefekt im Oxalsäureabbau vor. Dadurch häufen sich exzessive Mengen von Oxalsäure im Körper an und schädigen fast alle Organe, darunter Nieren, Gelenke und Herz. Da dieser Ausfall eines Stoffwechselschrittes durch einen Defekt der Leberzellen entsteht, können die Patienten mit einer Lebertransplantation geheilt werden. Ähnliches gilt für weitere angeborene Stoffwechselstörungen, darunter die Speicherkrankheiten. Daher ist es bedeutsam, bei diesen Erkrankten frühzeitig an eine Organverpflanzung zu denken, bevor schwere irreversible Schäden entstanden sind.

Ob bei einem Leberzell- oder Gallengangskarzinom ohne nachweisbare Metastasierung transplantiert werden sollte, wird noch kontrovers diskutiert. Die Überlebensraten der Patienten liegen nach einem Jahr bei ca. 40 %, nach fünf Jahren knapp über 10 %. Meist entwickeln sich nach Transplantation doch Tochtergeschwulste des ursprünglichen Tumors im Spenderorgan oder außerhalb der Leber. Inwieweit dieser Prozeß durch die immunsuppressive Therapie nach Organübertragung begünstigt wird, kann noch nicht abschließend beurteilt werden. Eine Leberübertragung sollte nicht durchgeführt werden, wenn der Kandidat an einer schweren, den ganzen Organismus einbeziehenden Infektion oder AIDS leidet, wenn ein bösartiger Tumor der Leber oder der Gallenwege mit bereits nachweisbaren Tochtergeschwulsten vorliegt oder wenn eine Herz- und/oder Lungenkrankheit in fortgeschrittenem Stadium besteht.

Die Vorbereitung des Patienten zur Lebertransplantation unterscheidet sich nicht wesentlich von den präoperativen Untersuchungen potentieller Nierentransplantatempfänger. Die Vorgeschichte des Kranken sollte möglichst umfassend bekannt sein. Die anderen lebenswichtigen Organe wie Herz und Lunge müssen auf ihre Leistungsfähigkeit geprüft werden. Auch auf eine gründliche neurologische Untersuchung darf nicht verzichtet werden. Versteckte Entzündungsherde, die häufig in den Zähnen und Nasennebenhöhlen lokalisiert sind, sollten aufgespürt und saniert werden, da sie unter der immunsuppressiven Behandlung heftig wiederaufleben können. Mit Hilfe von Ultraschalluntersuchungen oder radiologischer Maßnahmen sollte gesichert werden, daß der Durchfluß durch die Pfortader, die das Blut aus dem Darmtrakt der Leber zuführt, gewährleistet ist. Selbstverständlich werden umfangreiche Laboruntersuchungen durchgeführt, darunter auch die erforderlichen Analysen zur Abwehrlage des Patienten mit Blutgruppenbestimmung und HLA-Typisierung. Die Bestimmung des Antikörpergehaltes gegen Infekterreger im Blut ist umfassend und schließt eine Hepatitis-, HIV-, CMV-, Herpes- und Epstein-Barr-Virus-Serologie ein. Das Alter des Patienten spielt eine untergeordnete Rolle. Wenn keine wesentlichen zusätzlichen Störungen vorliegen, werden auch Erkrankte, die älter als 60 Jahre sind, als potentielle Empfänger geführt.

Die Zuordnung eines Spenderorgans zu einem Empfänger erfolgt bei der Lebertransplantation ausschließlich über die Verträglichkeit der Blutgruppen und die Organgröße. Spender und Empfänger sollten von ähnlicher Größe und vergleichbarem Gewicht sein, damit das Organ in der Bauchhöhle des Patienten Platz findet. Da Blutgruppenmerkmale nicht nur auf roten Blutzellen ausgebildet werden, sondern auch auf den Zellen solider Organe, verbietet sich in der Regel eine Transplantation über die Blutgruppengrenzen hinweg. Im Blut eines Patienten mit Blutgruppe A zirkulieren Antikörper gegen Oberflächenmerkmale der Gruppe B; sie würden ein Spenderorgan mit Blutgruppe-B-Determinanten angreifen. Im Gegensatz zur Nierentransplantation entsteht bei der Leberverpflanzung gegen die Blutgruppenbarriere zwar nicht das Vollbild einer hyperakuten Abstoßungsreaktion, aber die Überlebensraten der Empfänger sind deutlich schlechter. Bei ABO-inkompatiblem Spender und Empfänger kann

außerdem eine sogenannte "Transplantat-gegen-Wirt"-Reaktion auftreten. Sie wird verursacht durch immunkompetente Zellen des Donors, die
bei der Organverpflanzung mitübertragen wurden und jetzt Empfängergewebe attackieren. Dadurch wird die Situation im ersten Monat nach Transplantation noch unübersichtlicher; im Extremfall kann sogar eine Retransplantation erforderlich werden. Eine Bestimmung der HLA-Merkmale
wird zwar für Spender und Empfänger durchgeführt, kommt aber in der
Regel bei der Organvergabe nicht zum Tragen, weil die Analyse zu viel
Zeit in Anspruch nimmt. Auch Crossmatch-Tests werden vor der Operation nicht regelmäßig angelegt; nach dem Eingriff gehören sie zur Routine.
Bei der Leberverpflanzung ist der Zeitdruck immens, da das Organ keine
24 Stunden ohne Blutversorgung überleben kann. Zur präoperativen Vorbereitung des Empfängers gehört die Gabe von Blutkonserven, Albumin
und Gerinnungsfaktoren. Dadurch läßt sich die Durchblutungssituation
stabiliseren und die Gerinnbarkeit des Blutes normalisieren.

2.2.2 Operationstechnik

Die orthotope Lebertransplantation ist heute das Verfahren der Wahl.
Dies bedeutet, daß die Leber des Patienten entfernt wird und das Spenderorgan an der anatomisch korrekten Stelle eingepflanzt wird. Früher
wurde – ähnlich wie bei der Niere auch – das neue Organ heterotop implantiert. Die Ergebnisse dieser Methode sind der orthotopen Transplantation unterlegen; sie kommt daher nicht mehr zum Einsatz, obwohl sie
den Vorteil bietet, daß die eigene Leber mit ihrer Restfunktion im Körper
verbleibt.
Während und nach der Entnahme wird das Spenderorgan mit einer
speziell zusammengesetzten, organerhaltenden Lösung durchspült. Obwohl verschiedene Flüssigkeiten zur Verfügung stehen, wird praktisch nur
die sogenannte UW-Lösung, die an der Universität von Wisconsin entwik-
kelt wurde, genutzt. Diese bietet die besten Resultate; in Einzelfällen kann
mit dieser Spülflüssigkeit sogar eine Überlebenszeit außerhalb des Körpers von 24 Stunden und mehr erreicht werden. Somit verbessern sich die
Möglichkeiten, Organe effektiv auszutauschen und über weitere Entfer-
nungen zu transportieren.
Die technisch schwierigste Phase der Leberverpflanzung ist die Entfernung des eigenen Organs des Transplantatempfängers, um Platz für die
Spenderleber zu schaffen. Dies geschieht unmittelbar vor der Implantation
des neuen Organs. Der Eingriff wird erst begonnen, wenn die Spenderleber
sicher den Transport überstanden hat und unversehrt im Transplantations-

zentrum angekommen ist. Das größte Problem bei der Entfernung des insuffizienten Organs sind Verwachsungen im Bauchraum, wenn zuvor bereits Operationen in der Bauchhöhle durchgeführt wurden, um den Blutfluß am kranken Organ vorbeizuleiten. Weitere Schwierigkeiten bei der Entnahme der zerstörten Leber entstehen durch den Hochdruck, der sich bei Leberzirrhose im vorgeschalteten Pfortaderkreislauf entwickelt hat, und durch Gerinnungsstörungen. Beide Probleme können zu schwersten Blutungen während der Operation führen. Häufig reißen bei dem vorsichtigen Versuch, das Organ zu mobilisieren, Verwachsungen mit der Umgebung auf und begünstigen weitere Blutungskomplikationen.

Die Leber wird aus dem umliegenden Gewebe gelöst, bis sie nur noch über ihre Gefäße mit dem Organismus verbunden ist. In dieser Phase wird das Spenderorgan am Operationstisch begutachtet und auf seine Eignung für die speziellen anatomischen Verhältnisse des Empfängers geprüft. Die Zeitspanne, in der die eigene Leber bereits vom Körper abgelöst ist und das Spenderorgan noch nicht an den Kreislauf angeschlossen wurde, ist äußerst kritisch. Durch Abklemmung der großen venösen Gefäße, die das Blut aus der Darmzirkulation der Leber und nach Leberpassage dem Herzen zuführen, wird der Rückfluß des Blutes zum Herzen stark behindert. Diese anhepatische Phase dauert 45–90 Minuten, bis nach der Gefäßanastomose der Spenderleber mit dem Empfängerorganismus die Durchblutung der neuen Leber durch Abnahme der sichernden Klemmen eingeleitet wird. Um diese problematische Situation zu entschärfen, wird vorübergehend ein Umgehungskreislauf zwischen der Becken- und Achselvene angelegt. Beide Gefäße werden über ein extrakorporales Schlauchsystem miteinander verbunden. Dazwischengeschaltet ist eine Pumpe, die den Blutfluß gewährleistet. Eine zusätzliche Gerinnungshemmung, um die Gerinnselbildung an den synthetischen Materialien zu verhindern, ist nicht erforderlich. Da auf diese Weise ein Blutstau verhindert wird, trägt die Maßnahme zur Kreislaufstabilisierung des Patienten während der anhepatischen Phase bei.

Durch End-zu-End-Verbindung wird die Leberarterie des Spenderorgans mit dem freien Rest der Leberarterie des Empfängers anastomosiert. Auf diese Weise wird die Versorgung des Organs mit Sauerstoff und Nährsubstanzen sichergestellt. Die Pfortader führt der Leber das Blut aus den Darmgefäßen zu; auch die Pfortaderenden von Spenderorgan und Empfängergefäß werden miteinander vernäht. Um den Abfluß des Blutes aus der Leber zu gewährleisten, wird die Hohlvene des Empfängers ober- und unterhalb des Organs mit den Gefäßenden der Spenderhohlvene, die aus dem Transplantat ragen, verbunden (Abb. 13). Bei einigen Organen sind mehrere Leberarterien nachweisbar, deren Anschluß an den Patientenkreislauf erhebliche technische Probleme mit sich bringen kann.

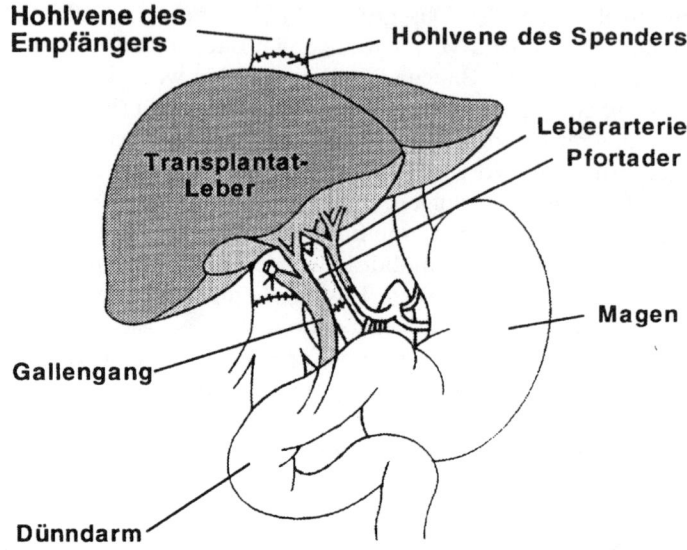

Hohlvene des Empfängers

Hohlvene des Spenders

Leberarterie Pfortader

Transplantat-Leber

Magen

Gallengang

Dünndarm

Abb. 13: Technik der Lebertransplantation.
Die Leberarterie des Empfängers wird End-zu-End mit der Arterie des Transplantates verbunden. Auch die Enden der Pfortader von Spenderorgan und Empfänger werden miteinander vernäht. Die Hohlvene des Spenders ragt oben und unten aus dem Transplantat heraus und wird an die Hohlvene des Empfängers End-zu-End angeschlossen. Der Gallengang wird in den Dünndarm eingepaßt.

Auch der Gallengang muß rekonstruiert werden. Idealerweise werden auch hier beide Enden direkt miteinander verbunden. Sollte dies nicht möglich sein, muß der Gallenausführungsgang in den Dünndarm des Patienten eingepaßt werden. Dieser Kunstgriff wird vor allem dann erforderlich, wenn die Gallenwege des Empfängers verschlossen oder stark eingeengt sind oder wenn der Querschnitt der beiden Gangsysteme von Spender und Empfänger zu unterschiedlich ist.

Häufig werden Leberübertragungen auf Kinder durchgeführt. Ein besonderes Problem bei den kleinen Patienten besteht darin, ein Transplantat von geeigneter Größe zu finden. Seit einiger Zeit hat man gelernt, Spenderorgane chirurgisch zu verkleinern; durch diese Technik wird die Transplantation auf Empfänger mit geringer Körpergröße und kleinem Bauchraum erleichtert. Mittlerweile ist auch die Entnahme eines Lebersegments bei einem Lebendspender möglich; dies erlaubt die Übertragung eines Organteils z. B. von Eltern auf ihre Kinder.

Insgesamt ist die Lebertransplantation ein äußerst schwieriger, komplexer operativer Eingriff, für den regelmäßig zahlreiche Blutkonserven verbraucht werden. Die Sterblichkeit während und unmittelbar nach der Operation ist daher mit bis zu 10 % vergleichsweise hoch, obwohl die chirurgische Technik verbessert wurde und die Blutungskomplikationen durch geeigneten Ersatz von Gerinnungsfaktoren beherrscht werden können.

2.2.3 Akut- und Langzeitnachsorge

Die Lebertransplantation geht unvermeidbar mit einem postoperativen Organversagen einher. Dieses ist bedingt durch die Schäden, die während der Explantation und vor allem während der Transportzeit ohne Blut- und Sauerstoffversorgung entstehen. Kennzeichnend ist der Anstieg von Enzymaktivitäten im Blut, die normalerweise in der Wand oder im Innern der Leberzellen lokalisiert sind. War die Transplantation erfolgreich, normalisieren sich diese Werte nach einem Gipfel am zweiten bis dritten postoperativen Tag wieder am fünften oder sechsten Tag nach dem Eingriff. Nimmt ein Lebertransplantat nach der Operation definitiv seine Funktion nicht auf, bedeutet dies für den Patienten eine tödliche Komplikation. Einziger Ausweg ist eine notfallmäßige Zweittransplantation, sofern ein Spenderorgan zur Verfügung steht. Die Ergebnisse dieser Retransplantation sind denkbar ungünstig, da der Patient in weiter reduziertem Allgemeinzustand den großen Eingriff auf sich nimmt. Die Zweitoperation im bereits voroperierten Bauchraum ist komplikationsträchtig.

In einigen Fällen stellt sich die Leberfunktion nach initialem Versagen verzögert wieder ein. Verschiedene Faktoren können für einen verlängerten anfänglichen Leistungsausfall des Transplantates verantwortlich sein: die Todesursache des Spenders, Probleme bei der Explantation, die Art der konservierenden Lösung, die Dauer der Zeitspanne ohne Organdurchblutung, die Abwehrlage des Empfängers, Komplikationen bei der Implantation, die Kreislaufsituation des Patienten.

Nach Lebertransplantation werden häufig Infektionen beobachtet. Die Überlebensrate der Patienten hängt von der Art und Schwere der Entzündungsreaktion ab. Bakteriell verursachte Infekte in Lunge, Blase oder anderen Organen sprechen gut auf Antibiotika an. Virus- oder Pilzinfektionen sind häufig therapieresistent. Die meisten infektiösen Komplikationen treten in den ersten Monaten nach dem Eingriff auf. Erreger der Herpes-Familie verursachen bei etlichen Patienten viral bedingte Infekte; ihre Häufigkeit bei Lebertransplantierten wird mit 50 bis 80 % angegeben. Auch Erkrankungen durch CMV werden oft registriert. Die Symptomatik ist typisch und reicht von geringfügigen Beschwerden über Fieber, Übelkeit, Magen-Darm-Probleme bis zur schweren Lungenerkrankung. Die Behandlung erfolgt mit entsprechenden virustatischen Medikamenten (Ganciclovir). Bei der charakteristischen Risiko-Konstellation eines CMV-positiven Spenders und eines CMV-negativen Empfängers wird vorbeugend regelmäßig CMV-Hyperimmunglobulin verabreicht. Selbstverständlich wird im Falle einer ausgeprägten Infektion auch die immunsuppressive Medikation reduziert, um dem Abwehrsystem des Patienten die adäquate Auseinandersetzung mit dem Erreger zu ermöglichen. Dieses Vorgehen wird bei Lebertransplantationen üblicherweise nicht von einer erhöhten Abstoßungsrate begleitet. Offensichtlich spielen bei der Abstoßung von Lebertransplantaten andere Mechanismen eine Rolle als z. B. bei Abwehrprozessen gegen eine körperfremde Niere. Ursache für dieses abweichende Verhalten ist wahrscheinlich eine besondere Ausprägung der HLA-Determinanten auf der Oberfläche von Leberzellen im Vergleich mit anderen soliden Organen.

Hyperakute Abstoßungsreaktionen treten nach Leberverpflanzung nur sehr selten auf, auch wenn im Blut des Empfängers vorgeformte Antikörper gegen Merkmale des Spenders zirkulieren. Der Grund für dieses Phänomen ist unbekannt. Es wurde spekuliert, daß das Organ möglicherweise nicht auf Antikörper reagiert oder daß die Leberzellmasse den Antikörperspiegel an der einzelnen Zelle so sehr reduziert, daß kein nachweisbarer Schaden mehr entsteht. Auch durch den großen Blutverlust bei einer Lebertransplantation kann der Antikörpergehalt im Blut absolut vermindert sein. In Einzelfällen wurde berichtet, daß bei Patienten, denen eine Niere und eine Leber übertragen wurde, bei zuvor positivem Crossmatch der Test negativ ausfiel, nachdem intraoperativ der Leberkreislauf eröffnet wurde.

Eine akute Abstoßungsreaktion nach Lebertransplantation tritt in der Regel 7–10 Tage nach dem Eingriff auf und kann rasch und sicher durch eine Biopsie und anschließende mikroskopische Untersuchung des gewonnenen Materials diagnostiziert werden. Wegweisend ist der Nachweis einer Einwanderung von weißen Blutzellen in das Lebergewebe. Andere mögliche Gründe für eine Funktionsverschlechterung des Transplantates sollten ebenfalls erwogen werden; dazu gehören ein Verschluß der Leberarterie, eine Verlegung des Gallenganges, eine viralbedingte Hepatitis, Arzneimittelnebenwirkungen und ein Wiederauftreten der Grunderkrankung. Zu den typischen Symptomen einer Abstoßungskrise zählen Fieber, Bauchschmerzen, Flüssigkeitsansammlung im Bauchraum, eine tastbare Lebervergrößerung und Appetitmangel. Alle diese Zeichen können auch bei anderen Komplikationen auftreten und sind nicht spezifisch. Gleiches gilt für charakteristische Laborwertveränderungen: Enzyme, die in der äußeren Wand oder im Zellinnern von Leber- und Gallengangszellen vorkommen, werden durch die Zellschädigung freigesetzt und in der Blutbahn in erhöhten Konzentrationen nachgewiesen; auch das Bilirubin im Blut steigt an. Zur Behandlung akuter Abstoßungsepisoden werden die üblichen Medikamente eingesetzt: Corticosteroidstoßbehandlung, Antilymphozytenglobuline oder monoklonale Antikörper wie OKT 3. Es hängt von der Schwere des Ereignisses ab, welche Therapie gewählt wird.

Auch bei der Lebertransplantation hat Ciclosporin einen entscheidenden therapeutischen Durchbruch erbracht. In der Ära vor Ciclosporin lag die Einjahresüberlebensrate für Patienten nach Lebertransplantation bei höchstens 40 %; diese hat sich nach Einführung des Präparates in die Standardbehandlungsprotokolle fast verdoppelt. Ähnlich wie bei der Nierentransplantation wird Ciclosporin überwiegend mit Corticosteroiden und Azathioprin kombiniert zum Schutz vor akuten Abstoßungsreaktionen eingesetzt. In einigen Transplantationszentren werden zusätzlich auch Antilymphozytenglobuline in der frühen Phase nach Organübertragung angewandt. Für die Aufnahme des schlecht wasserlöslichen Ciclosporin über die Darmwand sind Gallensekrete erforderlich. Ist der Gallefluß nach Leberverpflanzung spärlich, kann das lebenswichtige Medikament nur unvollständig und daher auch unkalkulierbar in die Blutbahn übertreten. In diesen Fällen ist – zumindest vorübergehend – eine intravenöse Gabe erforderlich. Eine Leberschädigung zählt zu den bekannten Nebenwirkungen des Ciclosporin, macht aber nach Lebertransplantation nur selten Probleme. Vor allem bei niedrigem Blutdruck und geringem Eiweißgehalt des Blutes kann die nierenschädigende Wirkung des Ciclosporin in den Vordergrund treten. Bei Patienten, die durch ihre Leberzirrhose eine Milzvergrößerung entwickelt haben, kann der Abfall der Leukozytenzahl durch Azathioprin verstärkt sein.

Die Akutbetreuung lebertransplantierter Patienten wird von der Sorge um chirurgische Komplikationen in den ersten Wochen nach Transplantation geprägt. Hauptproblem in den ersten 48 Stunden sind Nachblutungen. Man kann das Risiko ungefähr ermessen, wenn man sich die zahlreichen Gefäßnähte und die großflächigen Verletzungen bei der Entnahme des Empfängerorgans vorstellt. Hinzu kommt, daß die Gerinnungsabläufe nur dann ungestört funktionieren, wenn das frisch transplantierte Organ sofort seine komplexen synthetischen Leistungen aufnimmt. Sobald der Patient Anzeichen einer instabilen Kreislaufsituation erkennen läßt – dazu gehören Rückgang des zentralvenösen Drucks, Blutdruckabfall, Pulsanstieg – und mehr als fünf Blutkonserven pro Tag benötigt, sollte nach einer möglichen Blutungsquelle geforscht werden. Häufig ist eine erneute Eröffnung des Bauchraums erforderlich. Auch nach der akuten postoperativen Phase

kann es zu Blutungskomplikationen kommen. Eine Ursache sind Leber-
biopsien, die unter Ultraschallkontrolle mit einem besonderen nadelähn-
lichen Instrument ausgeführt werden. Bei dieser Routinemaßnahme zur
Diagnose von Abstoßungsreaktionen kann im gut durchbluteten Organ
leicht ein Blutgefäß verletzt werden. Manchmal muß auch bei dieser Komplikation chirurgisch interveniert werden. Bei Patienten, die eine schwere
Infektion im Bauchraum mit Streuung in die Gefäßbahn entwickeln, kann
es zum plötzlichen Einriß einer Gefäßnaht kommen mit massivem, rasch
eintretendem Blutverlust in die Bauchhöhle. In diesen Fällen ist die Prognose des Transplantierten außerordentlich schlecht.

Im Bereich der Gefäße, die nach der Operation die Verbindung zwischen Spenderorgan und Empfänger herstellen, bilden sich postoperativ
unter Umständen Veränderungen verschiedenster Art aus: Verlegung
durch ein Blutgerinnsel (Thrombose), Einengung (Stenose) – vor allem
durch narbige Schrumpfung im Nahtbereich – und spontane, fistelähnliche
Verbindungen untereinander. Wenn die Pfortader zu einem frühen Zeitpunkt komplett thrombosiert, entsteht meist ein Transplantatversagen. Es
kommt zur Kreislaufinstabilität und zum Druckanstieg im vorgeschalteten
Gefäßbett mit Milzvergrößerung. Die Gerinnselbildung wird begünstigt,
wenn die bei der Transplantation neu gebildete Pfortader aus Empfänger-
und Spenderanteil nicht optimal in den vorhandenen Raum paßt, z. B.,
wenn es zu Verdrehungen und Abknickungen kommt. Tritt die Pfortader-
thrombose innerhalb weniger Tage nach der Operation rasch und vollständig auf, sollte eine sofortige chirurgische Revision erfolgen. Entwickelt sich
die Verlegung des Gefäßes allmählich, können sich kleine Umgehungs-
kreisläufe ausbilden. Die Drucksteigerung ist dann weniger ausgeprägt,
auch die Leberfunktion bleibt unbeeinträchtigt; ein Eingriff ist in der Regel überflüssig.

Eine weitere Gefäßkomplikation nach Lebertransplantation ist die
Thrombose der Leberarterie. Das klinische Bild dieses Ereignisses kann
sehr stark variieren: vom anfangs fast symptomlosen Verlauf bis zum rasanten, nahezu vollständigen Untergang des Lebergewebes mit nachfolgender
massiver Entzündungsreaktion und Schock. Einzige Überlebenschance für
Patienten mit dem Vollbild der Erkrankung ist die Retransplantation. Die
Diagnose wird mittels einer Röntgen-Kontrastmitteluntersuchung gestellt.
Die schwere Infektion muß durch Gabe von Breitspektrum-Antibiotika
bekämpft werden. Chirurgische Komplikationen im Bereich der oberen
und unteren Hohlvene sind selten.

Gefürchtet sind Probleme der Gallenwege, da es häufig zu Leckstellen
in diesem Bereich kommt. In der Folge entstehen regelmäßig schwerste
Infekte des Bauchraums sowie Verlegungen und Entzündungen der klei-

nen Gallengänge. Diese entzündlichen Veränderungen der Gallenwege sind leicht mit Abstoßungsreaktionen zu verwechseln. Viele Patienten werden in dieser unklaren Situation mit erhöhten Dosen abwehrschwächender Medikamente behandelt, obwohl sie von schweren Infekten bedroht sind. Wird die beginnende Sepsis als Abstoßungskrise fehlinterpretiert, kann der Patient versterben. Im späteren Verlauf nach Transplantation treten spontan Verschlüsse der Gallengänge auf. Die Symptome sind den oben genannten vergleichbar.

Ultraschalluntersuchungen sind stets eine erste diagnostische Maßnahme. Zum Ausschluß einer akuten Abstoßung wird eine Leberfeinnadelbiopsie durchgeführt. Die Probleme im Gallengangssystem werden durch eine Röntgendarstellung mit Kontrastmittel nachgewiesen und lokalisiert.

Nach Leberverpflanzung entwickeln sich bei manchen Patienten Komplikationen im Darmtrakt. Darmverschlüsse sind selten. Häufiger entstehen Perforationen und Leckstellen am Ort der Gallengangsimplantation. Blutungen im Magen-Darm-Trakt werden oft gesehen. Mögliche Ursachen sind streßbedingte Geschwüre; bei Hochdruck im Pfortadersystem können auch die betroffenen venösen Gefäße zur Blutungsquelle werden. Die Diagnose wird durch endoskopische Untersuchungen gestellt. In der Regel erhalten die transplantierten Patienten vorbeugend Magenschutzmedikamente. Bei blutenden venösen Gefäßen ist eine Injektionsbehandlung zur Verödung indiziert; unter Umständen ist eine operative Maßnahme erforderlich.

Haben die frisch Lebertransplantierten die erste kritische Phase nach dem Eingriff komplikationslos überstanden, werden sie nach drei bis vier Wochen aus stationärer Behandlung entlassen. Das Nachsorgeprogramm entspricht weitgehend der ambulanten Betreuung von Nierenempfängern. Die Kontrolluntersuchungen werden zunächst in wöchentlichen Abständen durchgeführt, später können – beim Ausbleiben von Problemen – die Intervalle auf vier bis sechs Wochen ausgedehnt werden. Laboruntersuchungen und klinische Befunderhebung stehen im Mittelpunkt der Nachbeobachtungsphase; analysiert werden Blutbildung, Gerinnungsstatus, Parameter der Leber- und Nierenfunktion, Leberenzyme, Stoffwechseldaten und Elektrolyte im Blut. Die Patienten führen zu Hause Buch über ihren Temperatur- und Gewichtsverlauf. Regelmäßig wird der Patient mit Ultraschall untersucht, um Größenveränderungen und Strukturunregelmäßigkeiten des transplantierten Organs, Störungen des Galleflusses, Flüssigkeitsansammlungen in der Bauchhöhle oder eine Milzvergrößerung zu erkennen bzw. auszuschließen. In größeren zeitlichen Abständen erfolgen nuklearmedizinische Untersuchungen des Transplantates ebenso wie Feinnadelbiopsien, um Abstoßungszeichen aufzuspüren. Bei klinischem Verdacht auf eine akute Abstoßungskrise ist unverzüglich, auf alle Fälle vor Einleitung der entsprechenden Therapie eine Leberfeinnadelbiopsie zur Sicherung der Diagnose zu veranlassen.

2.2.4 Bisherige Ergebnisse der Lebertransplantation

Die orthotope Lebertransplantation ist das Therapieverfahren der Wahl für eine Vielzahl fortgeschrittener Lebererkrankungen, die mit konventionellen Behandlungsmaßnahmen nicht kurabel sind. Chronische Leberschäden entwickeln sich bald zu einer komplizierten Multiorganerkrankung, verbunden mit zahlreichen, oft langfristigen Krankenhausaufenthalten. Ein nennenswerter Anteil der Erkrankten leidet außerdem an der hepatischen Enzephalopathie, einem neurologisch-psychiatrischen Syndrom. Durch diese Störung, die intellektuelle und psychomotorische Fähigkeiten vermindert und zur emotionalen Labilität mit auffälligen Verhaltensmustern führt, wird die soziale Situation der Erkrankten nochmals verschlechtert. Neben den klinischen Ergebnissen ist vor allem der Einfluß der Transplantation auf die Lebensqualität der Patienten von entscheidender Bedeutung für den Langzeiterfolg des Eingriffs. Gezielte Untersuchungen, bei denen Patienten vor und nach Leberübertragung zu ihrer sozialen Integration und individuellen Leistungsfähigkeit befragt wurden, zeigen deutliche Verbesserungen durch die Transplantation. Vor allem erholen sich die Fähigkeiten des Patienten, alltägliche Verrichtungen selbst auszuführen, zwischenmenschliche Kontakte zu pflegen, seine Aufmerksamkeit und sein generelles Interesse an Aktivitäten. Zwei Jahre nach Transplantation hat sich in der Regel bei allen Patienten die Lebenssituation entscheidend verbessert. Etliche Transplantierte können wieder ins Arbeitsleben integriert werden. Die Betroffenen sind meist durch ein ausgeprägtes Gesundheitsbewußtsein charakterisiert. Drei Jahre nach dem Eingriff erscheinen auch die neuropsychologischen Ausfälle weitgehend zurückgebildet, auch wenn das Niveau des gesunden Zustandes nicht mehr erreicht wird. Zusammenfassend muß die Lebertransplantation als hervorragende therapeutische Strategie zur physischen und psychischen Genesung schwerst chronisch Leberkranker gewertet werden. Eine sorgfältige Risiko-Nutzen-Abwägung ist trotzdem für den einzelnen Patienten unumgänglich, da es sich immer noch um eine komplikationsreiche chirurgische Intervention handelt.

Akute Abstoßungsreaktionen treten bei etwa 75 % der Lebertransplantierten auf. Werden sie rechtzeitig erkannt, können sie gut und erfolgreich mit den Standardmethoden behandelt werden. Diagnostisches Mittel der

Wahl ist die Feinnadelbiopsie, die routinemäßig in regelmäßigen Abständen nach der Operation durchgeführt werden sollte. Ein Organversagen
nach dem ersten Jahr ist durch chronische Abstoßungsprozesse oder durch
ein Wiederauftreten der Grunderkrankung bedingt. Die schwere chronische Transplantatabstoßung ist im mikroskopischen Bild durch ein Verschwinden der kleinen Gallenwege in der Leber, eine Verdickung der Ar-
terieninnenwand und fortschreitenden bindegewebigen Umbau des Organs gekennzeichnet.

Die Einjahresüberlebensrate der Patienten nach Lebertransplantation
liegt bei ungefähr 70–80 %; in der Ära vor der Einführung von Ciclosporin
betrug sie lediglich 30 % im Durchschnitt, maximal 40 % in hervorragenden Zentren. Nach fünf Jahren leben heute noch ca. 60 % der Transplantierten; bevor Ciclosporin zur Verfügung stand, erreichten nur 18 % der
Patienten diese Marke. Die meisten Todesfälle treten innerhalb der ersten
Monate nach der Operation ein. Der Eingriff selbst ist durch Verbesserungen der operativen Technik, die Einführung des passageren venovenösen
Umgehungskreislaufs und durch Fortschritte in der Narkosehandhabung
wesentlich seltener als in den Pionierzeiten der Lebertransplantation von
tödlichen Komplikationen begleitet. In der postoperativen Phase treten
jedoch zahlreiche chirurgische Probleme auf, die frühzeitig erkannt und
behandelt werden müssen. Nur auf diese Weise kann die Überlebensrate
der Lebertransplantierten im ersten Jahr weiter gesteigert werden. Jährlich
werden in Deutschland über 500 Leberverpflanzungen durchgeführt. Viele
Patienten versterben immer noch an ihrer Grunderkrankung, während sie
auf ein Spenderorgan warten.

2.3 Herz

2.3.1 Voraussetzungen und Vorbereitung des Empfängers

Im Dezember 1967 wurde die erste Herztransplantation von Christian
Barnard in Kapstadt/Südafrika durchgeführt. Seither hat die Zahl der jähr-
lichen Herzverpflanzungen weltweit ständig zugenommen; in Deutschland
allein sind es mehr als 500 Eingriffe im Jahr. Vor allem in den letzten 10
Jahren hat sich die Zahl der Herztransplantationen deutlich erhöht.
Gleichzeitig ist die Nachfrage nach Spenderorganen drastisch gestiegen;
auch das Angebot an Transplantaten hat zugenommen. Das Verhältnis der
zur Verfügung stehenden Spenderherzen zu wartenden, chronisch herzin-
suffizienten Patienten ist konstant geblieben. Etwa 60 % der Erkrankten
können rechtzeitig mit einem adäquaten Organ versorgt werden. Da sich

die Absolutzahlen an Herzübertragungen erhöht haben, nahm auch die Wartezeit für den einzelnen Patienten zu. Sie beträgt heute im Durchschnitt mehrere Monate, während vor 10 Jahren nur rund 100 Tage in Kauf zu nehmen waren. Eine Folge hiervon ist, daß eine Herztransplantation meist nur für Patienten in Betracht gezogen werden kann, deren Lebenserwartung noch mindestens ein Jahr beträgt. In den USA sterben jährlich fast 200 000 Menschen an chronischem Herzversagen. Obwohl die meisten sicher nicht für eine Herztransplantation in Frage kommen, steht dieser enormen Zahl von Erkrankten ein Angebot von lediglich 2000 Spenderorganen pro Jahr gegenüber. Die steigende Anzahl von Patienten auf der Warteliste und die limitierte Verfügbarkeit von Organen zwingen zu einer strengen Indikationsstellung zur Herzverpflanzung. Neben medizinischen Gesichtspunkten spielt daher auch der zu erwartende Gewinn an Lebensqualität für den Patienten eine wichtige Rolle.

Potentielle Herzempfänger sind Patienten, deren Alter weniger als 60 Jahre beträgt und die an einer Herzerkrankung im Endstadium leiden. Alle Möglichkeiten einer medikamentösen Therapie müssen ausgeschöpft sein. Ein lebensrettender operativer Eingriff am Herzen des Patienten ist nicht möglich. Eine derart ausgeprägte Herzschwäche (Herzinsuffizienz) entwickelt sich in drei Phasen: Zunächst geht Herzmuskelgewebe unter, z. B. durch einen Infarkt oder eine Entzündung. Anschließend paßt sich der Herzmuskel den veränderten Bedingungen, die durch den Ausfall bestimmter Gebiete entstehen, an: Entweder gibt das Herzmuskelgefüge den neuen Spannungsverhältnissen nach, und es entsteht eine Erweiterung (Dilatation), oder der Herzmuskel versucht, über eine Dickenzunahme (Hypertrophie) den neuen Anforderungen gerecht zu werden. In fortgeschrittenen Stadien der Herzschwäche laufen beide Prozesse nebeneinander ab. Die Folge ist eine zunehmende Verminderung der Auswurfleistung des Herzens. Dadurch kann das Herz seiner Hauptaufgabe – der Aufrechterhaltung einer angemessenen Blutzirkulation – nicht mehr gerecht werden. Die veränderte Kreislaufsituation führt zu einer Reihe von Anpassungsreaktionen im Organismus. Dazu gehört eine Drosselung der Leber-, Nieren- und Extremitätendurchblutung, während die Zirkulation in Herz und Gehirn aufrechterhalten wird. Die Summe dieser Faktoren trägt zum Beschwerdebild des Kranken bei: allgemeine Schwäche, Atemnot bei körperlicher Anstrengung, Wassereinlagerung in Knöcheln und Unterschenkeln oder – bei bettlägerigen Patienten – am Rücken. Die Einjahressterblichkeit bei diesen Kranken beträgt mehr als 20 %; nach fünf Jahren sind etwa 60 % verstorben. Durch Verbesserung der konservativen medikamentösen Behandlungsmöglichkeiten haben sich diese Zahlen in letzter Zeit nur geringfügig verringert.

Die Art der Grunderkrankung des Patienten ist für das Langzeitergebnis nach Transplantation von untergeordneter Bedeutung. Häufige Ursachen für eine ausgeprägte Herzschwäche sind schwere Durchblutungsstörungen des Herzmuskels durch massive, diffuse Arteriosklerose der Herzkranzgefäße oder Kardiomyopathien. Letzteres sind Erkrankungen des Herzmuskels, die z. B. durch Alkoholmißbrauch oder durch Virusinfektionen verursacht sein können. Auch Patienten, deren Kreislaufsituation durch die schwache Pumpleistung ihres eigenen Herzens sehr schlecht ist – bis hin zu einer längerdauernden Schocksituation, die auf Medikamente nur unzureichend anspricht –, haben nach der Transplantation eine günstige Prognose. Einzige Ausnahme sind Patienten mit ausgeprägter Herzschwäche, bei denen sich bereits eine Widerstandserhöhung im Lungenkreislauf ausgebildet hat. Diese Komplikation entwickelt sich bei Erkrankten mit Herzklappenfehlern, die den Blutfluß aus der Lunge in das Herz behindern und damit zu einem chronischen Blutstau in der Lunge führen. Um den Organismus vor einem Flüssigkeitsaustritt in das Lungengewebe zu schützen, kommt es zu einer Verengung der kleinsten Lungenarterien und damit zu einem chronischen Druckanstieg im Lungenkreislauf. Herzklappenerkrankungen ohne begleitende Erhöhung des Widerstands im Lungenkreislauf stellen im terminalen Stadium eine Indikation zur Organverpflanzung dar, ebenso wie komplexe angeborene Herzfehler, die operativ nicht korrigierbar und von einer massiven Herzschwäche begleitet sind.

Wie bei anderen Organübertragungen auch, ist das tatsächliche Alter des potentiellen Empfängers von untergeordneter Bedeutung. Die Altersgrenze lag ursprünglich bei 55 Jahren, wurde dann auf 60 Jahre ausgedehnt. Auch dieses Limit wird heute immer öfter überschritten. Ausschlaggebend ist das biologische Alter des Kandidaten und die Art der Begleiterkrankungen. Schwere Leber- und Nierenschäden sind relative Kontraindikationen. In Einzelfällen wurden bereits bei dialysepflichtigen Patienten mit chronischer schwerer Herzschwäche Herz und Niere von einem Spender implantiert. Die Operation erfolgt in zwei getrennten Sitzungen. Zunächst wird dem Erkrankten das Herz eingepflanzt. Zeigt sich in den ersten Stunden nach dem Eingriff, daß das Transplantat seine Funktion einwandfrei und komplikationslos aufgenommen hat, wird unmittelbar in einer zweiten Operation die Niere übertragen. Ein ähnliches Verfahren wurde bereits für Patienten mit Herz- und Leberversagen praktiziert. Eine Herztransplantation verbietet sich, wenn aufgrund der Vorerkrankung der Widerstand in den Lungengefäßen über ein gewisses Maß hinaus erhöht ist. Muß das Spenderorgan gegen einen chronisch erhöhten Druck in den Lungenarterien anpumpen, ist absehbar, daß auch das neue Herz in kurzer Zeit irreversiblen Schaden nehmen wird. Systemische chronische Infektionen und bösartige Erkrankungen des Empfängers schließen eine Transplantation ebenso aus.

Potentieller Empfänger und Spender müssen in Größe und Gewicht weitgehend übereinstimmen, damit die Auswurfleistung des Herzens dem Bedarf des Empfängerorganismus angepaßt ist und eine stabile Kreislaufsituation aufrechterhalten kann. Das Körpergewicht von Spender und Empfänger sollte um nicht mehr als 20 % voneinander differieren.

Zur Vorbereitung des Transplantationskandidaten auf die veränderte Situation nach dem Eingriff gehört eine intensive Exploration seiner psychologischen Situation. Das Herz wird von allen übertragbaren Organen sicher besonders intensiv mit mythischen Eigenschaften und der Persönlichkeit des Menschen identifiziert. Der potentielle Empfänger eines fremden Herzens muß auf mögliche mentale Probleme – Akzeptanzschwierigkeiten, Zweifel, Schuldgefühle, Ablehnung – vorbereitet sein und sollte sich psychisch in stabiler Verfassung befinden.

Die Zeitspanne, die ein Herz ohne Blutversorgung überleben kann, ist relativ kurz und sollte, wenn möglich, vier Stunden nicht überschreiten. Für umfangreiche immunologische Verträglichkeitstestungen zwischen Spender und Empfänger bleibt daher nur wenig Zeit. Bei Patienten auf der Warteliste für eine Herzverpflanzung liegt in der Regel eine vollständige Laboranalyse des Immunstatus vor: Blutgruppe, HLA-Typisierung, Vorhandensein präformierter Alloantikörper, spezifische Antikörper gegen Viren als Hinweis auf früher durchgemachte Infektionen. Selbstverständlich werden auch die Organspender entsprechend untersucht, d. h., die Blutgruppe und das HLA-Antigenmuster werden bestimmt, ebenso wie die Infektserologien. Da meist nur wenig Zeit zur Verfügung steht, wird in der Praxis nur auf Blutgruppenverträglichkeit geachtet. Außerdem müssen noch Größe und Gewicht von Spender und Empfänger zueinander passen. Die genannten Anforderungen erfüllt ohnedies meist nur ein Kandidat auf der Warteliste. Sollten trotzdem mehrere mögliche Empfänger geeignet erscheinen, wird nach Dringlichkeit, die bereits bei der Aufnahme eines Patienten auf die Warteliste angegeben werden muß, entschieden. Über die mögliche Bedeutung der HLA-Kompatibilität von Spender und Empfänger weiß man aufgrund des praktizierten Verfahrens nur wenig. Wurden bei einem wartenden Patienten mehr als 20 % "panel reactive antibodies" in der letzten Analyse vor der Transplantation nachgewiesen, versucht man, doch vor der Organübertragung eine Crossmatch-Testung auszuführen.

2.3.2 Operationstechnik

Bei der Entnahme des Spenderherzens wird nach dem Hautschnitt mit
der Durchtrennung des knöchernen Brustbeins zunächst der Herzbeutel
(Perikard) eröffnet. Die Blutgerinnung wird durch intravenöse Gabe ge-
rinnungshemmender Medikamente (Heparin) herabgesetzt. Das Herz wird
sorgfältig inspiziert – vor allem eine bereits mit bloßem Auge erkennbare
Arteriosklerose muß ausgeschlossen werden. Auch die Pumpleistung der
beiden großen Herzkammern wird begutachtet. Erst jetzt fällt die definitive Entscheidung zur Organentnahme. Die großen Blutgefäße, die von
den Herzkammern abgehen bzw. dort münden, werden präpariert. Zu diesem Zeitpunkt schlägt das Herz noch. Über eine Kanüle in der großen
Körperschlagader läßt man mehrere Liter einer ca. 4 °C kalten Lösung
spezieller Zusammensetzung (kardioplegische Lösung) direkt in die Körperschlagader nahe dem Herzen und damit in die Herzkranzgefäße ein-
laufen. Durch diese Maßnahme entwickelt sich ein Herzstillstand; auf diese
Weise wird die Konservierung des Organs eingeleitet. Gleichzeitig wird zur
äußeren, schnellen Kühlung eiskalte Kochsalzlösung in den Herzbeutel
gefüllt, wieder abgesaugt und durch frische, kalte Flüssigkeit ersetzt. Sobald die Herzkranzgefäße und die Herzhöhlen blutleer perfundiert sind,
werden die großen herznahen Blutgefäße bzw. die beiden Vorhöfe durchtrennt und das Organ entnommen.
Die meisten Patienten, die auf ein Herztransplantat warten, sind aufgrund der krankheitsbedingten Schwäche und ihrer schlechten Kreislaufsituation bettlägerig. Einige benötigen dauerhaft Medikamente intravenös
zur Stabilisierung ihres Blutdrucks. Während der Operation wird die Kreis-
lauffunktion und die Sauerstoffanreicherung des Blutes von der Herz-Lungen-Maschine übernommen. Von seiten der chirurgischen Technik gehört
die Herztransplantation zu den unkomplizierten Organübertragungen. Das
Spenderherz wird orthotop implantiert, d. h. an der anatomisch korrekten
Stelle in der Brusthöhle. Hierzu wird die Haut über dem Brustbein durchtrennt und mit der Spaltung des Brustbeins der Brustkorb eröffnet. Das
Herz des Empfängers wird so aus dem Körper getrennt, daß die beiden
Vorhöfe erhalten bleiben und nur möglichst geringe Anteile der großen
Körperschlagader und der Lungenarterie verlorengehen. Vier Verbindun-
gen müssen geschaffen werden, um das Spenderherz an den Kreislauf des
Empfängers anzuschließen: Die beiden Vorhöfe des neuen Herzens wer-
den mit den Vorhöfen des Patientenherzens verbunden, so daß der Transplantierte über deutlich größere Herzvorhöfe verfügt als der Gesunde. Die
große Körperschlagader des Empfängers wird mit dem entsprechenden
Gefäßrest des Spenderorgans End-zu-End vernäht, ebenso die Pulmonal-

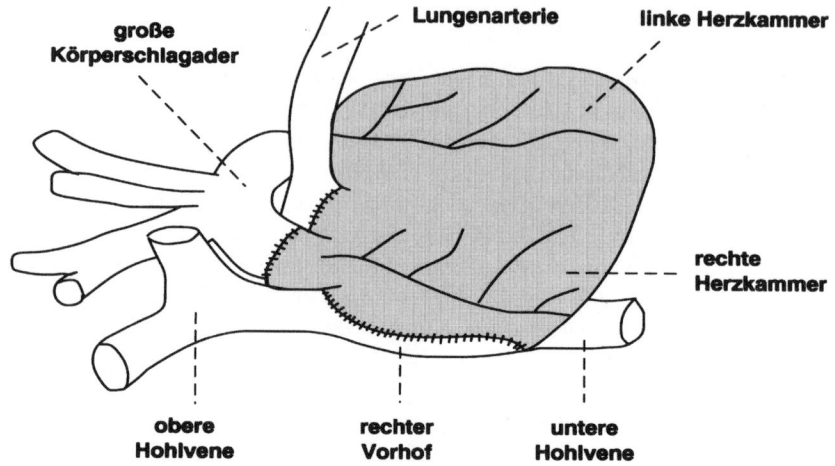

Abb. 14: Technik der Herztransplantation.
Beide Vorhöfe des Empfängers werden mit den Vorhöfen des Spenderorgans verbunden. Die große Körperschlagader (Aorta) und die Lungenarterie (Pulmonalarterie) von Spender und Empfänger werden miteinander anastomosiert.

arterie, die das Blut aus der rechten Herzkammer der Lunge zuführt
(Abb. 14).

Nach Fertigstellung der Gefäßverbindungen wird zunächst die Luft
aus dem Operationsgebiet abgesaugt, bevor der Blutstrom freigegeben
wird. Danach wird das Spenderherz durch elektrische Stimulation zur
Kontraktion angeregt. Es wird ein temporärer Herzschrittmacher implantiert, der im Fall von Herzrhythmusstörungen – konkret: bei zu niedriger
Schlagfrequenz – durch elektrische Reizung zu weiteren Pumpleistungen
aktiviert. Der Schrittmacher ist eine fadendünne Metallsonde, die mit
einem Ende oberflächlich am Herzmuskel in der Nähe des physiologi-
schen Schrittmacherzentrums liegt. Das andere Ende des Drahtes wird
über die Haut aus dem Körper geleitet und kann bei Bedarf an einen
Pulsgeber angeschlossen werden. Bei komplikationslosem Verlauf wird
der Schrittmacher am Ende der postoperativen stationären Behandlung
gezogen.

Die Herzfunktion wird während des operativen Eingriffs für einige Minuten im offenen Brustkorb beobachtet; dabei wird auch überprüft, ob die
Gefäßnähte dicht sind und kein Blutleck besteht. Drainagen werden eingelegt, um Gewebeflüssigkeit und Blutreste aus dem Brustraum abzuleiten.
Anschließend wird das Brustbein mit Metallbändern umschlungen und so

wieder zusammengefügt; Unterhautgewebe und Haut werden genäht. Der Patient wird auf der Intensivstation noch weiter nachbeatmet, die Kreislaufarbeit zunächst medikamentös unterstützt. Bei ausreichendem Blutdruck, normalem zentralvenösem Druck, gutem Sauerstoffgehalt des Kapillarblutes und akzeptabler Urinausscheidung wird die Gabe kreislaufstabilisierender Medikamente langsam zurückgenommen. Die immunsuppressive Therapie wurde bereits während des operativen Eingriffs eingeleitet und besteht in der Regel aus Ciclosporin, Corticosteroiden und Azathioprin. In der frühen postoperativen Phase wird häufig außerdem zusätzlich Antilymphozytenglobulin verabreicht.

2.3.3 Akut- und Langzeitnachsorge

Akute Abstoßungskrisen äußern sich klinisch – wenn überhaupt – in einem Absinken des Blutdrucks, begleitet von einem Anstieg der Herzfrequenz. Gelegentlich werden Herzrhythmusstörungen beobachtet. Je nach der Schwere der Abstoßungsreaktion können auch weitere Zeichen der akuten Herzschwäche in den Vordergrund treten: Atemnot, Rückgang der Nierenfunktion, Flüssigkeitseinlagerung in abhängigen Partien wie Knöcheln und Unterschenkeln. Eine Zunahme der Herzgröße im Röntgenbild weist meist auf eine bereits fortgeschrittene Abstoßungsreaktion hin. Allgemeinsymptome wie Fieber, leichter Anstieg der Zahl der Leukozyten im Blut und Schwäche werden regelmäßig gefunden.

Beweisend für eine akute Abstoßung ist allein der feingewebliche Nachweis. Zu diesem Zweck wird von der rechten Herzkammer aus Herzmuskelgewebe an verschiedenen Stellen der Herzkammer und der Kammerscheidewand entnommen. Der Eingriff wird als Endomyokardbiopsie bezeichnet. Technisches Hilfsmittel hierfür ist ein spezieller Katheter mit kleiner Biopsiezange an einem Ende, der über eine große Vene in die rechte Herzhöhle eingeführt wird. Zum Einführen des Katheters genügt eine Punktion der rechten Halsvene in örtlicher Betäubung. Der Eingriff ist risikoarm und kann routinemäßig zunächst in vier- oder später mehrwöchentlichen Abständen, jederzeit aber bei klinischem Verdacht auf eine akute Abstoßung durchgeführt werden. Das so gewonnene Herzgewebe wird aufgearbeitet, d. h. fixiert, gefärbt, geschnitten und unter dem Mikroskop von erfahrenen Pathologen begutachtet. Beweisend für eine akute Abstoßung ist die Einwanderung von weißen Blutzellen in den Herzmuskel. Vorherrschende Zelltypen sind Lymphozyten und Monozyten. Gelegentlich sind auch bereits zerstörte, untergegangene Herzmuskelfasern im mikroskopischen Bild zu sehen.

Um den Patienten häufig wiederholte Endomyokardbiopsien, die doch jedesmal ein invasives Vorgehen bedingen, zu ersparen, wird seit Jahren nach alternativen diagnostischen Methoden geforscht. Ein EKG kann über den Nachweis von Herzrhythmusstörungen oder Veränderungen im Stromkurvenverlauf erste diagnostische Hinweise geben. Hilfreich sind Ultraschalluntersuchungen des Herzens, sog. Echokardiographien, die die Bewegungsabläufe im Herzmuskel sichtbar machen. Ein gesunder Herzmuskel verkürzt sich bei jedem Pumpvorgang gleichmäßig in allen Bereichen. Im Rahmen akuter Abstoßungskrisen entstehen lokal umschriebene Bezirke verminderter oder asynchroner Kontraktilität, die im Ultraschallbild erkennbar sind. Bei akuten Abstoßungen sammelt sich manchmal Flüssigkeit im Herzbeutel, der das Muskelorgan schützend umgibt (Perikarderguß). Auch dieser Flüssigkeitssaum ist in der Ultraschalluntersuchung zu entdecken. Bei jeder akuten Abstoßungsreaktion werden Herzmuskelzellen geschädigt und Teile ihres kontraktilen Apparates freigelegt. Biochemisch handelt es sich bei den Elementen, die eine Verkürzung der Herzzellen möglich machen, um Eiweiße; wichtigstes Protein ist Myosin. Durch intravenöse Gabe radioaktiv markierter Antikörper gegen Myosin können bei nuklearmedizinischen Untersuchungen ebenfalls Zeichen der Abstoßung gefunden werden. Die Therapie der akuten Abstoßungsepisode erfolgt wie bei anderen Organtransplantationen nach standardisiertem Schema: Es kommen sowohl Corticosteroide als auch Antilymphozytenglobuline zum Einsatz.

Der stationäre Aufenthalt nach Herzverpflanzung dauert bei komplikationslosem Verlauf ungefähr drei bis vier Wochen. Zu den Abschlußuntersuchungen gehören eine Röntgenaufnahme von Herz und Lungen, ein EKG unter definierter körperlicher Belastung, eine Endomyokardbiopsie, eine Ultraschalluntersuchung des Herzens und eine nuklearmedizinische Erfassung der Pumpleistung des Herzmuskels. Wie alle anderen Organempfänger wird auch der Herztransplantierte zur sorgfältigen Selbstbeobachtung angeleitet. Tägliche Gewichts-, Blutdruck-, Puls- und Temperaturkontrollen gehören zum Routineprogramm. Ein plötzlicher Gewichtsanstieg innerhalb kurzer Zeit kann durch Flüssigkeitseinlagerung in das Körpergewebe bedingt sein. Ursache hierfür ist möglicherweise ein Rückgang der Pumpleistung des Herzens bedingt durch eine Abstoßung. Gleiches gilt für erniedrigte Blutdruck- und erhöhte Pulswerte sowie für subfebrile Temperaturen. Kennt der Patient die frühen Signale einer möglichen Abwehrreaktion, kann er zeitig seinen Arzt im Transplantationszentrum konsultieren.

Herztransplantierte Patienten sind nach Überwindung der frühen postoperativen Phase vor allem durch Infektionen bedroht. Fast 40 % der Todesfälle nach Herzverpflanzung sind auf schwere Infektionen zurückzuführen, die durch die immunsuppressive Behandlung begünstigt werden. Bakterielle und virale Entzündungen werden beobachtet. Bei den Virusinfekten ist wiederum das CMV-verursachte Krankheitsbild am meisten gefürchtet, da es zu lebensbedrohlichen Lungenentzündungen, Leberschäden und Störungen der Gehirnfunktion führen kann. Wie stets wird bei der Risikokonstellation eines Spenders mit positivem CMV-Antikörpernachweis im Blut und eines Empfängers ohne faßbare CMV-Antikörper vorbeugend das spezifische Hyperimmunglobulin in ca. einwöchigen Abständen bis zu sechs Wochen nach dem Eingriff infundiert. Bei manifester Erkrankung bietet außerdem die antivirale Substanz Ganciclovir eine therapeutische Alternative.

Eine typische Spätkomplikation nach Herztransplantation ist die Ausbildung von Engstellen in den Herzkranzgefäßen, die den Herzmuskel mit sauerstoff- und nährstoffhaltigem Blut versorgen. Diese Einengungen entstehen durch arteriosklerotische Ablagerungen, wie es sie ähnlich auch beim Nichttransplantierten mit koronarer Herzerkrankung gibt. Die Verteilung der Engstellen ist jedoch unterschiedlich: Beim Patienten nach Herzverpflanzung sind regelmäßig fast alle Herzkranzarterien auf der ganzen Länge betroffen, die Einengungen sind außerdem konzentrisch. Beim Nichttransplantierten sind die Gefäße meist nur an einzelnen Stellen durch Ablagerungen verengt; diese sind exzentrisch angelegt. Die Koronararteriensklerose ist beim Herztransplantierten das Korrelat der chronischen Abstoßungsreaktion. Sie ist besonders bedrohlich, wenn sie rasch voranschreitet. Einengungen der Herzkranzgefäße führen schließlich zum Verschluß und damit zum Myokardinfarkt. Da das Spenderherz nicht mit dem Nervensystem des Empfängers verknüpft ist, wird der Patient nicht durch Schmerzen bei Angina-pectoris-Anfällen vorgewarnt. Nach der Organverpflanzung wird routinemäßig einmal pro Jahr eine große Linksherzkatheteruntersuchung durchgeführt, um Aufschluß über die Durchblutungssituation des Transplantates zu erhalten. Eine medikamentöse Behandlung der chronischen Abstoßungsreaktion ist nicht bekannt. Bei vereinzelten, umschriebenen, hochgradigen Engen sollte die Aufdehnung mittels Ballonkatheter erwogen werden. Dadurch ist meist jedoch nur ein geringer zeitlicher Aufschub zu erzielen, da der zugrundeliegende immunologische Prozeß chronisch fortschreitet. Endstadium zahlreicher schleichender, klinisch nicht faßbarer akuter Abstoßungsprozesse und einer chronischen Gefäßschädigung ist die bindegewebige Umwandlung des Herzmuskels, die Myokardfibrose. Bei ausgeprägter Arteriosklerose der Herzkranzgefäße und/oder Myokardfibrose kann nur eine Retransplantation das Leben des Erkrankten retten. Die Erfolgschancen für Zweittransplantationen bei chronischen Herzerkrankungen sind günstig.

Die nierenschädigende und blutdrucksteigernde Wirkung des Ciclosporin erlangt bei Patienten nach Herzverpflanzung eine besondere Bedeutung. Ein Bluthochdruck begünstigt beim Gesunden die Entwicklung einer Arteriosklerose und ist daher für den ohnedies von Herzkranzgefäßsklerose bedrohten Herztransplantierten eine Komplikation, die konsequenter Behandlung bedarf.

2.3.4 Bisherige Ergebnisse der Herztransplantation

Seit der Einführung von Ciclosporin haben sich die Überlebenschancen der herztransplantierten Patienten erheblich verbessert: Die Einjahresüberlebensrate liegt bei über 80 %, die Fünfjahresquote beträgt mehr als 70 %. Nach 10 Jahren leben noch etwa 50 % der Betroffenen. Die Langzeitüberlebensraten sind noch nicht optimal. Ursachen hierfür sind die Komplikationen durch die frühzeitige Arteriosklerose der Transplantatgefäße im Rahmen der chronischen Abstoßung und die Nebenwirkungen der immunsuppressiven Therapie, zu denen Nierenschädigung und im Extremfall Tumorerkrankungen gehören. Auch der erfolgreich Herztransplantierte ist ein chronisch kranker Patient. Die unmittelbare klinische Verbesserung nach dem Eingriff ist eindrucksvoll; die Pumpleistung des Herzens ist in der Regel ausgezeichnet und führt zur Normalisierung aller Beschwerden, die durch die instabile Kreislaufsituation bedingt waren. Für Kranke, die im Rahmen ihres Grundleidens einen erhöhten Widerstand im Lungengefäßsystem entwickelt haben, steht mittlerweile an ausgewählten Zentren die kombinierte Herz-Lungen-Transplantation als therapeutisches Verfahren zur Verfügung.

Durch die Organverpflanzung wird vor allem die Lebensqualität der Patienten nachhaltig verbessert. Lebensqualität setzt sich zusammen aus objektiv feststellbaren Größen – wie z. B. beruflicher Tätigkeit; der Fähigkeit, Aufgaben des alltäglichen Lebens zu bewältigen; Freizeitaktivitäten – und aus subjektiven Komponenten – Wohlbefinden und Zufriedenheit. Großangelegte prospektive Studien in den USA, die das Befinden der Patienten vor und Jahre nach der Herzübertragung zu erfassen versuchen, zeigen eindrucksvolle Veränderungen. Sind vor dem Eingriff fast 50 % der Patienten bettlägerig, trifft dies anschließend auf nicht einmal mehr 10 % der Kranken zu. Auch die Fähigkeit, körperlich anstrengende Tätigkeiten zu verrichten, wird nach der Transplantation deutlich besser eingeschätzt als vorher. Ob die Patienten nach der Organverpflanzung beruflich rehabilitiert werden können, ist kontrovers und regional unterschiedlich. Vergleicht man die für die Herztransplantation gewonnenen Daten mit den

Ergebnissen einer konservativen Behandlung, liegen folgende Schlüsse nahe: Die Fünfjahresüberlebensrate von Patienten mit schwerster Herzinsuffizienz unter medikamentöser Therapie liegt deutlich unter 50 % und ist damit der Organübertragung unterlegen. Erkrankte, deren Herzschwäche weniger ausgeprägt ist und deren Zustand durch Gabe von Medikamenten stabilisiert werden kann, sind nach einem Jahr ähnlich belastbar wie transplantierte Patienten; in diesen Fällen sind auch die Lebensqualität und Sterblichkeit der Erkrankten unter medikamentöser Behandlung und nach Organübertragung vergleichbar. Nur bei korrekter Indikationsstellung für eine Herzverpflanzung – d. h. wenn die Patienten unter alternativer medikamentöser Therapie nur über geringe Überlebenschancen verfügen – bewirkt der Eingriff einen deutlichen Gewinn an Lebenszeit und Lebensqualität für die Betroffenen.

2.4 Lunge und Herz/Lunge

2.4.1 Voraussetzungen und Vorbereitung des Empfängers

Die Indikation zur Lungentransplantation wird bei Patienten gestellt, deren Lungenerkrankung unter maximaler medikamentöser Therapie weiter fortschreitet. Ein Endstadium der Lungenkrankheit sollte erreicht sein. Dadurch ist die Aktivität der Kandidaten stark eingeschränkt; die Gehstrecke ist deutlich reduziert, Treppensteigen unmöglich. Oft sind die Patienten in Ruhe oder unter geringer körperlicher Belastung bereits von der Gabe reinen Sauerstoffs abhängig.

Patienten mit dem genannten Erkrankungsprofil können mit drei Arten der Transplantation versorgt werden: unilaterale Lungentransplantation, bilaterale Lungentransplantation, kombinierte Herz-Lungen-Transplantation. Unter unilateraler Lungenverpflanzung versteht man die Übertragung eines Lungenflügels, während auf der anderen Seite die eigene Lunge des Empfängers verbleibt. Bei der bilateralen Transplantation werden beide Lungen ausgetauscht. Bei der kombinierten Herz-Lungen-Übertragung wird nahezu der ganze Organinhalt der Brusthöhle – Herz und beide Lungen – entnommen und der Organblock des Spenders eingesetzt. Die unilaterale Lungentransplantation setzt sich zunehmend bei allen Patienten durch, die nicht primär an einer Herzerkrankung oder an einer chronischen Lungeninfektion leiden. Dieses Verfahren ist operationstechnisch einfach, kurz und unkompliziert und verbraucht nur ein Minimum an Spendergewebe.

Die Auswahl der Kandidaten für eine Organverpflanzung ist die wich-

tigste Entscheidung im ganzen Transplantationsgeschehen. Das Alter ist
ein bedeutsames Kriterium: Bei der unilateralen Lungenübertragung sollten die Erkrankten nicht älter als 60 Jahre sein, für eine bilaterale oder
Herz-Lungen-Verpflanzung sollte ein Alter von 55 Jahren nicht überschritten werden. Die Lebenserwartung des Patienten liegt ohne Transplantation
voraussichtlich unter 18 Monaten. Natürlich kann diese Zeitspanne nicht
exakt ermittelt werden. Nimmt der Arzt die verfügbaren statistischen
Überlebensdaten für die einzelnen Grunderkrankungen zur Hilfe, kann
eine recht genaue individuelle Schätzung erfolgen. Weitere Grundvoraussetzungen des potentiellen Empfängers eines Lungentransplantates sind:
normale Nieren- und Leberfunktion, keine chronischen systemischen Infektionen, unauffälliger Herzbefund. Die Untersuchung des Herzens umfaßt auch eine Linksherzkatheterisierung, um eine Koronararteriensklerose auszuschließen. Die Ateminsuffizienz sollte noch nicht so weit fortgeschritten sein, daß der Erkrankte einer maschinellen Beatmung bedarf; in
Einzelfällen wurden Patienten, die kurzfristig beatmungspflichtig waren,
erfolgreich transplantiert. Liegt eine Erkrankung vor, die den ganzen Organismus systemisch betrifft, sollte die Lunge das Organ sein, das am stärksten geschädigt ist. Bei diesen Patienten ist die sorgfältige Analyse des
Krankheitsbildes auf individueller Basis in besonderem Maße erforderlich.
Idealerweise sollte bei einem Transplantationskandidaten zuvor noch keine Operation im offenen Brustraum erfolgt sein. Ein früherer chirurgischer
Eingriff verursacht Narbenbildung, Verklebungen und Verwachsungen,
die eine erneute Intervention erschweren. Es ist unklar, ob die Langzeiteinnahme von Corticosteroiden vor der Transplantation anschließend Komplikationen verursacht. Die Wundheilung vor allem im Bereich
der Anastomosen, des Brustbeins oder der Brustwand könnte als Folge
dieser Therapie massiv beeinträchtigt sein. In vielen Transplantationszentren wird daher die Steroidgabe möglichst lange vor dem Eingriff abgesetzt. In jüngster Zeit wurden erfolgreiche Lungenverpflanzungen auch bei
Patienten durchgeführt, die Corticosteroide (bis zu 20 mg Prednison/Tag)
unmittelbar vor der Operation einnahmen; die befürchteten Probleme
blieben aus.

Lungenkranke, die einer Transplantation zugeführt werden, sollten möglichst normalgewichtig sein. Bei Untergewicht ist mit Wundheilungsstörungen und einer verlängerten Rekonvaleszenzperiode zu rechnen. Bei Über-
gewicht bilden sich Belüftungsstörungen im verpflanzten Organ aus; dies
geht häufig mit einer erhöhten Sterblichkeit einher. Kandidaten für eine
Lungenübertragung sollten ähnlich wie Empfänger eines Herztransplanta-
tes in besonderem Maße psychisch stabil sein und in tragfähigen sozialen
Verhältnissen leben. Selbstverständlich wird von den Patienten erwartet,

daß sie das Rauchen aufgegeben haben und keinen Alkohol-, Medikamenten- oder Drogenmißbrauch betreiben.

Der natürliche Verlauf chronischer Lungenerkrankungen hängt in hohem Maße von ihrer Ursache ab. Die grundlegenden Probleme können im Lungengewebe selbst oder den Lungengefäßen entstehen. Patienten mit einer Widerstandserhöhung im Lungenkreislauf leben nach der Diagnosestellung durchschnittlich noch zwei bis drei Jahre. Eine schlechte Prognose ist zu erwarten, wenn der bei einer Herzkatheteruntersuchung meßbare Druck in der Lungenarterie genauso hoch ist wie der Blutdruck im Körperkreislauf; beim Gesunden besteht eine ausgeprägte Druckdifferenz zwischen beiden Systemen. Weitere klinische Zeichen der Durchblutungsstörung in den Lungen sind: Blauverfärbung der Lippen, da durch den verminderten Gasaustausch der Sauerstoffgehalt des Blutes ab- und der Kohlendioxidanteil zunimmt; eine Lebervergrößerung, die durch eine Stauung im venösen Kreislauf zustande kommt; Flüssigkeitseinlagerung in Knöcheln und Unterschenkeln. Ursache dieser Symptome ist ein zunehmendes Versagen der rechten Herzkammer. Diese nimmt das venöse Blut aus den beiden Hohlvenen über den rechten Vorhof auf und pumpt es über die Lungenarterie in den Lungenkreislauf, wo der Gasaustausch stattfindet. Ist der Druck in den Lungengefäßen erhöht, muß das Herz wesentlich mehr Leistung als üblich aufbringen, um seinen Aufgaben gerecht zu werden. Dies gelingt über Anpassungsvorgänge des Herzmuskels für eine bestimmte Zeit und bis zu einer gewissen Druckerhöhung. Wird diese Grenze überschritten, dekompensiert der rechte Teil des Herzens. Das Blut im vorgeschalteten venösen Kreislauf staut sich und verursacht die geschilderten Veränderungen im körperlichen Befund. Patienten, die aufgrund schwerer angeborener Herzfehler einen Hochdruck im Lungenkreislauf entwickelt haben, versterben im allgemeinen zwischen dem zwanzigsten und dreißigsten Lebensjahr.

Lungenkranke, die an einer bindegewebigen Umwandlung des Lungengewebes (Lungenfibrose) leiden, haben nach dem Beginn von Beschwerden und der Diagnosestellung eine weitere Lebenserwartung von ungefähr 5 Jahren. Wenn die Störung rasch fortschreitet und auf eine Corticosteroidtherapie nicht anspricht, verkürzt sich die Spanne auf weniger als ein Jahr. Besonders ungünstig wird der Erkrankungsverlauf beeinflußt, wenn die Lungen außerdem chronisch mit Problemkeimen infiziert sind. Dies trifft vor allem auf Patienten mit einer dauernden Engstellung der Bronchien (chronisch obstruktive Lungenerkrankung) zu.

Die unilaterale Lungentransplantation wurde zunächst nur bei Patienten mit Lungenfibrose eingesetzt. Da eine kranke Lunge im Empfängerorganismus verbleibt, wirken Spender- und eigenes Organ aufeinander ein.

In der Regel ist die bindegewebig umgeformte Lunge weniger dehnbar als die gesunde; ihr Gefäßwiderstand ist außerdem erhöht. Beide Faktoren begünstigen die Belüftung und Durchblutung des Transplantates. Mittlerweile stellen Patienten mit chronisch obstruktiver Lungenerkrankung die Mehrheit der Transplantationskandidaten. Obwohl ursprünglich befürchtet wurde, daß eine Überblähung der kranken Lunge das transplantierte Organ komprimieren und damit in seiner Funktion behindern würde, sprechen die Erfolgsraten für das Verfahren in der genannten Indikation. Wird eine Lungentransplantation erforderlich, um Folgeschäden eines Herzfehlers zu kompensieren, kommt die unilaterale Verpflanzung nur dann in Frage, wenn die Pumpleistung der rechten Herzkammer noch nicht wesentlich vermindert ist und wenn die Grunderkrankung des Herzens während derselben Operation korrigiert wird. Sind am Herzmuskel lediglich erste Anpassungsvorgänge an den erhöhten Druck in den Lungengefäßen abgelaufen – eine Dickenzunahme der Herzwand oder eine Erweiterung der Herzkammer –, bilden sich diese Veränderungen nach Transplantation und Normalisierung der Verhältnisse rasch wieder zurück.

Die bilaterale Lungentransplantation ist im terminalen Stadium aller Infektionskrankheiten der Lunge angezeigt. Bei infektiösen Lungenkrankheiten kann eine unilaterale Lungenverpflanzung nicht riskiert werden, da der verbleibende, ebenfalls kranke und infizierte Lungenflügel unter der immunsuppressiven Behandlung bald auch einen Befall des Spenderorgans verursachen würde. Das gleiche Problem entsteht bei der Mucoviszidose, einer Lungenerkrankung, die durch besonders dickflüssigen, zähen Schleim charakterisiert ist und bereits im Kindesalter auftritt. Bei jungen Patienten mit chronisch obstruktiver Lungenkrankheit zieht man die bilaterale Organübertragung der unilateralen vor; die Entscheidung fällt jedoch immer unter Abwägung der individuellen Umstände, zu denen auch das Organangebot gehört.

Die Indikationen für eine kombinierte Herz-Lungen-Transplantation wurden in den vergangenen Jahren immer wieder eingeschränkt. Die Zahl der Kandidaten für eine Herzverpflanzung ist hoch, so daß Organblöcke aus Herz und Lungen nicht mehr für alle Patienten mit terminalem Lungenversagen zur Verfügung stehen. Hauptgrund für eine kombinierte Herz-Lungen-Übertragung sind Herzerkrankungen mit nachfolgender Lungenbeteiligung. Bei angeborenen Herzfehlern muß mitunter sehr früh über eine Organverpflanzung entschieden werden, um durch zunächst nur korrigierende Eingriffe die Voraussetzungen für eine spätere, erfolgreiche Transplantation nicht zu verschlechtern.

Bevor Patienten in die Warteliste für eine Lungentransplantation aufgenommen werden, müssen sie eingehend untersucht werden. Zum Routine-

programm gehören: Eine Lungenfunktionsprüfung, nuklearmedizinische
Analysen der Lungenbelüftung und -durchblutung, eine vollständige Untersuchung des Herzens, Röntgenaufnahmen von Herz und Lungen sowie
eine Computertomographie der Brusthöhle. Selbstverständlich werden die
üblichen hämatologischen und klinisch-chemischen Messungen zur Beurteilung der Leber- und Nierenfunktion sowie die immunologischen Basis-
daten benötigt. Infektionsherde, z. B. im Bereich von Zähnen und Neben-
höhlen, müssen saniert werden. Eine aktive Tuberkuloseerkrankung wird
zumindest über einen Hauttest ausgeschlossen.

Die üblichen immunologischen Testverfahren werden bei Spender und
Empfänger angewandt: Blutgruppenbestimmung, HLA-Typisierung,
Crossmatch-Untersuchung, beim Empfänger auch die Messung der Allo-
antikörperreaktivität im Blut. Aufgrund der begrenzten Zeit, die Lunge
und Herz außerhalb des Körpers ohne Schaden überleben können, wird
nur die Blutgruppenverträglichkeit bei der Organvergabe berücksichtigt.
Selbstverständlich wird auch der Antikörperstatus, der eine frühere Auseinandersetzung mit bestimmten Viren überprüft, bestimmt. Wie bei anderen Organverpflanzungen wird versucht, eine Transplantation von einem
Spender, der Antikörper gegen das Zytomegalievirus trägt, auf einen ne-
gativen Empfänger zu vermeiden. Damit wird das Risiko einer CMV-Infektion mit allen bekannten Komplikationen minimiert. Spender und Empfänger sollten von ähnlicher Körpergröße und vergleichbarem Gewicht
sein. Um die Übereinstimmung der Größenverhältnisse abzuschätzen, wird
der Umfang des Brustkorbes von Spender und Empfänger gemessen. Das
Spenderorgan paßt sich bereits kurz nach dem Eingriff dem Umfang der
eigenen, dann entfernten Lunge an.

2.4.2 Operationstechnik

Organspender, die für eine Lungenentnahme in Betracht gezogen werden, müssen einige spezifische Voraussetzungen erfüllen: Mehrere aufein-
anderfolgende Röntgenaufnahmen von Herz und Lungen sollten unauffäl-
lig sein. Bronchialsekret wird auf Bakterien und Pilze untersucht und zur
Anzucht vorhandener Keime kultiviert; bestehen Hinweise auf eine mani-
feste Infektion, kann das Organ nicht akzeptiert werden.

Die Organentnahme am Spender erfolgt über die Eröffnung des Brustbeins und des Herzbeutels. Die großen Gefäße, die zum Herzen hin oder
von dort wegführen, werden präpariert; ebenso die beiden Hauptbron-
chien, die von der Luftröhre abzweigen. Ein gefäßerweiterndes Medikament (Prostazyklin 20 ng/kg/min) wird injiziert, um die Lungengefäße zu

dehnen. Danach wird der obere Teil der großen Körperschlagader mit einer Klemme verschlossen. Die obere Hohlvene wird zweifach unterbunden und in der Mitte zwischen beiden Ligaturen durchtrennt. Über die Körperschlagader wird eine 4°C kalte Lösung in die Herzkranzgefäße infundiert, die zum vollständigen Stillstand des Herzens führt und das nicht mehr durchblutete Gewebe rasch abkühlt und so konserviert. In die Lungenarterie werden ca. 4 bis 5 l ebenfalls 4°C kalter spezifischer Flüssigkeit, sog. Euro-Collins-Lösung, gefüllt, um die nicht mehr durchbluteten Spenderlungen vor Schäden zu bewahren. Herz und Lungen werden als Organblock entnommen. Ist eine kombinierte Herz-Lungen-Übertragung absehbar, wird das Transplantat komplett in einen mit Euro-Collins-Lösung gefüllten sterilen Behälter verpackt. Sind die Organe für verschiedene Empfänger gedacht, wird unmittelbar nach der Explantation das Herz abgetrennt, und die Lungen werden vereinzelt.

Im Rahmen der unilateralen Lungenverpflanzung wird bei dem Empfänger die Lunge ausgetauscht, die vor der Operation die schlechteste Funktion aufweist. Sind beide Lungenflügel in ihrer funktionellen Einschränkung nicht zu unterscheiden, wird auf die rechte Seite transplantiert, da hier mehr Platz zur Verfügung steht als auf der Gegenseite, die das Herz ausspart. Der Einsatz der Herz-Lungen-Maschine ist in der Regel für eine unilaterale Lungenverpflanzung nicht erforderlich; dadurch werden Probleme bei der Operation durch eine für das Gerät erforderliche künstliche Gerinnungsstörung vermieden. Der Zugang zum Operationsgebiet erfolgt von hinten seitlich vom 4. oder 5. Zwischenrippenraum aus. Lungenarterie und -vene werden unterbunden, ebenso der Hauptbronchus. Nach Durchtrennung der Verbindungen wird die eigene Lunge des Empfängers entfernt. Beim Absetzen von Gefäßen und Bronchus wird darauf geachtet, daß ein ausreichend langer Anteil beim Patienten verbleibt, um Spielraum für die Anastomosen mit den Spendergefäßen zu bewahren. Das Spenderorgan wird möglichst lange außerhalb des Körpers gekühlt. Die Verbindung der neuen Lungen mit Bronchus und Kreislaufsystem des Empfängers wird eingeleitet, indem die Lungenvenen mit dem linken Vorhof vernäht werden. Die offenen Enden der Bronchien werden ebenfalls miteinander anastomosiert. Zur Sicherung wird eine fortlaufende Naht durch die bindegewebigen Areale gelegt, die Knorpelspangen werden mit Einzelnähten gesichert. Außerdem wird die Nahtstelle am Bronchus mit Umgebungsgewebe oder einem Streifen Bauchfell, der durch das Zwerchfell in die Brusthöhle gezogen wird, umschlungen und somit verfestigt. Zuletzt werden die Stümpfe der Pulmonalarterie miteinander verbunden (Abb. 15).

Für eine bilaterale Lungentransplantation wird der Patient auf den Rük-

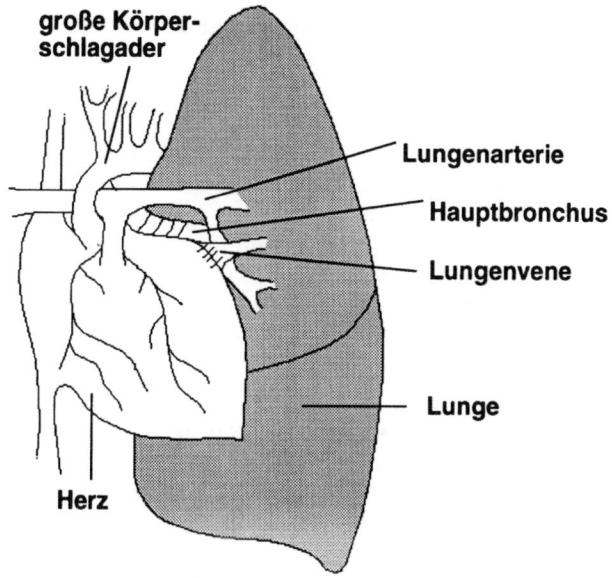

Abb. 15: Technik der Lungentransplantation.
Die Lungenvene des Spenderorgans wird in den linken Vorhof implantiert. Die offenen Enden des Hauptbronchus von Empfänger und Spender werden miteinander anastomosiert. Die Pumonalarterien werden ebenfalls End-zu-End verbunden.

ken gelagert. Der Zugang zum Brustraum erfolgt über eine quere Schnittführung im 4. oder 5. Zwischenrippenraum; auch das Brustbein wird quer in dieser Richtung gespalten. Nacheinander werden beide Lungen implantiert; das Operationsverfahren entspricht der Technik der unilateralen Organverpflanzung. Da die Lungen nacheinander übertragen werden, verbringt der zweite Flügel zwangsläufig eine längere Zeit ohne Durchblutung außerhalb des Körpers. In der Regel werden bis zu 6 Stunden ohne Kreislaufanschluß in der Kälte von der Lunge gut vertragen. Üblicherweise wird zunächst der funktionsschwächere Lungenteil ausgetauscht. Eine Herz-Lungen-Maschine wird für diesen Eingriff nicht benötigt, steht jedoch bereit, falls es zu einer akuten Herzschwäche kommt.

Eine Herz-Lungen-Transplantation wird immer unter Einsatz der Herz-Lungen-Maschine ausgeführt. Der Zugang zur Brusthöhle wird über eine Durchtrennung des Brustbeins der Länge nach geschaffen. Das Herz wird wie bei einer Herzverpflanzung vom Gefäßsystem des Empfängerorganismus gelöst. Anschließend werden beide Lungen entnommen. Bei der Operation müssen die Nervenstränge (Nervus vagus, Nervus phrenicus), die im

Brustraum verlaufen, vor Verletzung geschützt werden. Zur Verbindung des Spender-Organblocks mit den entsprechenden Strukturen des Patienten wird zunächst der rechte Vorhof, dann die Luftröhre und die Körperschlagader implantiert. Die immunsuppressive Therapie wird bereits während der Operation eingeleitet und entspricht dem schon mehrfach beschriebenen Standardregime aus Ciclosporin, Azathioprin und Corticosteroiden. Bis zum Aufbau ausreichender Ciclosporin-Blutspiegel werden während der ersten Tage nach Transplantation überbrückend Antikörperlösungen – Antilymphozytenglobulin oder OKT 3 – verabreicht.

2.4.3 Akut-Nachsorge

Nach der Lungentransplantation werden die Empfänger zunächst maschinell weiter beatmet; 24 bis 36 Stunden nach dem Eingriff wird versucht, die künstliche Beatmung langsam zurückzunehmen und schließlich zu beenden. Postoperativ wird die Nierenfunktion sorgfältig überwacht, da ein akutes Nierenversagen durch vorübergehend erniedrigten Blutdruck und die nierenschädigende Wirkung des Ciclosporin begünstigt wird. Zur Vorbeugung gegen eine spezifische Form der Lungenentzündung durch den Erreger Pneumocystis carinii wird der Patient langfristig mit einer Kombination zweier antibakterieller Medikamente (Trimethoprim, Sulfamethoxazol) behandelt. Infusionen mit dem virustatischen Medikament Ganciclovir werden zur Prophylaxe der Zytomegalievirus-Infektion verabreicht, wenn das Organ eines CMV-Trägers auf einen CMV-negativen Patienten übertragen wurde.

Nach der Transplantation bedarf die Herzfunktion großer Aufmerksamkeit. Üblicherweise wird während der ersten postoperativen Tage ein Katheter in der Pulmonalarterie belassen, um die Druckverhältnisse in der Nähe des Herzens zu überwachen. In der Regel ist die Flüssigkeitsbilanz nach dem Eingriff positiv. Das Transplantat reagiert auf die Übertragung mit einer erhöhten Durchlässigkeit der kleinsten Lungengefäße. Alle drei Faktoren – ein Pumpversagen des Herzens, eine leichte Flüssigkeitsüberladung und der Flüssigkeitsaustritt in die Lunge über die Wände der kleinsten Gefäße – führen möglicherweise innerhalb der ersten 24 Stunden nach der Operation zum Lungenödem, d. h. zur Flüssigkeitseinlagerung in das Lungengewebe. Aus diesem Grunde wird versucht, zunächst den Flüssigkeitshaushalt der Organempfänger zu reduzieren; zu diesem Zweck werden die Infusionsmengen eingeschränkt und Diuretika eingesetzt. Dies ist ein schwieriger Balanceakt, da gleichzeitig ein angemessener Blutdruck aufrechterhalten werden muß, um ein Nierenversagen zu vermeiden.

Durch die vermehrt zu leistende Atemarbeit vor der Transplantation befinden sich die meisten Empfänger in einem schlechten Ernährungszustand. Außerdem besteht postoperativ häufig eine verminderte Darmtätigkeit. Daher ist frühzeitig eine künstliche, parenterale Ernährung indiziert. Antibiotika mit einem breiten Wirkungsspektrum werden routinemäßig in den ersten postoperativen Tagen gegeben. Wie stets nach Transplantation werden nierenschädigende Antibiotika vermieden, um unter gleichzeitiger Ciclosporin-Einwirkung kein akutes Nierenversagen zu provozieren.

Nach der postoperativen Akutphase ist der lungentransplantierte Patient vor allem durch zwei Komplikationen bedroht: Infektionen und Abstoßungsreaktionen. Durch die lebenslange immunsuppressive Behandlung wird das erhöhte Risiko, an infektiösen Komplikationen zu erkranken, zum steten Begleiter des Organempfängers. Wichtig ist, daß die Erkrankung frühzeitig erkannt und umgehend therapiert wird. Kurz nach dem operativen Eingriff werden Infektionen vor allem im Operationsgebiet und an Organen, die als Zugang für die invasive Überwachung dienen, beobachtet. Dazu gehören die Luftröhre, die den Endotrachealtubus für die künstliche Beatmung getragen hat, die Harnblase, die mit einem Urinkatheter versorgt war, und venöse Gefäße, in denen Zugänge für Infusionen lagen. Während bakterielle Infekte in der Regel gut und sicher behandelt werden können, stellen Pilzinfektionen meist ein schweres Problem dar und sind mit einer hohen Sterblichkeit verbunden. Bei der Pilztherapie ist zu beachten, daß einige Medikamente mit Enzymsystemen in der Leber in Wechselwirkung treten, die auch für den Abbau des Ciclosporin bedeutsam sind. Die Verstoffwechselung und damit Inaktivierung des Ciclosporin wird durch die antimikrobielle Behandlung gehemmt. Dadurch steigen die Ciclosporin-Spiegel im Blut der Patienten an und können zu Schädigungen führen, falls die Ciclosporin-Dosis nicht rechtzeitig angepaßt, d. h. reduziert wird. Andere Antipilzmittel beeinträchtigen die Nierenfunktion direkt und verstärken damit die nierenschädliche Ciclosporin-Wirkung. Die Nierenfunktion bei lungentransplantierten Patienten muß sorgfältig überwacht werden, vor allem, wenn gleichzeitig gegen eine Pilzinfektion behandelt wird.

Unmittelbar nach der Transplantation kann es zur Reaktion des verpflanzten Organs auf den operativen Eingriff kommen; bis zu 80 % der Patienten sind unter Umständen von einer "Implantationsantwort" betroffen. Klinisch entwickeln sich Entzündungsreaktionen im Lungen- und angrenzenden Bindegewebe, ein Rückgang der Dehnbarkeit der Lungen und eine Verschlechterung des Gasaustauschs. Diese Reaktion beginnt kurz nach der Operation, entwickelt sich innerhalb der nächsten zwei bis vier Tage zum Vollbild, um sich dann aufzulösen. Die Diagnose einer Implan-

tationsreaktion darf nur gestellt werden, wenn andere Erkrankungen mit
ähnlichem klinischem Erscheinungsbild ausgeschlossen sind. Dazu gehört
eine Flüssigkeitseinlagerung in die Lunge aus anderer Ursache, z. B. wegen
eines Herzversagens, das sog. Lungenödem, eine Abstoßungsreaktion oder
eine Lungenentzündung. Offensichtlich besteht ein Zusammenhang zwischen dem Auftreten dieser Antwort und der Zeitdauer, die das Organ
außerhalb des Körpers verbracht hat. Die Organkonservierung sollte in
jedem Fall optimal gestaltet sein.

Nach der Operation werden ausscheidungsfördernde Medikamente, Antibiotika und eine adäquate Immunsuppression verabreicht, um die Komplikationen zu minimieren. Blutungen sind ein weiteres gefürchtetes Problem in der postoperativen Phase. Die Gefahr ist besonders groß nach
einer doppelseitigen Lungenverpflanzung oder nach einer Herz-Lungen-
Transplantation, da für diesen Eingriff die Herz-Lungen-Maschine und damit auch eine künstliche Gerinnungshemmung benötigt wird. Müssen bei
der Entfernung der eigenen Lunge Verwachsungen mit dem Rippenfell
gelöst werden, können auch diese Verletzungen zur Blutungsquelle werden. Durch die Einführung der bilateralen Lungentransplantation in se-
quentieller Technik, d. h. die Übertragung beider Lungen nicht als Block,
sondern erst des einen, dann des anderen Flügels nacheinander, wurde das
Blutungsrisiko vermindert. Bei dieser Form des Eingriffs werden Strukturen geschont wie z. B. der untere Teil der Luftröhre, die bei Verletzung mit
ausgeprägten Blutungen reagieren kann. Sollte es trotzdem zu einer Blu-
tungskomplikation kommen, bieten die beiden seitlichen Zugänge zur
Brusthöhle eine sichere und schnelle Möglichkeit zur operativen Revision.
Bei der Transplantation kann es zu Störungen von Nervenfunktionen im
Brustraum kommen, die in der Regel nicht schwerwiegend und nur passa-
ger sind. Betroffen ist häufig der N. phrenicus, der das Zwerchfell innerviert
und damit für die volle Entfaltung der Lungen zuständig ist. Die Lungenfunktion ist bei einer Lähmung des Nervs nicht wesentlich beeinträchtigt.
Meist wird innerhalb weniger Wochen eine Rückbildung der Verletzungs-
erscheinungen beobachtet.

Im Laufe des ersten postoperativen Monats entwickeln beinahe 50 %
der Lungentransplantierten eine akute Abstoßungsreaktion. Die Lunge ist
ein großes Organ mit einem beachtlichen Anteil an Immunzellen. Sowohl
T-Lymphozyten als auch Makrophagen besiedeln das Gewebe. In den Anfangszeiten der Herz-Lungen-Transplantation wurde angenommen, daß relevante Abstoßungsreaktionen mit der Endomyokardbiopsie erfaßt werden können. Bald erkannte man jedoch, daß Abstoßungen in beiden Transplantaten zu unterschiedlichen Zeitpunkten auftreten und in der Lunge
deutlich häufiger sind. Ursache für die höhere Frequenz von Abstoßungs-

episoden in der Lunge sind die großen, dort angesiedelten Makrophagen-
und T-Zell-Populationen. Außerdem muß sich die Lunge ständig mit Antigenen auseinandersetzen, die mit der Atemluft aufgenommen werden. Da
die Lunge außerordentlich gut durchblutet ist, gibt es reichlich Kontakte
mit zirkulierenden Antigenen. Diese Faktoren tragen zur Häufigkeit von
Abstoßungskrisen beim Lungentransplantierten bei. Die Diagnosestellung
bei akuten Abstoßungen ist schwierig, da das Geschehen mit dem gleichen
klinischen Erscheinungsbild wie z. B. einer Infektion einhergeht. Im Vordergrund steht die zunehmende Atemnot. Auch eine Flüssigkeitsüberladung
oder eine Implantationsreaktion verursachen ähnliche Symptome. Die betroffenen Patienten haben eine leicht erhöhte Körpertemperatur von mindestens 0,5 °C über dem individuellen Normwert. Die Sauerstoffkonzen-
tration im Blut geht zurück; in der Lungenfunktionsprüfung ist das maximale Ausatemvolumen um mehr als 10 % reduziert. Die Röntgenaufnahme
der Lunge zeigt eine Verschattung. Stimmt die Diagnose "akute Abstoßung", spricht der Patient umgehend auf Corticosteroidstöße an. In der
Regel werden 500 mg Methylprednisolon pro Tag über drei Tage intravenös verabreicht. Bringt die Therapie keinen erkennbaren Erfolg, können
zusätzlich T-Zell-Antikörper gegeben werden.

Um invasive Untersuchungen möglichst zu vermeiden, versucht man, die
Lungenfunktionsprüfung als diagnostisches Verfahren für akute Abstoßungsreaktionen einzusetzen. Vor allem die Messung des Volumens, das
innerhalb einer Sekunde maximal ausgeatmet werden kann, scheint mit
Veränderungen im Röntgenbild der Lungen zu korrelieren. Manchmal bestehen Schwierigkeiten, mit dieser Methode Abstoßungsreaktionen von
Infektionen zu unterscheiden. Da zur Behandlung einer Abstoßungsepisode hochdosiert Corticosteroide angewandt werden, die eine akute Entzündung nur begünstigen würden, muß eine Fehldiagnose unbedingt vermieden werden. Aus diesem Grunde wird oft zur Klärung des Geschehens eine
Lungenspiegelung durchgeführt, zu der auch die transbronchiale Entnahme von Gewebe für eine mikroskopische Untersuchung gehört. Mit Hilfe
der feingeweblichen Analyse kann eine akute Abstoßungsreaktion mit
großer Sicherheit diagnostiziert werden. 1990 wurden von einer internationalen Expertengruppe neue Kriterien für die Diagnose und Therapie von
Abstoßungen bei Lungentransplantierten entwickelt: Aus mindestens fünf
verschiedenen Regionen des übertragenen Organs sollen Bioptate entnommen werden; wenn in allen Gewebeproben Zeichen der Abstoßungsreaktion gefunden werden, gilt die Diagnose der akuten Abstoßung als
sicher. Zur Behandlung wird die Gabe hoher Dosen von Methylprednisolon intravenös über drei Tage empfohlen; anschließend werden Corticoste-
roid-Tabletten verordnet und die Dosen zunächst rasch und dann langsa-

mer auf 10 mg Prednisolon/Tag zurückgeführt. Eine Alternative besteht in
der Gabe von Antikörperlösungen, die täglich über eine Woche langsam
infundiert werden. Sehr selten kann bei unklarem Ergebnis der transbron-
chialen Biopsie und klinisch schwieriger Situation auch eine operative Gewinnung von Lungengewebe erforderlich werden. Andere sichere Methoden zur Abstoßungsdiagnostik stehen nicht zur Verfügung.

2.4.4 Langzeit-Nachsorge

Unter "obliterativer Bronchiolitis" versteht man eine Verlegung der
kleinsten Bronchien, die sich klinisch in einer zunehmenden Verschlechterung der Lungenfunktion äußert. Eine obliterative Bronchiolitis wurde anfangs bei nahezu 50 % der Lungentransplantierten beobachtet und trug
beachtlich zur Sterblichkeit der Patienten bei. Eine verbesserte immunsuppressive Behandlung – vor allem unter Einsatz von Ciclosporin – hat zu
einer Reduktion der Erkrankungsrate im ersten Jahr nach Transplantation
geführt; auch die kontinuierliche Verschlechterung des Prozesses konnte
abgebremst werden. Die Ursache dieser Verschlußkrankheit der kleinsten
Bronchien ist immer noch ungeklärt. Früher war man der Meinung, daß
eine nicht beherrschte akute Abstoßungsreaktion oder eine CMV-Infektion der Grund der Störung sei. Heute wird davon ausgegangen, daß die
obliterative Bronchiolitis ein Ausdruck der chronischen Abstoßung des
transplantierten Lungengewebes ist. Frühe akute Abstoßungskrisen, die
therapeutisch nur schwer zu kontrollieren sind, sowie häufige Abstoßungsepisoden scheinen die Entwicklung der obliterativen Bronchiolitis zu begünstigen. Möglicherweise werden durch das akute Geschehen Lymphozyten aktiviert und deren Stimulation unterhalten, die schließlich zur Schädigung und bindegewebigen Umwandlung der Atemwege führt. Klinisch
macht sich die obliterative Bronchiolitis frühestens drei Monate nach der
Operation bemerkbar. Die Symptome können denen eines Atemwegsin-
fektes ähneln. Manchmal wird die Erkrankung daher als Bronchitis oder
grippaler Infekt fehlinterpretiert. Bei anderen Patienten beginnt die Störung so schleichend, daß sie nur durch die allmähliche Verschlechterung
beim Ergebnis der Lungenfunktionsprüfung erkannt wird. Röntgenunter-
suchungen der Lungen leisten keine Hilfestellung bei der Diagnostik, da
sie in der Regel einen Normalbefund zeigen oder im Vergleich zu Aufnah-
men unmittelbar nach der Transplantation unverändert sind. Die endgültige Klärung bringt meist eine Bronchoskopie mit Lungenbiopsie. Diese
Maßnahme ist wichtig, da weitere Ursachen wie akute Abstoßung, Infektionen oder andere Komplikationen der Atemwege ausgeschlossen werden

müssen. Die Schwierigkeit besteht darin, mit der Biopsie sicher ein betrof-
fenes Areal der Transplantatlunge zu erreichen, um zu einer eindeutigen
Diagnose zu kommen. Die Lunge ist ein großes Organ mit einer riesigen
Oberfläche. Da nicht alle Anteile gleichmäßig von pathologischen Prozessen betroffen sind, werden routinemäßig an mehreren unterschiedlichen
Stellen Gewebeproben entnommen. Im ungünstigsten Fall liefern alle
Bioptate kein eindeutiges Ergebnis bei der feingeweblichen Untersuchung.
Manchmal ist eine obliterative Bronchiolitis daher eine Ausschlußdiagnose
bei langsam abnehmender Lungenfunktion und unauffälliger Lungenbiopsie. Nach der Diagnosestellung wird zunächst eine intravenöse Steroid-Stoß-
therapie eingeleitet, die über Tablettengabe langsam wieder in den üblichen therapeutischen Bereich zurückgeführt wird. Zeigen Corticosteroide
keine Wirkung, sollten antikörperhaltige Lösungen eingesetzt werden. Ist
die Erkrankung einmal eingetreten, kann nur ein weiteres Fortschreiten
abgebremst werden. Bereits eingebüßte Lungenfunktion ist meist auf Dauer verloren. Sobald die Einschränkung der Lungenfunktion einen kritischen Wert erreicht hat, sollte eine Retransplantation erwogen werden. Die
Erfahrung hat allerdings gelehrt, daß Patienten, die einmal eine obliterative Bronchiolitis entwickelt haben, auch im zweiten Transplantat rasch die
gleiche Veränderung zeigen. Da die Behandlung der bestehenden Erkrankung sehr schwierig und wenig erfolgversprechend ist, bemüht man sich
um vorbeugende Maßnahmen, die eine obliterative Bronchiolitis gar nicht
erst entstehen lassen. Vor allem sollte bei der immunsuppressiven Therapie
eine Dreifachkombination mit Ciclosporin, Azathioprin und Corticosteroiden auch langfristig beibehalten werden. Dieses Behandlungsregime reduziert offensichtlich die Häufigkeit der obliterativen Bronchiolitis von 50 %
auf 25 %. Experten plädieren für die routinemäßige Durchführung trans-
bronchialer Biopsien, um auch klinisch unauffällige Abstoßungen rechtzeitig und ausreichend zu therapieren. Lungentransplantierte Patienten
sollten mit Hilfe eines kleinen, unkomplizierten Gerätes zu Hause ihre
Lungenfunktion täglich überprüfen und sich in kurzen Abständen im
Transplantationszentrum vorstellen.

2.4.5 Bisherige Ergebnisse der Lungen- und Herz-Lungen-Transplantation

Die erste Lungentransplantation wurde 1963 bei einem 58jährigen Patienten durchgeführt, der an einer Bronchialkrebserkrankung litt; er über-
lebte nur 18 Tage. Während der nächsten 20 Jahre erfolgten weltweit ungefähr 40 weitere Lungentransplantationen, die alle nur wenig erfolgreich

waren. Die meisten Empfänger erlitten früh heftige Abstoßungsreaktionen, die nicht adäquat behandelt werden konnten. Bei anderen Patienten
entwickelten sich Wundheilungsstörungen der Bronchien, die zu tödlichen
Komplikationen führten. In den frühen 80er Jahren besserten sich die Ergebnisse deutlich; die Gründe für diese Wende lagen in der Einführung
von Ciclosporin in die Langzeit-Immunsuppression nach Organverpflanzung, in günstigeren Konservierungsbedingungen für die Transplantate und
in optimierten Operationstechniken. Heute sind die Ergebnisse der Lungenverpflanzung ausgezeichnet: Die Einjahresüberlebensraten liegen für
Patienten nach unilateraler Lungentransplantation bei durchschnittlich
77 % bis 90 % in einzelnen hervorragenden Zentren, für bilaterale Lungenempfänger bei ca. 80 %. Im längerfristigen Verlauf gehen die Überlebensquoten auf 65 % bei unilateral Transplantierten und 50 % für bilaterale Lungenempfänger oder Herz-Lungen-Transplantierte zurück. Ein
Problem ist immer noch die Sterblichkeit unmittelbar nach dem operativen
Eingriff. Sie liegt bei 19 % für Einzellungenempfänger, 17 % für beidseitige
Lungentransplantationen und 16 % für Herz-Lungen-Verpflanzungen. Die
Ursachen für diese Todesfälle liegen in einem Funktionsversagen des
Transplantates, mangelnder Wundheilung im Bereich der Anastomosen,
Komplikationen von seiten des Herzens oder Blutungen. Todesfälle während der ersten sechs Monate nach Lungenübertragung sind auf Infektionen zurückzuführen; später sind vor allem Abstoßungsprozesse die Ursache. Eine obliterative Bronchiolitis, die klinisch der chronischen Lungen-
transplantatabstoßung entspricht, wird ein Jahr nach Transplantation
bereits bei mehr als 30 % der Patienten gefunden. Bei kombinierten Herz-
Lungen-Verpflanzungen sind Abstoßungen im Bereich des Herzens selten
und verlaufen klinisch harmlos. Auch die Arteriosklerose der Herzkranzgefäße als Ausdruck der chronischen Abstoßungsreaktion ist nach Übertragung des Organblocks selten und für 3 % der späten Todesfälle verantwortlich.

Die genannten statistischen Daten zur Überlebenswahrscheinlichkeit
lungentransplantierter Patienten rechtfertigen den Einsatz des Verfahrens
bei Erkrankten im Endstadium. Da die Vorbereitungen zur Transplantation, der Eingriff und die Nachsorge außerordentlich komplex sind und ein
gut eingespieltes, fachübergreifendes Team aus betreuenden Ärzten, Pfle-
gekräften, Psychologen und Vertretern medizinischer Assistenzberufe erfordern, wird die Durchführung von Lungentransplantationen auch in Zukunft wenigen hochspezialisierten Zentren vorbehalten bleiben.

2.5 Bauchspeicheldrüse und Inselzellen

Die Bauchspeicheldrüsen-Transplantation wird in der Regel nicht durchgeführt, um einer lebensbedrohlichen Erkrankung zu begegnen. Der Eingriff dient primär der Verbesserung der Langzeitprognose und Lebensqualität der betroffenen Patienten. Diese sind jugendliche Diabetiker, bei denen eine adäquate Bildung und Ausschüttung des Hormons Insulin bereits in jungen Jahren verloren geht. Der biologische Ersatz der endokrinen Bauchspeicheldrüsenfunktion ist bisher das einzige Verfahren, durch das beim Diabetiker dauerhaft normale Blutzuckerspiegel ohne Gefahr der Unterzuckerung (Hypoglykämie) und ohne ständige Blutzuckerkontrollen erreicht werden. Außerdem können die diätetischen Beschränkungen für die Patienten gelockert oder aufgehoben werden, so daß nach erfolgreicher Transplantation eine enorme Verbesserung der Lebensqualität der Patienten resultiert. Wird beim Diabetiker über eine Bauchspeicheldrüsen-Verpflanzung der Zuckerstoffwechsel normalisiert, bleibt der Erkrankte auch von der Entwicklung oder zumindest dem Fortschreiten von Komplikationen seiner Grunderkrankung verschont. Dazu gehören Spätschäden an den Augen (diabetische Retinopathie), den Nieren (diabetische Nephropathie) und den peripheren Nerven (diabetische Neuropathie). Diabetiker leiden außerdem häufig an einer vorzeitigen, ausgedehnten Arteriosklerose der großen und kleinen Gefäße, die zu Durchblutungsstörungen in den Extremitäten, aber auch am Herzen und Gehirn führen kann.

Es gibt verschiedene technische Möglichkeiten zur Übertragung der Bauchspeicheldrüsenfunktion: Das Organ kann als Ganzes, in einzelnen Segmenten oder in Form isolierter, insulinsezernierender Zellgruppen, der sog. Langerhansschen Inseln, verpflanzt werden. Ziel und Zweck jedes Verfahrens ist die Bereitstellung insulinproduzierenden Gewebes, das darüber hinaus als biologischer Regulationsmechanismus auf Veränderungen im Stoffwechsel reagiert. Der einfachste Regelkreis ist so aufgebaut, daß bei steigendem Blutzuckerspiegel die Insulinausschüttung ansteigt, während sie bei fallenden Blutzuckerwerten zurückgeht. Mit keinem noch so ausgeklügelten Verfahren des Insulinersatzes kann diese biologische Steuerung des Zuckerhaushaltes bisher zufriedenstellend imitiert werden.

Die Bauchspeicheldrüsen-Transplantation findet meist bei Diabetikern Anwendung, die aufgrund der diabetischen Nierenschädigung bereits dialysepflichtig geworden sind und außerdem ein Nierentransplantat erhalten. Die Mehrheit dieser Patienten erfährt bereits eine deutliche Besserung ihres Krankheitszustandes allein durch die Nierenverpflanzung, weil die Sekundärschäden des Nierenfunktionsverlustes behoben werden. Dazu gehören z. B. die Leistungsminderung durch die Blutarmut aufgrund des Erythropoietin-Mangels, der Bluthochdruck und die Beeinträchtigung des Herzens durch die dauernde Flüssigkeitsbelastung. Die typischen Langzeitkomplikationen des Diabetes mellitus bessern sich jedoch nicht, so daß der Patient weiterhin von Erblindung durch die Retinopathie, von Herzinfarkt und Schlaganfall sowie Amputation an den Extremitäten durch die Gefäßschädigung bedroht ist. Auch die Neuropathie, die sich in Schmerzen und Empfindungsstörungen vor allem der Beine und Hände äußert, wird durch eine Nierentransplantation allein nicht aufgehalten.

Idealerweise sollte eine Bauchspeicheldrüsenverpflanzung durchgeführt werden, bevor der Patient an den Spätschäden leidet. Die Entwicklung dieser Komplikationen ist jedoch nur schwer vorherzusagen, da sie sich nicht zwangsläufig bei allen Diabetikern einstellen. Ein chronisches Nierenversagen, das eine Ersatztherapie erforderlich macht, wird nur bei 40 % der jugendlichen Diabetiker beobachtet; bei der Zuckerkrankheit des älteren Menschen ist diese Rate noch niedriger. Generell müssen die Risiken einer lebenslangen immunsuppressiven Therapie gegen die Wahrscheinlichkeit des Auftretens systemischer Spätschäden abgewogen werden. Diese Schätzung ist nicht einfach und wird auch durch eine Einzelfallbetrachtung nicht erleichtert. Aus diesen Gründen wurde die Verpflanzung einer Bauchspeicheldrüse bisher fast ausschließlich für Patienten mit endgültigem Versagen der eigenen Nieren und geplanter oder bereits durchgeführter Nierentransplantation in Erwägung gezogen. Dabei können in einem einzigen operativen Eingriff Niere und Bauchspeicheldrüse des gleichen Spenders implantiert werden. Alternativ ist es möglich, zunächst eine Niere zu übertragen und zu einem späteren Zeitpunkt das insulinproduzierende Organ von einem zweiten Spender. Der Vorteil der simultanen Übertragung von Niere und Bauchspeicheldrüse vom gleichen Spender liegt darin, daß die Überwachung der Nierenfunktion und Transplantatnierenbiopsien für die Abstoßungsdiagnostik verwendet werden können. Da die beiden verpflanzten Organe genetisch identisch sind, sollten theoretisch Abwehrreaktionen beide Transplantate gleichermaßen betreffen.

Inzwischen sind einige wenige Zentren dazu übergegangen, auch die Diabetiker mit einem Allotransplantat zu versorgen, die weder an einem chronischen Nierenversagen leiden noch eine Nierenverpflanzung erhalten haben oder erwarten. In der Regel bestehen bei den Patienten andere schwerwiegende, fortschreitende Spätschäden der Zuckerkrankheit, die den Einsatz einer lebenslangen immunsuppressiven Behandlung rechtfertigen. Hierzu gehört vor allem die Schädigung des Auges, die zur völligen Erblindung führen kann. Zur Zeit wird überprüft, ob frühe Nierenschäden beim Diabetiker, die sich noch nicht durch Funktionsstörungen bemerkbar machen, sondern nur durch die mikroskopische Untersuchung einer Gewebeprobe nachgewiesen werden können, eine Indikation für eine Bauchspeicheldrüsen-Transplantation darstellen. Diese geringfügigen Veränderungen könnten als Indikator zu erwartender diabetischer Spätkomplikationen gelten und damit die Risikogruppe der Diabetiker definieren, die von einem frühzeitigen Organersatz am meisten profitieren würde.

Bei der Explantation wird die Bauchspeicheldrüse des Spenders über die Spülung der Körperschlagader mit kalter, konservierender Lösung perfundiert und das Blut durch die spezielle organerhaltende Flüssigkeit ersetzt. Die Bauchspeicheldrüse wird als Ganzes entnommen. Der Ausführungsgang der Drüse, der die dort gebildeten Verdauungsfermente in den Darm ableitet, mündet in den Dünndarm. Um möglichst optimale technische Voraussetzungen für die Implantation zu schaffen, wird der Bauchspeicheldrüsengang mit einem Saum des Darmgewebes entfernt, das seine Mündung umgibt. Das ganze Organ wird in kalter Lösung aufbewahrt und kann für die Implantation zu einem anderen Zentrum transportiert werden. In der organerhaltenden UW-Lösung, die an der "University of Wisconsin" entwickelt wurde, überlebt die Bauchspeicheldrüse mehr als 12 Stunden außerhalb des Organismus. In Einzelfällen wurden Überlebenszeiten ohne Anschluß an den Blutkreislauf von 30 Stunden berichtet. Für die Implantation der Drüse werden verschiedene Techniken eingesetzt. Meist wird das Organ als Ganzes eingepflanzt, oder nur das hintere Segment wird übertragen. Das zuletzt genannte Verfahren wird immer seltener angewendet: Nach Organimplantation wird der Ausführungsgang für die Verdauungsenzyme zunächst über einen Katheter durch die Bauchdecke abgeleitet. Nach Beginn und Stabilisierung der Transplantatfunktion wird Neopren oder ein anderes synthetisches Polymer in den Ausführungsgang injiziert. Der Kunststoff härtet aus, sobald er mit dem Verdauungssekret der Bauchspeicheldrüse in Kontakt kommt. Dadurch wird die Ausschüttung von Verdauungsenzymen blockiert. Mit dieser Methode kann das hintere Segment der Bauchspeicheldrüse allein zur Transplantation verwendet werden, da der Ausführungsgang, der am Bauchspeicheldrüsenkopf austritt, nicht mehr benötigt wird. Einige Arbeitsgruppen verschließen den Ausführungsgang unmittelbar nach der Transplantation, um das Infektionsrisiko und die Verweildauer des Patienten in der Klinik zu verringern. Die Implantation erfolgt heterotop, d. h. nicht am anatomisch korrekten Ort, sondern im Beckenbereich mit Blutversorgung über die Beckengefäße. Bei der Übertragung des ganzen Organs erfolgt der Abfluß der nicht benötigten Verdauungsenzyme über einen Anschluß des Ausführungsgangs an die Harnblase. Dieses Verfahren ist durch häufige Infektionen im Bereich der Anastomose von Ausführungsgang und Blasenwand belastet. Ein Vorteil ist, daß die Konzentration der Bauchspeicheldrüsen-Verdauungsenzyme, vor allem der Amylase, im Urin zur Abstoßungsdiagnostik genutzt werden kann. Alternativ besteht die Möglichkeit einer Drainage in den Darm. Dieser Eingriff ist komplizierter und das Infektionsrisiko ist nicht geringer, aber die Option auf das Erfassen von Abstoßungsepisoden entfällt. Außerdem scheint die Langzeit-Überlebensrate der Transplantate nach Ableitung der Verdauungssekrete in die Blase am besten zu sein.

Bei Spender und Empfänger wird vor der Transplantation eine Bestimmung der Blutgruppen und eine HLA-Typisierung durchgeführt. Auch ein Crossmatch-Test wird angelegt; bei positivem Ergebnis verbietet sich die Transplantation. Über die Bedeutung der HLA-Kompatibilität kann noch nicht abschließend geurteilt werden, da die Patientenzahlen zu klein sind, um aussagefähige Vergleiche anzustellen. Die Praxis hat gezeigt, daß bei Diabetikern mit simultaner Nieren- und Bauchspeicheldrüsen-Verpflanzung die Drüse sensibler auf Abwehrreaktionen reagiert als die Niere. In manchen Fällen signalisiert eine frische Abstoßungsreaktion der Niere eine bereits bestehende, fortgeschrittene Immunreaktion an der Bauchspeicheldrüse. Bei einigen Empfängern verliert die Spenderdrüse ihre Funktion nach wiederholten Abstoßungen, während die Transplantatniere keine Störungen erkennen läßt. Eine Übereinstimmung der HLA-DR-Merkmale ist von besonderer Bedeutung für den langfristigen Erfolg der Organübertragung: Stimmen beide DR-Antigene zwischen Spender und Empfänger überein, beträgt die Einjahresüberlebensrate des Transplantates mehr als 60 %; bei Inkompatibilität eines oder beider Merkmale funktionieren ein Jahr nach dem Eingriff nur noch 40 bis 45 % der Organe. Die Kompatibilität der anderen HLA-Charakteristika scheint von untergeordneter Bedeutung zu sein.

Abstoßungsreaktionen, die gegen Bauchspeicheldrüsen-Allotransplantate gerichtet sind, gehen mit einem Verlust der Blutzuckerregulation einher. Der Patient hat hohe Blutzuckerspiegel, wie sie bei einem nicht behandelten oder schlecht eingestellten Diabetiker beobachtet werden. Leider ist diese Befundkonstellation kein Frühwarnzeichen, sondern tritt erst spät bei massiver, bereits etablierter Abstoßung ein. Das unkontrollierte Ansteigen der Blutzuckerwerte wird von absinkenden Insulinblutspiegeln begleitet. Eine regelmäßige Bestimmung des zirkulierenden Hormons kann daher auch nicht zur zeitigen Diagnose der Immunantwort herangezogen werden. Die Situation wird noch erschwert, weil die Corticosteroide, die Bestandteil des immunsuppressiven Therapieregimes sind, einen Teil der Insulinwirkung aufheben. Auch über diese Medikamentenwirkung können die Blutzuckerspiegel vorübergehend ansteigen. Man hat außerdem versucht, die Blutspiegel der von der Bauchspeicheldrüse sezernierten Verdauungsenzyme zur Abstoßungsdiagnostik heranzuziehen. Dieser An-

satz hat sich jedoch als nicht erfolgreich erwiesen. Wird der Ausführungsgang des Drüsentransplantates in die Harnblase drainiert, kann der Urin-
gehalt an Verdauungsenzymen gemessen werden. Das Absinken der Urinausscheidung des Enzyms Amylase scheint ein guter Indikator des Trans-
plantatversagens zu sein. Die Veränderung des Urinbefundes geht dem
Anstieg der Blutzuckerspiegel um 24 bis 48 Stunden voraus. Dadurch wird
die Möglichkeit einer frühzeitigen therapeutischen Intervention gewahrt.
Zur sicheren Abstoßungsdiagnostik führen einige Zentren bereits beim
geringsten klinischen Verdacht eine Transplantat-Feinnadelbiospie durch.
Der Nachweis einer Entzündungsreaktion an den kleinen Blutgefäßen der
Drüse ist das einzig sichere feingewebliche Zeichen der Abstoßung. Ein
bindegewebiger Umbau des Funktionsgewebes oder die Einwanderung
von Entzündungszellen in diese Areale können auch andere Ursachen haben. Hierbei ist vor allem an ein Wiederauftreten der Grunderkrankung
im Transplantat zu denken. Der jugendliche Diabetes mellitus (Typ I,
IDDM, "insulin-dependent diabetes mellitus") ist eine Autoimmunkrank-
heit, verursacht durch eine nicht identifizierte Fehlaktivierung des Immunsystems, das körpereigenes Gewebe angreift. Bei der feingeweblichen Untersuchung der nativen Bauchspeicheldrüsen dieser Patienten findet sich
eine Einwanderung von Entzündungszellen. Diese sammeln sich vor allem
um die sog. "Langerhansschen Inseln", den Anteilen der Drüse, in denen
das Hormon Insulin produziert wird. Mit Hilfe spezifischer Antikörper
können die Immunzellen näher charakterisiert werden. Überwiegend handelt es sich um zytotoxische CD-8-T-Lymphozyten. Im Bauchspeicheldrü-
sengewebe ist daher das mikroskopische Bild der Grunderkrankung eines
jugendlichen Diabetes mellitus nicht von dem einer Abstoßung zu unterscheiden. Im Transplantat kann es daher schwierig bis unmöglich sein, eine
Wiederkehr der Grunderkrankung von einer Abwehrreaktion abzugrenzen.

Offensichtlich ist die erfolgreiche Etablierung einer immunsuppressiven
Therapie bei der Bauchspeicheldrüsenverpflanzung schwieriger als bei anderen Organtransplantationen. Bei Patienten, die bereits mit einem gut
arbeitenden Nierentransplantat versorgt wurden und unter stabiler medikamentöser Immunsuppression stehen, liefert der Einsatz von Ciclosporin
und Corticosteroiden zufriedenstellende Ergebnisse. Bei Diabetikern, die
nicht an einem Nierenversagen leiden, wird eine Dreifachkombination unter zusätzlicher Gabe von Azathioprin empfohlen. Unmittelbar nach der
Transplantation wird häufig für eine Woche ATG oder OKT 3 verordnet.
Diese vierte Komponente des immunsuppressiven Regimes beeinflußt die
Transplantatüberlebensrate positiv. Abstoßungsepisoden werden üblicherweise mit intravenösen Corticosteroidstößen behandelt. Anschließend

wird das Steroid wieder in Form von Tabletten verabreicht, die Dosis wird
langsam auf das Ausgangsniveau reduziert. Ein Therapiezyklus mit Antilymphozytenglobulin oder anderen gängigen Antikörperlösungen kann bei
einer heftigen Abstoßung ebenfalls indiziert sein.

Inzwischen wurden weltweit mehr als 3000 Bauchspeicheldrüsen-Ver-
pflanzungen durchgeführt. Die Einjahresüberlebensrate der Transplantate
beträgt im Durchschnitt 50 bis 60 %. Ungefähr 90 % der Empfänger sind
ein Jahr nach dem Eingriff noch am Leben. Fünf Jahre nach der Verpflanzung funktionieren noch 45 % der Bauchspeicheldrüsen; nach 10 Jahren
sind es 35 %. Die größten Verluste werden in den ersten zwei Jahren nach
dem Eingriff beobachtet. Im günstigsten Fall normalisiert sich nach der
Transplantation der Blutzuckerspiegel, ohne daß weiterhin exogen Insulin
zugeführt werden muß. Es ist eine Selbstverständlichkeit, daß die Patienten
weiterhin ihre Blutzuckerwerte regelmäßig kontrollieren. Die schwerwie-
gendsten Komplikationen nach initial erfolgreicher Organübertragung
sind Infektionen und Abstoßungsreaktionen. Seltener wird beobachtet,
daß sich die Drüse nicht von der Schädigung erholt, die durch die Organkonservierung außerhalb des Organismus entsteht. Bei einigen Patienten
kommt es unmittelbar nach dem operativen Eingriff zum Verschluß des
arteriellen Blutgefäßes, das die Drüse mit sauerstoff- und nährstoffhaltigem Blut versorgt. Meist ist die Bildung von Blutgerinnseln nach der chirurgischen Manipulation die Ursache. Um dies zu verhindern, werden
durchblutungsfördernde oder gerinnungshemmende Medikamente während der ersten 10 postoperativen Tage gegeben. Einige Zentren verordnen
für weitere 6 Monate die Einnahme von Acetylsalicylsäure, die die Anheftung von Blutplättchen an der Gefäßwand erschwert und auf diese Weise
ebenso die Gerinnbarkeit des Blutes herabsetzt. Gelegentlich attackieren
die in der Bauchspeicheldrüse gebildeten Verdauungsenzyme selbst den
Ort ihres Ursprungs. Es entsteht eine Selbstverdauung des Organs, die zu
einer massiven Entzündungsreaktion, Pankreatitis genannt, führt. Insgesamt haben sich die Erfolgsaussichten der Bauchspeicheldrüsen-Transplantation seit der ersten Verpflanzung im Jahre 1966 beständig verbessert.
Die meisten Patienten berichten nach erfolgreicher Organverpflanzung
über eine erhebliche Verbesserung ihrer Lebensqualität.

Zahlreiche wissenschaftliche Anstrengungen konzentrieren sich auf die
Übertragung ausschließlich der Bauchspeicheldrüsenanteile, die für die In-
sulinsekretion verantwortlich sind, der Langerhansschen Inseln. Klinisch
wird die Transplantation von Inselzellen zwar schon praktiziert, befindet
sich jedoch immer noch im Anfangsstadium. Am Universitätsklinikum
Gießen wird ein internationales Inseltransplantations-Register geführt, das
bis 1993 insgesamt 213 Transplantationen an 25 Zentren weltweit verzeich-

nete. Die insulinsezernierenden Zellinseln werden als Allotransplantate aus den Bauchspeicheldrüsen von Polyorganspendern gewonnen. Zunächst wird das Drüsengewebe mechanisch zerkleinert und dann enzymatisch weiter in kleinere Einheiten gespalten; meist wird das Enzym Kollagenase für diesen Präparationsschritt verwendet. Zusätzliche Trennungs- und Reinigungsprozeduren werden benötigt, um Drüsengewebe, das nicht zu den insulinbildenden Inseln gehört, weitgehend zu entfernen. Das Transplantat überlebt um so länger, je reiner die Zellpräparation ist. Die Langerhansschen Inseln selbst enthalten immunkompetente Zellen, die Abstoßungsreaktionen provozieren und unterhalten können. Verschiedene Methoden zur Reduktion der Immunogenität des Bauchspeicheldrüsengewebes werden erprobt. Dazu gehört eine Vorbehandlung mit spezifischen Antikörpern gegen HLA-Merkmale der Klasse II oder Bestrahlung. Auch die kurzzeitige Kultivierung der Zellen in einer sauerstoffreichen Atmosphäre vermindert die stimulierende Wirkung auf das Abwehrsystem des Empfängers. Außerdem wird versucht, die Inseln mit biologischen Membranen zu umhüllen, die keine immunkompetenten Zellen passieren lassen. Im Rahmen der Transplantation werden die Inselzellen durch eine ultraschallgesteuerte Punktion in die Pfortader injiziert. Sie setzen sich im Bereich der Strombahn von Leber und Milz an den Gefäßrändern fest; theoretisch ist dies der ideale Ort, um das produzierte Hormon in die Blutbahn abzugeben und Rückkoppelungssignale zu empfangen. Nach der Inselzelltransplantation wird die Immunsuppression durch intravenöse Gabe von T-Zell-Antikörpern eingeleitet. Die Dauertherapie umfaßt Ciclosporin, Corticosteroide und Azathioprin. Um die verpflanzten Langerhansschen Inseln vor allzu früher Überforderung zu schützen, wird nach der Übertragung zunächst eine intravenöse Insulintherapie praktiziert.

2.6 Hornhaut

Die Hornhaut-Transplantation oder Keratoplastik wird zur Behandlung angeborener oder erworbener Hornhauterkrankungen eingesetzt. Bei angeborenen Krümmungsanomalien, schweren Entzündungen oder Hornhautverletzungen wird durch diese Maßnahme eine akzeptable bis gute Sehschärfe erreicht. Häufige Entzündungsursache sind Viren, vor allem der Herpesgruppe; bei den Traumen stehen Verätzungen im Vordergrund. Eine Hornhautverpflanzung kommt nur dann in Frage, wenn die Hornhaut getrübt, das Auge selbst aber gesund und der Augeninnendruck normal ist. Das Transplantat wird von einem Leichenauge gewonnen, das nach dem Tode entnommen und frei von Infekten oder anderen Krankheiten sein muß. Die Hornhaut besteht anatomisch aus mehreren Schichten; von außen nach innen unterscheidet man: Epithel, vordere Basalmembran, Stroma, hintere Basalmembran, Endothel. Die Hornhäute junger Menschen sind besser für eine Übertragung geeignet als die älterer Spender, da im Alter ein Verlust der inneren Zellschicht, des Endothels, eintritt. Gerade die Intaktheit dieser Zellen ist für die Klarheit des Transplantates und damit für die Sehschärfe des Empfängers von Bedeutung; sie können nach dem Eingriff nicht regeneriert werden. Das Endothel sorgt für einen optimalen Wassergehalt der Hornhaut und für ihre Ernährung. Der Verlust dieser Funktionen im Rahmen einer Immunreaktion würde schnell zu einer Schwellung und schließlich Trübung der Hornhaut führen.

Die Hornhaut-Transplantation ist ein mikrochirurgischer Eingriff, der mit miniaturisierten Instrumenten unter dem Operationsmikroskop erfolgt. Außerdem wird extrem dünnes Nahtmaterial aus Kunststoff verwendet. Die Nähte werden erst 6 bis 12 Monate nach dem Eingriff entfernt. Mit Hilfe eines speziellen, motorgetriebenen Schneideinstrumentes, eines sog. Rotortrepans, werden aus der nativen Hornhaut des Empfängers kleine runde Scheibchen verschiedener Größe ausgestanzt. Anschließend wird ein entsprechendes oder geringfügig überstehendes Stück der Spenderhornhaut eingefügt und mit einer fortlaufenden, zickzackförmigen Naht implantiert. In der Regel wird die Hornhaut nicht im vollen Umfang übertragen, sondern nur ein Scheibchen von 5–9 mm Durchmesser; man spricht von einer partiellen Keratoplastik. Selten wird die ganze Hornhaut transplantiert, da bei diesem Verfahren die Erfolgsrate gering ist; diese Methode wird als totale Keratoplastik bezeichnet. Wird die Scheibe in der gesamten Dicke der Hornhaut verpflanzt, nennt man dies eine perforierende Keratoplastik. Wird im Gegensatz hierzu nur eine Schicht, die etwa der Hälfte der gesamten Hornhautdicke von 1 mm entspricht, transplantiert, so ist dies eine lamelläre Keratoplastik. Diese ist indiziert, wenn die tiefen Hornhautschichten des Empfängerauges intakt sind und nur die Oberfläche getrübt war.

Häufige Erkrankungen, die eine Hornhaut-Transplantation erforderlich machen, sind wiederkehrende Herpes-Infektionen, Abszedierung der Hornhaut, durchbrechende Geschwüre und andere einschmelzende Prozesse. Ziel der Hornhaut-Transplantation ist es, die Integrität der Hornhaut zu erhalten oder wiederherzustellen sowie die Transparenz und Wölbung der harten Augenhaut zu normalisieren. Verschiedene Faktoren der verbleibenden Empfängerhornhaut beeinflussen den Erfolg der Verpflanzung. Dazu gehört der zumindest teilweise Erhalt der oberen Zellschicht, des Epithels und der vorderen Basalmembran, deren Vorhandensein die Prognose der Transplantation begünstigt. Das Epithel des Empfängers deckt und schützt im Laufe der Zeit die transplantierte Hornhaut. Eine ausgeprägte Durchblutung der Empfängerhornhaut ist dem Langzeiterfolg der Verpflanzung abträglich. Wenn die Empfängerhornhaut durch die Grunderkrankung stark verdünnt ist und damit dünner als die Spenderhornhaut, wird die Anpassung der Wundränder erschwert. Immer besteht die Gefahr, daß die ursprüngliche Erkrankung im Transplantat wieder auftritt. Nach der Gewebeübertragung sollten die Patienten mit einer ca. zweimonatigen Arbeitsunfähigkeit rechnen.

Wie bei anderen Organverpflanzungen wird auch bei der Keratoplastik die akute Abstoßungsreaktion überwiegend von T-Lymphozyten vermittelt. Daher gilt generell, daß Blutgefäße in der Nähe des Transplantates einen häufigeren Kontakt mit T-Zellen bedeuten, sie sensibilisieren und auf diesem Wege Immunreaktionen begünstigen. Im Laufe der Evolution haben sich anatomische Besonderheiten der Hornhaut entwickelt, die sie als privilegiertes Gewebe mit einem besonderen Schutz vor Abstoßungsreaktionen erscheinen lassen; hierfür wurde der Begriff "anterior chamber associated immune deviation", ACAID, geprägt. Zur immunologischen Begünstigung trägt vor allem das Fehlen von Blut- und Lymphgefäßen in der normalen Hornhaut bei. In der Hornhaut sind außerdem Langerhans-Zellen vor allem an den Rändern und nicht im Zentrum nachweisbar. Bei den Langerhans-Zellen handelt es sich um immunkompetente Zellen, die von Knochenmarkvorläufern abstammen. Zusammen mit einem HLA-Merkmal der Klasse II präsentieren sie das Fremdantigen und vermitteln so eine typische T-Zell-Antwort. Während in allen anderen Bereichen der Haut die Langerhans-Zellen gleichmäßig verteilt sind, gibt es in der Hornhaut eine anatomische oder durch bestimmte chemische Substanzen etablierte Barriere, die ein Einwandern in die zentrale Struktur verhindert. Dadurch ist das Transplantat, das ausschließlich zentral entnommen und implantiert wird, lymphozytenfrei und vor dem Kontakt mit immunkompetenten Zellen geschützt. Es gibt noch einen weiteren Mechanismus, der die T-Lymphozyten-Antwort vermindert: Von Zellen der Regenbogenhaut und des Ziliarkörpers, der die Pupillenweite reguliert, werden immunsupprimierende Faktoren gebildet. Beide Strukturen gehören zur vorderen Augenkammer und tragen so zur Schaffung eines "immunsystemfreien Raumes" in diesem Bereich bei. Wird experimentell ein Antigen direkt in die Vorderkammer injiziert, ist keine T-Zell-Antwort zu beobachten. Es kommt zur Antikörper-Bildung; diese sind jedoch kaum in der Lage, Komplement zu binden und können daher auch nicht zur Zellzerstörung führen.

Die Klinik der Abstoßung von Hornhautgewebe ist charakteristisch: In der Regel besteht die Abwehrreaktion nur aus einer kleinen Rötung um die Hornhaut herum, oftmals sogar nur an einer umschriebenen Stelle.

Zugleich wandern immunkompetente Zellen in die Vorderkammer des Auges ein; diese Infiltration kann durch eine besondere optische Untersuchung mit der Spaltlampe sichtbar gemacht werden. Üblicherweise richtet sich die Reaktion gegen die Endothel-Zellschicht, die für die Versorgung des Organs so wichtig ist. Die Zerstörung dieser Zellen bedeutet den Verlust regulatorischer Funktionen und der Transparenz des Transplantates. Manchmal findet sich an dieser Schicht eine "Abstoßungs-Linie" aus eingewanderten Lymphozyten (Khodadoúst-Linie). Im Tiermodell kann der Ablauf der Abstoßungsvorgänge nachvollzogen werden: Vom Wundrand her bilden die Zellen zunehmend mehr HLA-Klasse-II-Merkmale aus; später wandern noch Makrophagen ein. Auch zytotoxische T-Zellen und CD-4-Lymphozyten spielen eine wesentliche Rolle bei der Abstoßungsreaktion. Für die Aktivierung des Abwehrsystems werden Zytokine wie IL-1, IL-2, gamma-Interferon und andere Mediatoren benötigt. Durch die Botenstoffe wird die weitere Expression von Antigenen stimuliert. Zur Zeit kann die Messung bestimmter Faktoren im Blut als Marker für Abstoßungsreaktionen noch nicht eingesetzt werden, da zu wenig über die Bedeutung einzelner Mediatoren für das immunologische Geschehen bekannt ist. Es steht nicht fest, welche Ursachen für den Beginn der Transplantatreaktion verantwortlich sind. Eine ausgeprägte Gefäßversorgung der Hornhaut, aber auch Infektionen können über die genannten Mediatoren zu einer verstärkten Ausprägung von HLA-Klasse-II-Charakteristika führen und damit den Grund für eine Aktivierung von T-Lymphozyten bieten. Auch Zytomegalievirus-Infektionen kommen als Auslöser für eine Abstoßungsreaktion in Frage. Risikoreich ist die bereits mehrfach beschriebene Konstellation von CMV-negativem Empfänger und Spender mit nachweisbarem Antikörpergehalt im Blut. Auch andere Virusinfekte wie z. B. eine Herpes-simplex-Keratitis sind mit einer höheren Abstoßungsfrequenz verknüpft. Eine mangelnde Übereinstimmung der HLA-Merkmale zwischen Spender und Empfänger sowie ein fortgeschrittenes Lebensalter des Empfängers scheinen das Abstoßungsrisiko zu erhöhen. Abstoßungsreaktionen nach Hornhaut-Transplantation werden frühestens innerhalb von zwei Wochen nach der Verpflanzung beobachtet, können aber auch noch viele Jahre nach dem Eingriff registriert werden.

Zur Vorbeugung der Abstoßungsreaktion werden corticosteroidhaltige Augentropfen regelmäßig gegeben. Unmittelbar postoperativ werden Steroide auch systemisch verabreicht. Für die ersten 6 bis 8 Wochen nach der Operation nimmt der Patient 10–20 mg Prednisolon täglich in Tablettenform ein. Anschließend wird bei klarem Transplantat diese Behandlung allmählich abgebaut und durch corticosteroidhaltige Augentropfen ersetzt. Am Auge kann auch die Ciclosporin-Therapie lokal durchgeführt werden.

Langfristige Untersuchungen an Patienten haben keine Verbesserung der Transplantatüberlebensrate unter lokaler Ciclosporin-Gabe im Vergleich mit Steroiden verzeichnet. Typische Nebenwirkungen der Corticosteroid-Gabe wie grauer und grüner Star werden jedoch seltener gesehen. Die systemische Anwendung von Ciclosporin bei Risikopatienten wird kontrovers diskutiert. In unterschiedlichen Patientenkollektiven wurde einmal ein deutlicher Effekt auf die Abstoßungsintensität und -frequenz gesehen; bei einer anderen Studie konnte keine Verbesserung der Transplantatüberlebensrate durch Ciclosporin nachgewiesen werden. Da ohnedies nur wenige Patienten eine Abstoßungsepisode erleiden, ist ein Therapieeffekt möglicherweise erst durch die standardisierte Untersuchung einer größeren Zahl von Transplantierten zu überprüfen.

Die Behandlung einer bereits eingetretenen Abstoßung besteht in der stündlichen Gabe von Corticosteroid-Augentropfen. Steroide können auch in die unmittelbare Umgebung des betroffenen Auges injiziert werden und von dort aus in die vordere Augenkammer diffundieren. Systemisch werden 100 mg Prednisolon täglich für ungefähr eine Woche intravenös verabreicht; die Therapie wird danach mit Tabletten fortgesetzt und zurückgeführt. Für diese Fälle kann – vor allem bei wiederholten Abstoßungen – eine Kombination mit Ciclosporin erwogen werden. Antikörperhaltige Lösungen zur Prävention und Therapie der akuten Abstoßung befinden sich zur Zeit für die Hornhaut-Transplantation noch im Stadium der Erprobung. Es wird außerdem versucht, eine lokale Anwendungsmöglichkeit für spezifische Antikörper zu finden.

Die Hornhaut-Verpflanzung gehört zu den häufigsten Allotransplantationen menschlichen Gewebes. Allein in Deutschland wird dieser Eingriff mehr als 3600mal jährlich ausgeführt; in den USA sind es mehr als 40 000 Operationen im Jahr. 90 % dieser Eingriffe führen zu einem zufriedenstellenden Langzeitergebnis. Schlägt eine Transplantation fehl, kann nach Abklingen der akuten Entzündungsreaktion und einer Wartefrist von 6 bis 12 Monaten jederzeit erneut eine Verpflanzung vorgenommen werden. Die Erfolgsaussichten der Transplantation hängen von der Grunderkrankung des Patienten ab. Bei Hornhautverkrümmung sind die Überlebensquoten der Transplantate ausgezeichnet. Die Prognose wird um so schlechter, je mehr Unregelmäßigkeiten auf der Hornhaut des Empfängerauges durch die Grunderkrankung bereits vorhanden sind. Ein anderer Risikofaktor ist eine reichliche Gefäßversorgung der Hornhaut. Bei Kalkverätzungen z. B. ist die Hornhaut stark verdickt und in hohem Maße vaskularisiert; die Erfolgsaussichten der Transplantation sind minimal. Während nichtvaskularisierte Hornhäute eine höhere Überlebensrate aufweisen, kommt es bei starker Gefäßversorgung bei 30–60 % der Patienten zu Abstoßungen. Zunehmend wird davon ausgegangen, daß auch bei der Hornhaut-Transplantation die Übereinstimmung der HLA-Merkmale eine wichtige Rolle spielt. Vor allem eine gute Kompatibilität der HLA-B-Antigene erscheint bedeutsam für den Langzeiterfolg des Eingriffs. Auch die Übereinstimmung der Blutgruppen von Spender und Empfänger beeinflußt möglicherweise die Überlebenszeit des Transplantates. Bei stark gefäßhaltigen Hornhäuten ist die Prognose für das Transplantat besser, wenn man einen Spender auswählt, bei dem mindestens zwei HLA-Merkmale mit denjenigen des Empfängers übereinstimmen.

2.7 Knochen

Die Theorie der Knochentransplantation ging seit dem Ende des 19. Jahrhunderts davon aus, daß das verpflanzte Gewebe vollständig abstirbt, aber als "Leitschiene" für den neu auswachsenden Knochen des Empfängers dient. Heute weiß man, daß weniger die künstlich eingebrachte Knochenschiene für die Regeneration des Knochens verantwortlich ist, als vielmehr die einsprossenden Blutgefäße. Für die Transplantation können autologes Gewebe, das vom Empfänger selbst stammt, und Knochen von einem fremden Spender eingesetzt werden.

Ein frisches autologes Transplantat enthält alle Bausteine des lebenden Knochens: Zellen, Kollagen und Grundsubstanz. Bis neue Gefäße in das verpflanzte Gewebe einwachsen, wird es über Diffusion versorgt. Vor allem die Zellen in den Randarealen werden zunächst gut über den ungebahnten Substanzfluß ernährt; hier bilden sich rasch kleine Blutgefäße. Bereits nach wenigen Tagen beginnen die Knochenzellen, Osteoblasten genannt, zu wachsen und neuen, noch unvollständigen Knochen aufzubauen. Diese Knochenbildung wird eindeutig von überlebenden Zellen des Transplantates geleistet; die verpflanzten Knochenzellen sind mit Sicherheit am Aufbau des neuen Gewebes beteiligt. Während der ersten beiden Wochen nach der Knochenübertragung wird eine Reaktion ähnlich einer akuten Entzündung beobachtet. Sie ist charakterisiert durch das Einsprießen von Gefäßknospen, die Gegenwart von Bindegewebszellen und Osteoblasten. Parallel zur Bildung von neuer Knochensubstanz wird die transplantateigene Grundsubstanz abgebaut. Die kollagenen Fasern werden resorbiert, während die verbleibenden Gerüststrukturen das einwachsende Bindegewebe organisieren und für die Bildung neuer Osteoblasten sorgen. Neue Knochenzellen entstehen durch die Umwandlung von Bindegewebszellen zu Osteoblasten. Dieser Prozeß wird durch einen Knochenwachstumsfaktor reguliert. Dabei handelt es sich um ein Protein, das aus der Knochenmatrix stammt und nahe seinem Ursprungsort im Gewebe wirkt. Ziel dieses Wachstumsfaktors sind undifferenzierte Bindegewebszellen in der Umgebung von Blutgefäßen. Die Eiweißsynthese dieser Zellen wird unter dem Einfluß des Knochenwachstumsfaktors umprogrammiert und zugunsten der Bildung neuen Knochens reorganisiert. Die Grundvoraussetzungen für ein erfolgreiches Einwachsen des Transplantates sind eine gute Gefäßversorgung, mechanische Ruhe und ein enger Kontakt mit der nativen Knochenoberfläche und den umgebenden Weichteilen.

Beim allogenen Transplantat beginnt der Neuaufbau des Knochens wie oben für autologe Übertragungen beschrieben. Zwischen dem 7. und 30. Tag nach der Operation setzt die Immunreaktion, die gegen das fremde Knochengewebe gerichtet ist, ein. Als Folge der ablaufenden Abwehrmechanismen sterben die lebenden Transplantatanteile, vor allem die Knochenzellen, vollständig ab. Übrig bleibt die Grundsubstanz des Knochens, die artspezifisch ist, sich aber zwischen verschiedenen Individuen nicht unterscheidet. Damit wird auch die Möglichkeit erhalten, durch die Matrix einwachsende Bindegewebszellen des Empfängers zu organisieren und zu Osteoblasten umzuwandeln. Diese Induktionsphase setzt beim allogenen Transplantat erst verzögert ein und ist von geringer Intensität. Trotz günstigem postoperativem Verlauf wird innerhalb der ersten 6 Monate nach dem Eingriff nur die Hälfte der möglichen Belastungsstabilität erreicht; bis zur Ausbildung eines vollwertigen Knochens können ein bis zwei Jahre verstreichen. Wie beim autologen Transplantat ist auch bei der allogenen Übertragung die mechanische Stabilität, die Gefäßversorgung und die enge Nachbarschaft zum Empfängergewebe für den Operationserfolg unerläßlich. Der zunächst gebildete, noch unfertige Faserknochen wird unter Belastung durch die einwirkenden Kräfte in druckstabilen Knochen umgebaut.

Die Verwendung fremden Gewebes ist problematisch, wenn das Transplantatlager instabil, gefäßarm und infektionsgefährdet ist. Die Vorteile einer autologen Knochenübertragung sind unbestritten. Bevorzugt werden autologe Transplantate aus dem schwammartig angelegten Anteil der Knochen, der sog. Spongiosa. Die Struktur der Spongiosa erleichtert das Einwachsen von Gefäßen. Dadurch wird auch der Abbau der transplantateigenen Knochenzellen beschleunigt und die Bildung neuer Osteoblasten begünstigt. Durch die rasche Verschmelzung des Transplantates mit dem verletzten Knochen wird die Infektionsgefahr erheblich vermindert, so daß auch der Versuch gerechtfertigt ist, chronisch entzündete Knochenareale mit Höhlenbildung durch ein Spongiosatransplantat zu sanieren. Ein Nachteil ist, daß das Spongiosatransplantat nicht allen mechanischen Anforderungen gerecht wird.

Knochen wird häufiger transplantiert als jedes andere Gewebe. In den Therapieplänen der Unfallchirurgie und Orthopädie hat die Knochentransplantation seit Jahren einen festen Platz. In den USA werden jährlich mehr als 140 000 Knochenübertragungen ausgeführt; im Bereich der alten Bundesländer wird der jährliche Bedarf auf 15 000 geschätzt. Die Aufbereitung, Konservierung und Verteilung von Knochenallotransplantaten liegt in den USA in den Händen zentraler, überregionaler Knochenbanken. In Deutschland ist diese Aufgabe dezentral gelöst, d. h., entsprechend spezialisierte Abteilungen größerer Krankenhäuser verfügen über lokale Gewebebanken.

Meist werden autologe Knochenverpflanzungen durchgeführt, um die Heilung von Brüchen zu erleichtern, bei denen die beiden Knochenenden nicht problemlos zu adaptieren sind. Durch diese Maßnahme wird die strukturelle Integrität des Skeletts wiederhergestellt; sie dient zunächst der Erhaltung der Funktion, kann aber auch zu kosmetischen Zwecken genutzt werden. Defekte am knöchernen Schädel, die mehr als 3 cm Durchmesser haben, werden von Neurochirurgen mit einem Knochentransplantat gedeckt, um das Gehirn zu schützen und die Unversehrtheit des Knochendaches zu erneuern. Plastische Chirurgen sowie Mund- und Kieferspezialisten setzen frische Autotransplantate und gefriergetrocknete Allotransplantate in der Gesichts- und Kieferchirurgie ein. Knöcherne Strukturen des Innenohres können verpflanzt werden, um Taubheit vorzubeugen oder zu beseitigen. Knochenersatz wird auch verwendet, um die Wirbelsäule zu stabilisieren oder um Achsenverkrümmungen der Wirbelsäule zu korrigieren.

Von Knochenbrüchen mit Absprengungen, Splitterungen und schlechter Anpassung der Bruchränder sind meist die Extremitäten, Arme und Beine, betroffen; in diesen Fällen bedarf die Wundheilung häufig der Unterstützung durch ein Transplantat. Autotransplantate, die z. B. aus dem Beckenkamm des Empfängers gewonnen werden, sind zu bevorzugen. Wenn das Material, das vom Patienten entnommen wird, nicht ausreicht, wird Fremdknochen verwendet – aber immer gemeinsam mit einem Autotransplantat, das ein Einheilen des Gewebes erleichtert. Knochen für eine Allotransplantation wird von Leichenspendern entnommen, wobei auf möglichst umfassende Keimfreiheit zu achten ist. Anschließend wird der Knochen zur Sicherheit noch einmal sterilisiert, entweder durch Begasung mit Ethylenoxid oder durch gamma-Bestrahlung. Material für eine Alloknochenspende wird vor der Implantation tiefgefroren. Durch diese Lagerung wird die Immunogenität des Gewebes herabgesetzt.

Nach einer Knochentransplantation sind grundsätzlich drei Ergebnisse denkbar. Im besten Fall erweist sich das verpflanzte Gewebe als lebensfähig und nimmt die mechanischen und biologischen Charakteristika des umgebenden eigenen Knochen des Empfängers an. Bei Einheilungsstörungen, z. B. durch ungenügende Gefäßversorgung, kann es zur teilweisen oder vollständigen Resorption des Transplantates kommen, ohne daß ausreichend neuer Knochen gebildet wird. Diese Komplikation endet meist mit Deformität oder Instabilität. Die Gewebeverpflanzung ist erfolglos, wenn das Fremdmaterial rasch vollständig abgestoßen wird. Es wird dann abgekapselt, hat keinen Kontakt zum umgebenden Empfängerknochen und geht zugrunde. Die Abstoßung des Fremdknochens wird durch zellvermittelte Prozesse und durch Antikörper ausgelöst und unterhalten. Knochen besteht aus Zellen, Kollagen, Grundsubstanz und anorganischen Substanzen. Alle Strukturen mit Ausnahme der Mineralien wirken als Antigene. HLA-Merkmale werden auf der Oberfläche von Knochen-, Knorpel- und Bindegewebszellen nachgewiesen. Frischer allogener Knochen sensibilisiert den Wirt und führt zur Bildung zirkulierender Antikörper. Die zelluläre Abstoßungsreaktion wird jedoch für bedeutender gehalten. Knorpel scheint der Antikörper- und Zell-vermittelten Abwehr zu widerstehen. Bei einer massiven immunologischen Antwort des Empfängers ist dieser Schutz jedoch auch nur begrenzt wirksam.

Die Abstoßung eines allogenen Knochentransplantates führt zu einer Heilungsstörung im Bereich der Implantation mit Blockade der Gefäßeinwanderung, Resorptionshemmung und Unterdrückung der Neubildung von Knochen. Insgesamt werden nur 10 % der Knochentransplantate definitiv abgestoßen. Empfänger von Knochenallotransplantaten wurden vorübergehend immunsuppressiv behandelt, da HLA-Charakteristika im Knochen für 2 bis 3 Monate nach dem Eingriff nachweisbar sind. Alle gängigen Medikamente zur Unterdrückung von Abwehrreaktionen wurden erfolgreich eingesetzt. Dazu gehören Azathioprin, Corticosteroide, Ciclosporin und Cyclophosphamid. Da diese Therapien beachtliche Nebenwirkungen verursachen und da die Mißerfolgsquote so niedrig ist, wird eine immunsuppressive Behandlung nicht mehr routinemäßig verordnet. Eine vielversprechende neue Technik, um die Immunogenität des Fremdgewebes herabzusetzen, ist die Verwendung eines speziellen Knochenzements. Mit diesem Material, das mit der Zeit im Körper abgebaut wird, umhüllt man während der Operation den Spenderknochen und verbirgt auf diese Weise die Antigene der Knochenzellen, bis diese abgestorben und keine fremden HLA-Merkmale mehr vorhanden sind.

Im Laufe des Eingriffs wird das Transplantat mit Metallplatten am nativen Knochen befestigt und so mit diesem verschraubt. Manchmal ist auch eine externe Fixierung erforderlich. In jedem Fall muß für eine stabile Anpassung des Gewebes in die Umgebung gesorgt werden. Die Durchblu-

tung und Neubildung von Knochen wird stimuliert, wenn der Patient postoperativ rasch mobilisiert wird und zeitig eine angemessene Krankengymnastik mit leichter Belastung aufnimmt.

2.8 Haut und Nerven

Hauttransplantationen werden vor allem nach großflächigen Verbren-
nungen durchgeführt; sie kommen aber auch in Frage, wenn z. B. nach
umfassender Entfernung von Geschwulsten große und/oder entstellende
Hautdefekte zurückbleiben, die plastisch gedeckt werden müssen. In jedem Falle sollte die chirurgische Versorgung sobald als möglich nach der
Schädigung beginnen. Eine Besiedlung der betroffenen Areale mit Bakterien oder Pilzen muß verhindert oder zumindest ausreichend behandelt
werden. Damit die Wundfläche sich adäquat mit dem Transplantat verbin-
den kann, steht zunächst die Entfernung von abgestorbenem Gewebe an.
Anschließend gibt man dem Wundgrund Zeit, mit der Heilung zu beginnen. Dies ist vor allem wichtig, wenn die Verletzung mehrere unterschiedliche Hautschichten betrifft, damit die Grundfläche der Wunde eben wird.
Die einsetzenden Heilungsprozesse werden durch Salbengitter- und feuchte Kompressenverbände erleichtert. Sollte sich durch die Vorbehandlung
am Wundrand bereits sekundär neue Haut gebildet haben, ist es ratsam,
diese abzutragen, damit das Transplantat direkt mit unbeschädigtem Unterhautgewebe in Kontakt kommt. Dieses Verfahren vermeidet außerdem
die Entstehung auffallender Narben.

Hauttransplantate werden von anderen Körperregionen des Empfängers entnommen. Die Wahl der Entnahmestelle für das Transplantat ist von
entscheidender Bedeutung für das funktionelle und ästhetische Ergebnis.
Struktur, Farbe und Dicke des verpflanzten Gewebes sollten möglichst
weitgehend mit den entsprechenden Charakteristika der Implantationsstelle übereinstimmen, um ein optimales optisches Resultat zu erzielen.
Die Frage ist stets, ob an der geeigneten Stelle auch genügend Gewebe
entnommen werden kann. Sind aufgrund der Größe des Defektes mehrere
Transplantate erforderlich, dann sollten Bezirke, die besonders im Blick-
feld stehen, mit einem großen Gewebeteil versorgt werden; zusätzliche
Transplantate können dann an weniger exponierten Stellen eingesetzt werden. Zum Beispiel bieten die Oberschenkel gute Möglichkeiten für die
Gewinnung von übertragbarer Haut.

Verschiedene Alternativen der Hautverpflanzung werden praktiziert: Es
kann Vollhaut in der ganzen Dicke des Gewebes transplantiert werden.
Spalthaut umfaßt nur die obere Hautschicht, Epidermis, und unterschied-

lich dicke Anteile der darunterliegenden Lederhaut zur Deckung des Defektes. Epidermis ist der oberflächliche Hautanteil, der als Minimallösung
für Übertragungen eingesetzt werden kann. Unter "Meshgraft" versteht
man ein Spalthauttransplantat, das mit einer speziellen Technik zu einem
rautenförmigen Gitter zugeschnitten wird und auf diese Weise eine größere Fläche decken kann. Die Hautstücke zur Transplantation werden mit
Hilfe besonderer Schneidegeräte, sog. Dermatome, bei denen die Dicke,
Breite und Länge des Gewebelappens eingestellt werden kann, entnommen. Das Annähen des Transplantates erfolgt mit Einzelnähten entlang der
Ränder des verpflanzten Gewebes. Werden mehrere Hautareale zusammengesetzt verpflanzt, müssen an den Transplantatenden tiefere Schichten
des Wundgrundes in die Naht einbezogen werden. Die plastische Deckung
großflächiger Defekte mit Spalthautlappen wird durch die Anwendung
von selbstklebenden Folien und von flüssigem Gewebekleber wesentlich
vereinfacht. Gleichzeitig wird mit beachtlicher Sicherheit ein befriedigen-
des Ergebnis erzielt. Damit das Wundgebiet und das Transplantat fest an-
einanderhaften, werden Wickelverbände angelegt, die auch Halt für Sal-
bengitter und feuchte Kompressen bieten. Bildet sich unter dem verpflanzten Gewebe eine Ansammlung aus Blut und Wundsekret, kann zwischen
zwei Einzelnähten eine Kanüle eingeführt werden, über die der Flüssig-
keitssee abgesaugt wird. Durch den Saugvorgang entsteht ein Vakuum, das
den verpflanzten Gewebeteil fester an die Unterlage andrückt. Dadurch
wird zum einen die Blutstillung gefördert, zum anderen die Blutversorgung
des Transplantates, die zunächst auf passivem Weg geschieht, günstig beeinflußt. Die definitive Einheilung der Hauttransplantate am Implantationsort geschieht über das Einwachsen kleinster Blutgefäße aus dem
Wundgrund in das übertragene Gewebe.

Besondere Probleme treten bei Hautverpflanzungen im Gesichtsbereich
auf. Bei Gewebedefekten in den beweglichen Weichteilen des Gesichts
sind besondere Anforderungen an Konsistenz, Belastbarkeit und Farbe der
übertragenen Haut zu stellen. Vor allem die Funktion der Gesichtsmusku-
latur – Kau- und mimische Muskeln – darf durch das Transplantat nicht
beeinträchtigt werden. Wichtig ist, daß das übertragene Gewebe nur einer
mäßigen Schrumpfung unterliegt, damit es nicht zu Verziehungen der
Weichteile und zur Hemmung von Muskelaktionen kommt.

Die Wahl des richtigen Transplantates bestimmt den Erfolg des Eingriffs
entscheidend: Der Epidermislappen hat eine starke Schrumpfungstendenz
und neigt zu Pigmentveränderungen; er kann als passagerer Verband bei
Wundheilungsstörungen z. B. auf infizierter Wundfläche verwendet werden. Spalthautlappen werden in unterschiedlicher Dicke gefertigt und sind
bei fast jedem Problem eine akzeptable Lösung. Je dicker das Spalthaut-

transplantat gewählt wird, desto mehr wird es in Belastbarkeit und konstanter Pigmentierung dem Vollhautlappen vergleichbar. Spalthaut kann bei Bedarf auch zur Versorgung von Schleimhautdefekten genutzt werden. Zu diesem Zweck wird ebenso sterilisierte, lyophilisierte harte Hirnhaut von Leichenspendern verwendet. Mit Hilfe von Schleimhaut- und Spalthauttransplantaten gelingt es, Augenlider mit ihren Schichten verschiedener Funktion sachgerecht zu rekonstruieren.

Es ist hilfreich, wenn Ex- und Implantationsstelle nicht zu weit voneinander entfernt liegen. In diesem Falle muß das Transplantat zunächst nur teilweise von seinem Ursprungsort gelöst werden. An der Stelle, die das versorgende Blutgefäß trägt, wird die Verbindung nicht unterbrochen, so daß die Blut- und Nährstoffzufuhr erhalten bleibt. Der Transplantatlappen wird so in das defekte Gebiet geschwenkt und kann dort unter optimalen Bedingungen einwachsen. Der "Versorgungsstrang" zum Stammgebiet wird erst gekappt, wenn die verpflanzte Haut gut am Implantationsort eingeheilt ist. Bei dieser Transplantationstechnik spricht man von einem "gestielten" Lappen.

Nervenschädigungen größeren Ausmaßes entstehen bei Radikaloperationen von Tumoren oder traumatisch bei tiefreichenden Wunden der Weichteile oder Knochenbrüchen. Die nachfolgenden Empfindungsstörungen und motorischen Ausfälle wurden bisher als unvermeidbar akzeptiert. Durch den Einsatz des Operationsmikroskops sind die Probleme der Nervenchirurgie weitgehend gelöst, so daß auch für die Überpflanzung langer Nerventransplantate gute Ergebnisse zu erwarten sind. Die Transplantate sind stets autolog und werden z. B. von sensiblen Nerven am Fußknöchel oder Ohr entnommen.

2.9 Knochenmark

Eine Knochenmarktransplantation wird in Erwägung gezogen, wenn durch die Grunderkrankung des Patienten die normalen Leistungen des Knochenmarks nicht oder nicht ausreichend erbracht werden. Zu den wichtigsten Funktionen dieses Gewebes gehören: die Bildung roter Blutzellen, die den Sauerstoffträger des Blutes darstellen; die Bereitstellung weißer Blutzellen, die für die Erkennung und Bekämpfung körperfremder Partikel und Zellen zuständig sind, also ihre Hauptaufgabe in der Infektabwehr haben; Wachstum und Ausreifung von Vorläuferzellen der Blutplättchen, die für den reibungslosen Ablauf von Gerinnungsprozessen eine Rolle spielen.

Störungen der Knochenmarkfunktionen können angeboren oder erworben sein: Die Panmyelopathie ist durch eine unzureichende Bildung von Blutzellen aller drei Reihen charakterisiert; der Ausfall der Knochenmarkleistungen variiert erheblich. Über die Ursache dieser Erkrankung ist wenig bekannt; ionisierende Strahlen, Medikamente und andere Chemikalien, aber auch Infekte können als Auslöser wirken. Bei schweren Formen der Panmyelopathie sterben bis zu 80 % der Betroffenen, meist innerhalb von 6 Monaten nach Diagnosestellung. Die konventionelle Therapie besteht in der Gabe von Bluttransfusionen und dem Versuch, Infektionen zu vermeiden oder frühzeitig mit Antibiotika zu bekämpfen. Bei einigen Erkrankten konnten mit immunsuppressiver Behandlung Erfolge erzielt werden. Insgesamt sind die Ergebnisse jedoch nicht zufriedenstellend, so daß – vor allem bei den schwerst Betroffenen – an einen Gewebeersatz durch Transplantation gedacht werden muß.

Leukämien sind bösartige Veränderungen von Stammzellen der weißen Reihe im Knochenmark. Durch die Option einer Knochenmarktransplantation eröffnet sich die Möglichkeit, das Knochenmark des Patienten durch eine aggressive, hochtoxische Chemotherapie meist in Verbindung mit einer Bestrahlung zu zerstören. Durch Transplantation gesunden Gewebes wird der funktionelle Ausfall anschließend kompensiert. Immer noch versterben die meisten Leukämie-Patienten, die anfänglich auf eine Standardtherapie angesprochen haben, im weiteren Verlauf an einem therapieresistenten Wiederaufflammen der Blutkrankheit. Offensichtlich hatten Tumorzellen überlebt, da die Chemotherapie unter Verträglichkeitsgesichtspunkten nicht ausreichend hoch dosiert werden konnte. Die Überlebenschancen dieser Erkrankten sollten sich verbessern, wenn die Zerstörung des nativen Knochenmarks durch eine Hochdosis-Chemotherapie über die nachfolgende Knochenmarktransplantation ausgeglichen werden kann.

Bei der schweren kombinierten Immundefizienz (SCID, "severe combined immune deficiency") sind durch eine angeborene Störung sowohl die zellulären als auch die Antikörper-vermittelten Abwehrmechanismen funktionsuntüchtig. Die Krankheit verursacht bereits bei Neugeborenen schwerwiegende Komplikationen und führt meist innerhalb weniger Monate zum Tode. Bei SCID ist die Knochenmarktransplantation schon lange mit mehr als 50 % Langzeiterfolgen im Einsatz. Andere bösartige Erkrankungen des Knochenmarks sowie genetisch bedingte Blutbildungsstörungen werden in Einzelfällen ebenfalls mit einer Knochenmarktransplantation therapeutisch angegangen. Dabei handelt es sich meist um seltene Krankheiten, so daß über den Erfolg nur fallbezogene, individuelle Aussagen gemacht werden können. Bei sich ständig erweiterndem Indikationsspektrum hat die Übertragung von Knochenmark bei einigen Erkrankungen immer noch einen klinisch-experimentellen Charakter.

Vor einer Knochenmarktransplantation wird eine "Konditionierungstherapie" durchgeführt, die dem Spendergewebe den nötigen Raum schaffen soll. Bei dieser Maßnahme handelt es sich um einen äußerst gravierenden Eingriff: Die Dosis der Chemotherapie ist so gewählt, daß es zum Zelltod in schnell wachsenden Geweben kommt. Grundsätzlich ist die Therapie jedoch nicht spezifisch und schädigt daher jedes Organ. Handelt es sich bei der Grunderkrankung des Patienten um eine bösartige Störung, soll die Konditionierung die maligne veränderten Zellen vollständig abtöten. Die Vorbehandlung ist stets zytostatisch, d. h., sie hemmt das Wachstum von Zellen und eliminiert sie auf diese Weise. Diese Wirkung ist unspezifisch, trifft aber Zellen mit hoher Teilungsrate besonders empfindlich. Tumorzellen, die sich durch eine rasche Vermehrung auszeichnen, weisen hohe Wachstumsraten auf. Auch gesunde Knochenmarkzellen wachsen und vermehren sich schnell und sind durch die antiproliferative Wirkung der Konditionierungsbehandlung besonders betroffen. Unterschiedliche Therapieprotokolle wurden für die Konditionierung etabliert: Für die Panmyelopathie wird Cyclophosphamid eingesetzt; bei Leukämien findet eine Kombination aus Cyclophosphamid und Ganzkörperbestrahlung Anwendung. In Sonderfällen muß die Standardbehandlung erweitert werden: Manche Patienten, die an einer Panmyelopathie leiden, erhalten häufig Bluttransfusionen und können Antikörper gegen körperfremde Gewebemerkmale entwickeln. Um vorhersehbare häufige Abstoßungskrisen zu vermeiden, erhalten diese Patienten außer Cyclophosphamid auch eine Lymphknotenbestrahlung.

Eine Ganzkörperbestrahlung wird fraktioniert ausgeführt, d. h., an mehreren Tagen nacheinander wird in einer oder mehreren Sitzungen pro Tag eine Teildosis verabreicht. Bei dieser Vorgehensweise liegt die Gesamtstrahlendosis höher als bei einem einzigen Bestrahlungstermin möglich wäre, weil sich die Zellen in den Ruhepausen wieder erholen. Da sich die Lungen unter einer Bestrahlung bindegewebig verändern können, werden sie abgeschirmt, so daß nur eine verminderte Dosis das Organ erreicht. Nebenwirkungen der Strahlentherapie sind Übelkeit, Erbrechen, Schüttelfrost mit Temperaturanstieg, Durchfälle. Unter der Bestrahlung kann sich unter Umständen eine Linsentrübung am Auge (Katarakt, grauer Star) entwickeln, die manchmal operativ versorgt werden muß. Bei der Konditionierung werden vorübergehend Entzündungen der Mundschleimhaut beobachtet, die sehr schmerzhaft sind. Auch der begleitende, meist vollständige Haarverlust ist reversibel. Bei Frauen und Männern entwickelt sich nach Ganzkörperbestrahlung in vielen Fällen eine Sterilität. Sind die Patienten Kinder, werden häufig Wachstumsstörungen beobachtet. Cyclophosphamid kann eine blutige Harnblasenentzündung induzieren. In Einzelfällen wurden Schädigungen auch an Herz, Lungen und Leber durch das Präparat berichtet.

Bei der Knochenmarktransplantation werden neben blutbildenden Stammzellen der roten und weißen Reihe auch immunkompetente Zellen des Spenders verpflanzt. Daher kann es zu Wechselwirkungen zwischen Lymphozyten des Spenders und HLA-Antigenen der Empfängerzellen kommen. Diese sogenannte Transplantat-gegen-Wirt-Reaktion ("graft versus host disease", GvHD) ist ein zusätzlicher, charakteristischer immunologischer Prozeß, der für den Erfolg der Knochenmarktransplantation von entscheidender Bedeutung ist. Darüber hinaus gibt es natürlich auch die bereits bekannten Abwehrreaktionen zwischen immunkompetenten Zellen des Empfängers, die nach der Konditionierungstherapie noch im Organismus verblieben sind, und Oberflächenmerkmalen der Transplantatzellen. Da beide Formen der Abstoßung nach Knochenmarkübertragung nebeneinander ablaufen, ist die Gewebekompatibilität bei diesem Eingriff noch zentraler als bei den bisher beschriebenen Organverpflanzungen. Auch das Anwachsen von Spendermark im Empfängerorganismus hängt entscheidend von der immunologischen Ruhe zwischen beiden Individuen ab. Bei der Knochenmarktransplantation müssen Spender und Empfänger vollständig oder weitgehend HLA-identisch sein, um einen Langzeiterfolg zu ermöglichen. Organspender für Knochenmark sind stets Lebendspender, meist Blutsverwandte des Empfängers. Daher werden Geschwister, die in den erkennbaren Merkmalen mit dem Erkrankten übereinstimmen, als Spender ausgewählt. Eine Spendersuche sollte auch die erweiterte Familie einschließen, da auf diese Weise für etwa 10 % der Patienten ein geeigneter, wenn auch nur partiell kompatibler Spender identifiziert werden kann. Die Knochenmark-Allotransplantation zwischen nichtverwandten Individuen wird selten eingesetzt und befindet sich noch im Stadium der klinischen Erprobung. Nach der erfolgreichen Geweberverpflanzung leben im Empfänger native und transplantierte Knochenmarkzellen nebeneinander; man spricht von einem "Chimärismus".

Die Entnahme des Gewebes für die Übertragung wird in Vollnarkose des Spenders durchgeführt. Das Knochenmark wird mit Hilfe einer speziellen Nadel an verschiedenen, leicht zugänglichen Stellen des knöchernen Beckens entnommen. Eine sterile Arbeitsweise ist Grundlage des Erfolges. Bei einer einzelnen Punktion werden nur kleine Mengen Knochenmark, ca. 5 ml, mit der Nadel in eine Spritze gesaugt. Die Gesamtmenge, die für einen Empfänger benötigt wird, beträgt 0,5–1,5 Liter. Die Verunreinigung mit peripherem Blut sollte möglichst vermieden werden. Insgesamt dauert der Eingriff ca. eine Stunde. Das gewonnene Knochenmark wird in einer besonderen Nährlösung gesammelt, zentrifugiert und filtriert.

Durch diese Reinigungsmaßnahme werden mitgenommenes Fettgewebe und andere unerwünschte Bestandteile entfernt. Unmittelbar danach wird das Knochenmark dem Empfänger intravenös infundiert.

Bei der Knochenmarkverpflanzung wird der Übereinstimmung der HLA-Gewebemerkmale der Vorrang vor der Blutgruppen-Kompatibilität eingeräumt. Daher können Gewebeübertragungen entgegen einer Blutgruppenbarriere vorgenommen werden. Mit Hilfe geeigneter technischer Verfahren wird vor einer Transplantation in diesen Fällen das Spendergewebe von roten Blutzellen gereinigt. Unter Umständen kann der Empfänger auch unmittelbar vor der Übertragung eine Konserve Blut der Spendergruppe erhalten. Dadurch werden die entsprechenden Antikörper des Empfängers gegen Oberflächenantigene der Spendererythrozyten abgefangen. Wird mit kurzem Zeitabstand danach Knochenmark der gleichen Blutgruppe infundiert, ist kein drastisches Absinken der Zahl der roten Blutkörperchen – induziert durch Antikörper-vermittelte Zellzerstörung – im peripheren Blut zu erwarten.

Der Spender wie auch der Empfänger werden vor Transplantation den üblichen immunologischen Untersuchungen unterzogen; dazu gehören Blutgruppenbestimmung, HLA-Typisierung, MLC, Crossmatch-Tests. Der Gesundheitszustand des Spenders muß sorgfältig erfaßt werden. Vor der Gewebespende wird eine Konserve Eigenblut entnommen, die dem Spender im Bedarfsfall verabreicht werden kann. In der Regel leidet der Gewebespender noch einige Zeit nach dem Eingriff an einer Blutarmut, die vielleicht erst nach Wochen wieder abklingt. Benötigt der Empfänger nach erfolgreicher Transplantation Bluttransfusionen, wird in der Regel der Markspender um Hilfe ersucht. Vor der Transplantation sollte die gleiche Person keine Blutkonserven für den Patienten zur Verfügung stellen, um eine gezielte Sensibilisierung gegen Zellmerkmale des Spenders zu vermeiden. Durch Blutspenden kann sich die Blutarmut des Spenders weiter verschlimmern oder die Normalisierung erheblich verzögert werden. Lokal können die Punktionsbezirke noch eine Zeitlang schmerzen oder entzündlich verändert sein. Der Spender wird meist am Tag nach der Gewebegewinnung aus dem Krankenhaus entlassen.

Der potentielle Transplantatempfänger ist nach der Konditionierung durch die weitgehende Ausschaltung seines eigenen Knochenmarkes (Aplasie) von typischen Komplikationen bedroht: Die Zahl der weißen Blutzellen im peripheren Blut ist kritisch niedrig. Jederzeit können sich bakterielle oder virale Infekte entwickeln, die in diesem Stadium stets lebensbedrohlich sind, weil die körpereigenen Abwehrkräfte fast vollständig vernichtet wurden. Sobald der Patient Fieber entwickelt, müssen Blut- und Urinproben kultiviert werden, um den Erreger zu entdecken. Mit der Einleitung einer Therapie wird aber nicht gewartet, bis die Ursache der Temperaturerhöhung feststeht. Nach Sicherstellung des Untersuchungsmaterials wird unverzüglich mit einer antibiotischen Behandlung begonnen, die in der Regel eine Kombination verschiedener Präparate umfaßt. Durch diese Maßnahme wird sichergestellt, daß das mögliche Erregerspektrum durch die Therapie abgedeckt wird. Ein Risiko kann in diesem äußerst sensiblen Zustand des Kandidaten nicht eingegangen werden. Schwieriger wird die Situation, wenn aufgrund der Befunde oder des klinischen Bildes eine Pilz- oder Virusinfektion angenommen werden muß. Partikel, wie z. B. das Herpes-Virus, die für den Gesunden harmlose Störungen wie z. B. Lippenbläschen verursachen, können im Zustand der völligen Immunsuppression lebensbedrohliche Krankheitsbilder hervorrufen. Beim geringsten Verdacht auf eine Entzündung durch Pilze oder Viren muß sofort die entsprechende medikamentöse Behandlung verordnet werden. Trotz umfassender antibiotischer Therapie werden viele Patienten im Stadium der Aplasie nicht fieberfrei ("fever of unknown origin", FUO). Die Antibiotika sollten in diesem Fall nicht abgesetzt werden.

Häufiger Grund für Infekte ist der zentralvenöse Katheter, der für die Transplantation, für Bluttransfusionen und erforderliche Infusionen bereits vor der Konditionierung implantiert wurde. Für diesen Zweck wurden besonders sichere Systeme, die vor einer Keiminvasion schützen sollen, entwickelt. Der sog. Hickman-Katheter wird vielfach verwendet, weil er nach dem Ausleiten aus einer großen Körpervene, z. B. der Schlüsselbeinvene, noch eine ganze Strecke unter der Haut entlang geführt wird, bis er durch die Haut austritt. An der Öffnung befindet sich noch einmal eine Kunststoffmuffe, die in der Haut festgenäht ist und eine weitere Barriere für das Eindringen von Keimen darstellt. Im günstigsten Fall bleibt dieser Infusionszugang für die ganze Dauer der Knochenmarktransplantation von der Vorbereitung bis zum Abschluß der Akutnachsorge – d. h. über viele Wochen – erhalten. Da bei einer Katheterinfektion die Gefahr groß ist, daß die Erreger direkt über den Plastikschlauch in die Blutbahn wandern, muß das Hilfsmittel beim Verdacht auf einen Keimbefall entfernt werden. Verschiedene Untersuchungen haben gezeigt, daß einige Bakterien sich besonders gern am Kunststoff des Katheters festsetzen, sich dort vermehren und damit den Schlauch zu einer riskanten Infektionsquelle machen.

In der Phase der Knochenmarkaplasie ist die Zahl der zirkulierenden Blutplättchen, die für eine intakte Blutgerinnung verantwortlich sind, stark vermindert. Um bedrohliche Blutungen zu vermeiden, werden bei Bedarf die Blutplättchen durch Transfusion ersetzt. Durch diese Maßnahme, die häufig wiederholt werden muß, wird ein Mindestgehalt an Blutplättchen im peripheren Blut aufrechterhalten und somit die Blutungsgefahr minimiert. Die Transplantationskandidaten leiden nach der Konditionierung auch an einer Blutarmut und benötigen Bluttransfusionen. Bei der Verabreichung von Blutprodukten, die in der Vorphase der Transplantation nicht vom Knochenmarkspender stammen dürfen, sollten nur Präparationen von Spendern eingesetzt werden, die nicht über Antikörper gegen CMV verfügen. Durch diese Vorsichtsmaßnahme wird eine Infektion mit dem Virus in einer kritischen Phase vermieden. Alle Blutpräparate müssen bestrahlt werden, um evtl. darin enthaltene immunkompetente Zellen des Blutspenders abzutöten; durch die eingesetzten Strahlendosen werden die roten Blutzellen und die Blutplättchen in ihrer Funktion kaum gestört.

Vielfältige Maßnahmen werden ergriffen, um der Entstehung von Infektionen vorzubeugen. Die Patienten erhalten Antibiotika in Tablettenform, die nur lokal im Darm wirken und nicht über die Darmwand in die Blutbahn aufgenommen werden. Auf diese Weise wird die körpereigene Pilz- und Bakterienflora abgetötet, die bei aufgehobener Abwehrfunktion nicht mehr in ihrem Wachstum vom Wirtsorganismus unterdrückt wird und zum Ausgangspunkt für schwere Infektionen werden kann. Durch desinfizierende Waschlotionen wird die Besiedlung der Haut mit Keimen zurückgedrängt. Das Patientenzimmer sollte keimarm sein, was durch hygienische Kontrolluntersuchungen immer wieder getestet werden muß. Die Einrichtung des Raumes muß regelmäßig desinfiziert werden; auch die Mahlzeiten werden sterilisiert. Die Klimaanlage sollte Überdruck erzeugen und damit das Eindringen von Außenluft in den geschützten Raum verhindern. Pflegepersonal und Besucher ziehen in einer vorgeschalteten Schleuse sterile Überkleidung an. Der stationäre Aufenthalt unter diesen besonders gesicherten Bedingungen dauert mindestens vier bis sechs Wochen.

In der frühen Phase nach Knochenmarktransplantation sind die Empfänger am meisten durch Blutungen und Infektionen bedroht. Prophylaktisch werden Antibiotika gegeben; gegen CMV-Infektionen erhält der Patient vorbeugend Antikörperlösungen oder Ganciclovir, gegen Herpes-Virusinfektionen ein ähnliches Medikament namens Aciclovir. Um Lungenentzündungen durch den Erreger Pneumocystis carinii zu vermeiden, wird bereits vor der Gewebeübertragung das Antibiotikum Cotrimoxazol verordnet. Selbstverständlich wird zur Unterdrückung von Abstoßungsreaktionen immunsuppressiv behandelt. Zum Einsatz kommen Ciclosporin oder Methotrexat oder Kombinationen beider Präparate. Nachteile der Methotrexat-Therapie liegen in der knochenmarkschädigenden Wirkung des Präparates, die eine Erholung der Blutzellbildung verzögert. Das Medikament kann außerdem zu einer Beeinträchtigung der Leber- und Lungenfunktion führen. Schleimhautläsionen sind häufig zu beobachten.

Ciclosporin wird in relativ hohen Dosen von 10–15 mg/kg Körperge-
wicht/Tag gegeben; entsprechend der Blutspiegel wird die Dosierung angepaßt. Durch die Dosisempfehlung, die im oberen Toleranzbereich liegt,
muß besonders auf mögliche nierenschädigende Wirkungen des Ciclosporin geachtet werden. Da einige Antibiotika ebenfalls die Nierenfunktion beeinträchtigen, ist aus diesem Grund noch einmal erhöhte Vorsicht,
d. h. engmaschige Kontrolle der Nierenleistung, geboten.

Innerhalb der ersten zwei Monate nach Knochenmarktransplantation
kann es trotz der Immunsuppression zur akuten "Transplantat-gegen-Wirt-
Reaktion", GvHD, kommen. Darunter versteht man eine Abstoßungsreaktion immunkompetenter Zellen des Spenders, die sich gegen Oberflächenmerkmale des Wirtes richtet. Bei mangelnder Übereinstimmung der HLA-
Antigene von Spender und Empfänger tritt die GvHD früher und heftiger
auf als bei günstigen Konstellationen mit völliger Deckungsgleichheit der
meßbaren Gewebedeterminanten. Meist führt der Anstieg der Blutzellen
in der Peripherie zur Abstoßungsreaktion, da dies immunologisch eine sehr
brisante Phase ist. Eine akute GvHD wird bei 40 % der HLA-identischen
Knochenmarkverpflanzungen registriert; die Häufigkeit kann sich auf
mehr als 80 % erhöhen, wenn mehrere Antigene differieren.

Die akute GvHD äußert sich mit Symptomen, die primär die Haut, die
Leber und den Magen-Darm-Trakt betreffen. Zunächst berichten die Patienten über allergische Hautreaktionen: Zuerst entstehen juckende, röt-
lich-fleckige Hautausschläge, die Fußsohlen und Handinnenflächen betreffen, sich später auf den Brust-, Bauch- und Rückenbereich und auf das
Gesicht ausdehnen können. Bei heftiger Ausprägung der GvHD kann die
gesamte Hautfläche betroffen sein; das klinische Bild ähnelt dann einer
schweren Verbrennung. In einigen Fällen werden nur die charakteristischen Hautprobleme der akuten GvHD beobachtet. Zeichen einer Darm-
beteiligung sind wäßrige Durchfälle, häufig verbunden mit heftigen Bauchschmerzen. Die Durchfälle können bei schwerer Darmschädigung blutig
sein, Eiweiß und Schleimhautfetzen enthalten. Der Flüssigkeitsverlust über
den Darm steigt bei massiver Ausprägung auf über 10 Liter täglich an.
Schließlich kann sich eine Darmlähmung entwickeln. Die Leberbeteiligung
einer akuten GvHD zeigt sich zunächst in der Veränderung typischer La-
borparameter: Bilirubin ist ein Abbauprodukt des roten Blutfarbstoffs Hä-
moglobin. Der Stoff wird in der Leber chemisch verändert und kann so
modifiziert über den Darm ausgeschieden werden; diese Aufgabe ist Teil
der Entgiftungsleistungen der Leber. Wird die Leber im Rahmen einer
akuten GvHD geschädigt, kommt ihre Entgiftungsfunktion partiell zum
Erliegen. Bilirubin wird nicht weiter verstoffwechselt; der Gehalt des Farb-
stoffs im Blut steigt an und führt zu einer Gelbfärbung zunächst in der

äußeren Hülle des Augapfels, der Sklera, dann der ganzen Haut. Das Ausmaß der Gelbfärbung der Haut (Ikterus) und der laborchemische Nachweis steigender Bilirubinspiegel lassen die Schwere und das Ausmaß der GvHD klinisch erfassen. Verbesserungen oder Verschlechterungen können über den Verlauf dieser Kenngrößen verfolgt werden. Nur selten kommt es im Rahmen der akuten GvHD zu schweren Leberschäden oder zu einem Leberversagen. Das Problem der Diagnostik einer akuten GvHD besteht darin, andere Ursachen dieser unspezifischen Störungen auszuschließen bzw. aufzufinden. Allergische Medikamentenreaktionen, Darminfektionen, Leberschädigungen durch Pharmaka müssen abgegrenzt werden. Treten die genannten Symptomenkomplexe an Haut, Darm und Leber zum typischen Zeitpunkt gemeinsam auf, ist die Diagnose einer akuten GvHD recht sicher. Leider ist das klinische Bild jedoch nicht immer so eindeutig. Hinzu kommt, daß die GvHD von allgemeinen Beschwerden begleitet ist, die völlig uncharakteristisch sind und mehr oder weniger deutlich das Krankheitsgeschehen dominieren können. Hierzu gehören Fieber, beschleunigter Herzschlag, Gewichtsverlust, Schwäche. International anerkannte Klassifikationen der akuten GvHD wurden entwickelt, um Diagnostik, Festlegung des Schweregrades der Erkrankung und Bestimmung des Organbefalls zu erleichtern.

Da es sich bei der akuten GvHD um eine Abstoßungsreaktion handelt, die in diesem speziellen Fall vom Transplantat ausgeht und gegen den Empfänger gerichtet ist, ist die Therapie stets immunsuppressiv. Wie bei der Organtransplantation werden zunächst Corticosteroide verabreicht, wobei sich die Dosis an der Schwere der klinischen Symptomatik orientiert. Je nach Ausprägung der Störung können niedrige Dosierungen von 1 mg/kg/Tag gewählt werden bis zu einer Maximaldosis von 2 g/Tag. Auch andere, bereits bekannte Therapien der akuten Abstoßungsreaktion kommen zum Einsatz: Antilymphozytenglobulin, spezifische monoklonale Antikörper gegen T-Zell-Oberflächenmerkmale, manchmal auch Cyclophosphamid wegen des größeren, allerdings ungerichteten zytostatischen Effektes.

Die klinische Manifestation der akuten GvHD ist meist nicht lebensbedrohlich. Da die immunsuppressive Behandlung der Abstoßungsreaktion monatelang fortgesetzt werden muß, sind Infektionen, die sich durch die therapeutisch verminderten Abwehrkräfte entwickeln, eine schwerwiegende Komplikation. Fast die Hälfte aller Transplantierten, die eine ausgeprägte akute GvHD erleiden, versterben innerhalb von zwei Jahren an einem Infekt. Die Symptome der akuten GvHD bilden sich unter angemessener Therapie in der Regel rasch zurück. Wichtig ist, daß begleitend eine umfassende unterstützende Behandlung durchgeführt wird. Dazu gehören ein

Ausgleich der Flüssigkeits- und Salzverluste durch Infusionen, intravenöse Ernährung, falls die Nährstoffaufnahme über die entzündete Darmwand unzureichend ist, sowie eine vorbeugende Verabreichung breit wirksamer Antibiotika.

Im Langzeitverlauf nach Knochenmarktransplantation kann auch eine chronische Form der GvHD entstehen; sie wird frühestens zwei bis drei Monate nach der Gewebeübertragung beobachtet. Meist tritt die chronische GvHD unmittelbar nach einer überstandenen akuten Abwehrreaktion auf; bei höchstens einem Drittel der Betroffenen ist die chronische GvHD das erste Zeichen einer immunologischen Unverträglichkeit. Ähnlich wie bei der akuten GvHD werden auch bei der chronischen Transplantatreaktion milde, limitierte und schwerwiegende Formen unterschieden: Bei einer begrenzten Abstoßung sind nur umschriebene, geringgradige Hautveränderungen nachweisbar; begleitend treten manchmal leichte Anstiege der Leberwerte im Blut auf. Die Diagnose einer schweren chronischen GvHD ist gerechtfertigt, wenn die Haut im ganzen betroffen ist. Außerdem liegt eine schwere GvHD vor, wenn die Haut umschriebene Veränderungen zeigt und gleichzeitig die Leber oder andere Organe in die Abwehrreaktion einbezogen sind. Die typischen Hautveränderungen der chronischen GvHD sind Schwellungen, fleckige Pigmentierungen, Schuppungen und in späteren Stadien Verdickungen der Unterhaut und Störungen der Funktionen von Hautanhangsgebilden, wie z. B. Talg- und Tränendrüsen. Auch die Schleimhaut ist bei den meisten Patienten mitbetroffen; es entsteht eine streifige Zeichnung, die im Fall der Mundschleimhaut mit Mundtrockenheit verbunden ist. Das gleiche gilt für Speichel- und Tränendrüsen, so daß mitunter Ersatzflüssigkeiten gegeben werden müssen. Ein Befall der Leber ist durch den charakteristischen Anstieg des Bilirubin im Blut gekennzeichnet. Hinzu kommen Erhöhungen von Enzymaktivitäten im Blut, die normalerweise nur in intakten Zellen gefunden werden und erst bei Leberzellschädigung in nennenswertem Umfang in die Blutbahn gelangen. Außerdem werden Gelenkveränderungen, Gewichtsabnahme, Resorptionsstörungen und wiederholte Infektionen beobachtet.

Die Überlebenswahrscheinlichkeit der Patienten ist bei der milden Form der chronischen GvHD deutlich besser. Tritt die chronische GvHD im Anschluß an eine akute Abwehrkrise auf, ist die Prognose im Vergleich zu einer neu auftretenden, chronischen GvHD ohne immunologische Vorepisode ungünstig. Da in den meisten Fällen eine akute GvHD der chronischen Erkrankung vorausgeht, scheint die Vermeidung der akuten Reaktion die wichtigste vorbeugende Maßnahme zu sein, um die Entwicklung der chronischen Störung zu verhindern. Bisher ist keine medikamentöse Therapie beschrieben, die eine Entstehung der chronischen GvHD unterdrücken kann. Die Behandlung der bereits bestehenden chronischen Form folgt dem standardisierten Schema: Corticosteroide werden in einer Dosis von 1–2 mg/kg/Tag verordnet. Diese Medikation wird im Bedarfsfall mit Ciclosporin, Azathioprin oder Cyclophosphamid kombiniert. Bei jedem Patienten muß eine individuelle Risiko-Nutzen-Abschätzung durchgeführt werden, da ein therapeutischer Erfolg stets mit dem erhöhten Risiko des Auftretens von Infektionen erkauft wird. Bei Patienten mit chronischer GvHD sind Begleitmaßnahmen von großer Bedeutung, um die Lebensqualität des Patienten zu erhalten oder zu verbessern. Dazu gehören künstliche Tränen, Infektionsprophylaxe und antibiotische Behandlung bei den geringsten klinischen Zeichen eines Infektes sowie Krankengymnastik, um Gelenkversteifungen vorzubeugen.

Durch die Konditionierungstherapie vor einer Knochenmarktransplantation wird das Immunsystem des Gewebeempfängers weitgehend und endgültig vernichtet. Daher stehen nach der erfolgreichen Übertragung auch "graft-versus-host"-Reaktionen ganz im Zentrum des klinischen Interesses, denn immunkompetente Zellen, die eine relevante Abstoßungsepisode verursachen können, stammen überwiegend vom Spender und sind gegen die Gewebemerkmale des Empfängers gerichtet. Der vorübergehende schwerwiegende Immundefekt, der im Empfänger durch die Konditionierung erzeugt wird, erholt sich nach der Knochenmarkverpflanzung. Die Dauer dieser Immunrekonstitution hängt von der Grundkrankheit des Patienten, von der Intensität der radiochemischen Konditionierung und von der Zusammensetzung der immunsuppressiven Therapie nach der Gewebeübertragung ab. Tritt eine GvHD ein, verzögert sich die Etablierung des Spenderimmunsystems. Die Normalisierung der Zellzahlen im peripheren Blut dauert meist ca. drei Monate. Vollständig unauffällige Zellfunktionen, vor allem der Lymphozyten, werden erst ein Jahr nach der Gewebeübertragung gemessen; dieser Prozeß verlangsamt sich, sobald eine GvHD vorliegt. Die Zeitangaben gelten nicht nur für T-Lymphozyten, sondern auch für B-Zellen. Die B-Zell-Funktionen, die an der Antikörperproduktion gemessen werden können, sind innerhalb eines Jahres rekonstituiert. Nur drei Monate nach der Verpflanzung sind noch Antikörper des Empfänger-Typs nachweisbar, später dominieren Immunglobuline des Spenders. Eine Unterscheidung der Antikörper in Empfänger- und Spendertyp ist keine Routineuntersuchung, läßt sich aber aufgrund der Variabilität der Peptidketten mit hochspezialisierten Untersuchungsmethoden durchführen. Besonders schnell erlangen Granulozyten ihr ursprüngliches Verhalten wieder; dies ist besonders wichtig, da Granulozyten für die unspezifische Bekämpfung von Bakterien verantwortlich sind und mit ihrer raschen Rekonstitution die Rate bedrohlicher Infektionen vermindert wird. Bei Patienten mit GvHD sind diese Normalisierungsprozesse empfindlich gestört. Beim komplikationslos Transplantierten läßt sich der Erfolg der Transplantation durch die Übertragung von Impfantworten des Spenders, die beim Empfänger vor der Verpflanzung nicht vorlagen, messen. Umgekehrt gehen Immunreaktionen des Empfängers, über die der Spender nicht verfügt, verloren. Bei Patienten mit GvHD vollzieht sich ein solcher "Immuntransfer" nicht.

Patienten mit der Grundkrankheit SCID sind ein Ausnahmekollektiv: Da bei diesen Erkrankten das native Abwehrsystem durch einen angeborenen Defekt nicht oder nur ungenügend entwickelt ist, erübrigt sich eine Konditionierungstherapie; schließlich soll durch die Transplantation überhaupt erst ein funktionierendes Immunsystem etabliert werden. Zur Vermeidung einer akuten GvHD werden die T-Lymphozyten weitgehend aus dem Spendermark entfernt, bevor es dem Empfänger infundiert wird. Trotzdem zeigen Patienten mit SCID nach dem Eingriff eine akzeptable T-Zell-Funktion. Allerdings gehen in diesen Fällen – vor allem bei nachgewiesener Gewebeunverträglichkeit – bei bis zu einem Drittel der Betroffenen die Transplantate nicht an. Da im Vorfeld keine Konditionierung erfolgte, befindet sich der Patient nicht in einer akut lebensbedrohlichen Situation. Wiederholte Übertragungen vom gleichen Spender sind somit möglich und führen meist zum gewünschten Erfolg.

Im Gegensatz zur Transplantation solider Organe wird eine immunsuppressive Behandlung mit Ciclosporin nach Knochenmarkübertragung nur über ca. ein Jahr durchgeführt. Bei komplikationslosem Verlauf sollte nach dieser Zeitspanne ein stabiler Chimärismus zwischen Spender- und Empfängerzellen etabliert sein. Vor allem in den ersten vier Monaten nach dem Eingriff ist mit Problemen zu rechnen. Die Patienten bleiben daher für 4–6 Wochen in stationärer Behandlung. Danach sollten sie sich in ein- bis zweiwöchigen Abständen zu ambulanten Kontrollen im Transplantationszentrum vorstellen. Zweck dieses engmaschigen Programms ist es, Komplikationen – vor allem Infekte – rechtzeitig zu erkennen und die Etablierung der Knochenmarkfunktionen zu überwachen. Bleiben die Empfänger ohne nennenswerte klinische Probleme, werden die Kontrollintervalle nach einem Jahr – auf alle Fälle nach Absetzen der immunsuppressiven Behandlung – auf bis zu dreimonatige Abstände ausgedehnt. Leiden die Patienten unter einer GvHD, sollten kürzere Perioden beibehalten werden. Lebenslang erfolgt bei allen Knochenmarktransplantierten wenigstens ein- bis zweimal pro Jahr eine Nachuntersuchung in einem Transplantationszentrum. Solange noch eine immunsuppressive Therapie notwendig ist, sollten einige fundamentale Regeln beachtet werden: Mit Antibiotika, die nicht über die Darmwand aufgenommen werden, verhindert man ein Überwuchern der Darmflora. Hände und Mundschleimhaut werden regelmäßig lokal desinfiziert. Die Gefahr einer Pneumocystis-carinii-Infektion der Lungen wird durch die dauerhafte Einnahme einer hochwirksamen Antibiotikakombination reduziert. Außerdem wird den Rezipienten geraten, mögliche Infektionsquellen zu meiden; dazu gehören Menschenansammlungen, Haustiere, Topfpflanzen, ungeschältes Obst und Rohkost. Die Patienten werden angehalten, ihre Körpertemperatur täglich zu messen und sich bei Erhöhung mit ihrem Transplantationszentrum in Verbindung zu setzen. Eine intensive direkte Sonneneinstrahlung sollte vermieden werden, um keine Aktivierung immunkompetenter Zellen zu provozieren. Weibliche Empfänger, die sich einer Ganzkörperbestrahlung unterziehen mußten, werden mit Hormonpräparaten therapiert, um den Ausfall der körpereigenen Produktion von Geschlechtshormonen zu kompensieren. Für Patienten mit chronischer GvHD muß das Routineprogramm der Langzeit-Nachsorge erweitert werden: langfristige Verordnung systemisch wirkender Antibiotika; künstliche Tränenflüssigkeit bei Bedarf; Gabe von Immunglobulinen, falls ein Mangel meßbar ist; Krankengymnastik, um Gelenkeinsteifungen zu verhindern. Die Prophylaxe von CMV-Infektionen wurde bereits vielfach geschildert.

Am Ende des ersten Jahres nach Knochenmarktransplantation sind die meisten Patienten soweit genesen, daß sie wieder ein normales Leben führen können; dies schließt in vielen Fällen auch eine berufliche Rehabilitation ein.

Die klinischen Ergebnisse der Knochenmarktransplantation variieren in Abhängigkeit von der Grundkrankheit des Patienten. Bei der Panmyelopathie liegen inzwischen Erfahrungen vor, die über mehr als 20 Jahre zurückreichen. Die Heilungsraten liegen inzwischen bei 80 %. Diese Zahl impliziert jedoch, daß die Gewebeverpflanzung rechtzeitig erfolgt und daß die Gewebemerkmale von Spender und Empfänger übereinstimmen. Die Erfolgschancen sind noch etwas günstiger, wenn der Patient vor dem Eingriff keine oder nur wenige Transfusionen benötigte.

Bei den Leukämien, die mit Knochenmarktransplantation behandelt werden können, ist die akute myeloische Form (AML) von der akuten lymphatischen Leukämie (ALL) bezüglich der Prognose zu unterscheiden. Bei der AML ist unter Einsatz moderner konventioneller Behandlungsprotokolle bei 20 % der erwachsenen Patienten eine Heilung zu erzielen. Hat die AML einmal auf die medikamentöse Behandlung angesprochen und erleidet der Erkrankte dann einen Rückfall, bieten konservative Strategien keine Aussicht mehr auf Erfolg. Bei 20 % dieser Patienten ermöglicht die Knochenmarktransplantation ein langfristiges Überleben. Wird die Knochenmarktransplantation durchgeführt, solange der Patient klinisch keine erneuten Zeichen der Leukämie aufweist, steigen die Erfolgsquoten auf über 60 % nach drei Jahren oder länger. Die Knochenmarktransplantation ist der konventionellen Chemotherapie sicher überlegen, wenn allein die antileukämische Wirksamkeit in die Erwägung einbezogen wird. Bei der Knochenmarktransplantation ist jedoch das Risiko, an einer therapieinduzierten Komplikation zu versterben, höher als bei der Standardbehandlung. Selbstverständlich treten auch nach Knochenmarktransplantation Rückfälle der Grunderkrankung auf; dies geschieht meist innerhalb der ersten zwei Jahre nach Gewebeübertragung. Die erneute Leukämie ist auf ein Wiederaufflammen des Malignoms in verbliebenen nativen Zellen des Empfängers zurückzuführen. Neu entstandene Leukämien des Transplantates sind selten.

Bei der ALL überleben etwa 40 % der erwachsenen Patienten unter optimaler kombinierter Chemotherapie. Für diese Form der Leukämie wurden inzwischen Faktoren identifiziert, die abschätzen lassen, ob für den einzelnen Erkrankten ein günstiger oder ungünstiger Verlauf anzunehmen ist. Bei nachteiligen Grundvoraussetzungen sollte eine Knochenmarktransplantation durchgeführt werden, sobald durch eine konventionelle Behandlung die Leukämie nicht mehr nachweisbar ist und ein geeigneter Spender gefunden wurde. Bei Patienten mit zu erwartendem guten Ergebnis unter chemotherapeutischer Behandlung kann zugewartet werden. Kommt es nach einem optimalen chemotherapeutischen Protokoll zu einem Rückfall, sollte durch Chemotherapie erneut die Leukämie klinisch zum Verschwinden gebracht werden. In dieser zweiten Phase der nicht mehr nachweisbaren Grunderkrankung ist dann eine Knochenmarktransplantation zu empfehlen. Bei dem zuerst geschilderten Szenario überleben etwa die Hälfte der Patienten auch langfristig, im zweiten Fall gehen die Erfolgsaussichten auf ca. 30 % zurück. Das Wiederauftreten der ursprünglichen Leukämie ist bei bis zu 50 % der Patienten Ursache des langfristigen Mißerfolges der Knochenmarktransplantation. In diesen Fällen ist eine Zweittransplantation wenig aussichtsreich; manchmal wirkt eine Chemotherapie lebensverlängernd.

Die chronische myeloische Leukämie (CML) ist durch ein langsames, aber stetiges Fortschreiten der malignen Erkrankung gekennzeichnet. Im Endstadium entwickelt die CML einen akuten Schub, der den akuten Leukämieformen ähnelt und meist tödlich endet. Durch klassische Chemotherapie kann keiner dieser Prozesse dauerhaft kontrolliert werden. Die Knochenmarktransplantation eröffnet die Möglichkeit einer definitiven Heilung. Die Chancen hierfür sind vor allem bei frühzeitiger Gewebeübertragung gut; sie liegen bei 50 % Überlebenden nach 4 Jahren. Wie stets ist die Prognose für jüngere Patienten und für die Empfänger, die keine GvHD entwickeln, am besten.

Eine Sonderform der Knochenmarktransplantation ist die Verpflanzung autologen Gewebes. Dieses Verfahren kommt bei Patienten zur Anwendung, die an einer bösartigen Tumorerkrankung leiden. Der Tumor sollte das Knochenmark nicht befallen haben und auf Chemotherapie oder Bestrahlung sensibel und dosisabhängig reagieren. Vor allem in frühen Stadien der bösartigen Erkrankung verspricht dann eine hochdosierte Behandlung – mit Bestrahlung oder Chemotherapie – andauernden Erfolg. Vor Einleitung der hochtoxischen, aber vermutlich kurativen Maßnahme wird dem Patienten eigenes Knochenmark entnommen und tiefgefroren. Durch die Hochdosistherapie wird das verbleibende native Knochenmark des Erkrankten zerstört. Durch anschließende Infusion des konservierten und von Tumorzellen gereinigten Gewebes wird die Knochenmarkfunktion vollständig wiederhergestellt. Das Prinzip der Konditionierungstherapie bei leukämischen Erkrankungen wurde bereits dargestellt. Bei lokalisierten Tumoren, wie z. B. Brustkrebs oder bestimmten Formen des Lungenkrebses, entsteht eine irreversible Knochenmarkschädigung nur bei ultrahohen Dosen einer Chemo- oder Strahlentherapie. Um einen solchen Schritt zu wagen, muß der zu erwartende Erfolg den der konventionellen Behandlung deutlich überschreiten. In die Risikoabschätzung muß auch die Abwägung der schädigenden Einflüsse einer Ultradosis auf andere Organe einbezogen werden.

Eine Aufgabe für die Zukunft bleibt, Grunderkrankungen und Stadien zu charakterisieren, die eine Hochdosisbehandlung als valide Therapiealternative akzeptabel erscheinen lassen. Die Attraktivität des Verfahrens der autologen Knochenmarktransplantation besteht im garantierten Ausbleiben immunologischer Komplikationen, da Spender und Empfänger dasselbe Individuum sind. Bei Grundkrankheiten mit malignem Befall des Knochenmarks besteht die Gefahr, mit dem tiefgefrorenen Gewebe auch Tumorzellen zu reimplantieren. Die Ergebnisse der autologen Knochenmarkübertragung korrelieren mit Art und Ausdehnung der Primärerkrankung; in Abhängigkeit von diesen Faktoren sind ihre Resultate einer Standardtherapie geringfügig über- oder unterlegen.

Ethisch-rechtlicher Teil

3. Organspende

3.1 Einleitung

1963 wurden in Deutschland erstmals klinische Organtransplantationen durchgeführt. Bis zum 31. Dezember 1994 betrug die Zahl von Nierentransplantationen 28507. Es ist dies die derzeit an 45 Kliniken der Bundesrepublik Deutschland am häufigsten vorgenommene Organtransplantation. Einschließlich sonstiger Organtransplantationen wie Herz (2636), Leber (3406), Bauchspeicheldrüse (410) und Lunge (351) beträgt die Gesamtzahl von Organtransplantationen bisher 36310.

Voraussetzung für eine Organtransplantation ist das Vorhandensein eines funktionell intakten Spenderorganes. Während die Gewebeentnahme (Blut, Knochenmark) grundsätzlich beim Lebenden erfolgen kann, ist dies für Organe nur bei den paarig vorhandenen Organen Niere und Lunge möglich, Organsegmente können bei der Leber und der Bauchspeicheldrüse in Betracht gezogen werden.

3.2 Organspende vom Lebenden

Eine Organübertragung von lebenden, gesunden Blutsverwandten auf kranke Familienangehörige wird im allgemeinen für zulässig und berechtigt gehalten. Eine Organtransplantation zwischen lebenden Nichtverwandten wird grundsätzlich abgelehnt, doch gibt es neuerdings in Deutschland Bestrebungen, unter strengen, von Psychologen begleiteten Kriterien auch die altruistische Organspende vom lebenden und nicht blutsverwandten Spender (z. B. Ehepaare) zu ermöglichen. Eine Organentnahme, die zum Tod eines Spenders führen würde, ist verboten.

Die rechtliche Grundlage für jede Lebendspende ist die Einwilligung des Spenders. Die betreffende Person muß volljährig und einwilligungsfähig sein. Der Entschluß zu einem solchen Eingriff muß absolut gesichert freiwillig erfolgen. Dem Spender müssen die Nachteile und das Risiko bei Entnahme eines von zwei funktionell gleichwertigen Organen wie Niere oder Lunge oder bei der teilweisen Entfernung eines Organes genau bekannt gemacht worden sein. Eine Organentfernung darf nur ohne Zwang erfolgen, eine Verminderung der Organfunktion muß durch entsprechende Anpassung des im Körper verbleibenden Nieren-, Lungen- oder Lebergewebes voraussehbar ausgleichbar sein. Notlagen oder materielle Vorteile aus der Organspende müssen als unfreiwillig angesehen werden. Derzeit werden Organspenden vom Lebenden grundsätzlich nur unter der Voraussetzung der engsten Blutsverwandtschaft vorgenommen. Andererseits wird es als nicht zumutbar angesehen, Familienmitglieder aus grundsätzlichen Überlegungen davon abzuhalten, nächsten Verwandten ein Organ zu spenden, wenn der Wille besteht, die Leiden eines Angehörigen mitzutragen. Nicht helfen zu können, kann eine das körperliche Risiko der Organspende deutlich übersteigende, psychische Belastung bedeuten. Eine Einwilligungserklärung muß stets schriftlich vorliegen.

In Deutschland liegt der Anteil von Verwandtenspenden der Niere bei 2–3 % aller Transplantationen (1994 78 von 2040 entnommenen Nieren, 1993 58 von 2235). Hierbei konzentrieren sich die Organspenden vor allem auf die Altersgruppe kranker Empfänger bis zu 16 Jahren. Hier beträgt der Anteil der Lebendspenden an allen vorgenommenen Transplantationen 15 % im Jahr.

Der Organentnahme müssen bei guter Übereinstimmung von Blutgruppe und transplantationsspezifischen Gewebemerkmalen (HLA-System) eingehende Untersuchungen des Spenders vorausgehen, um das Risiko der Verminderung der Organleistung insgesamt möglichst gering halten zu können. Dies gilt für Nieren- oder Lungenfunktion speziell, aber auch für weitere Erkrankungsrisiken des Kreislaufs, der Herzkranzgefäße, der Blutdruckreaktion. Die Erholungsfähigkeit muß ganz allgemein ebenfalls berücksichtigt sein. Die Risiken für den Spender liegen einerseits im Operationsrisiko als solchem, andererseits aber auch in der Verminderung der Ausgleichsfähigkeit durch die Verminderung funktionierenden Organgewebes bei späteren Erkrankungen oder Verlusten.

Die Vorteile für den Empfänger liegen in der vorgeprüften guten Gewebeverträglichkeit, einer kurzen Zeit der Blutleere (kurze Ischämiezeit), so daß die Einschränkung der Sauerstoffversorgung für den organerhaltenden eigenen Gewebestoffwechsel möglichst geringgehalten werden kann.

In neuerer Zeit wird die Tendenz, die Lebendspende einzuschränken, in Frage gestellt. Es wird hierbei auf die Einschränkung des individuellen Selbstbestimmungsrechtes hingewiesen. Die autonome Entscheidung des einzelnen über den eigenen Körper soll dem ärztlichen Grundsatz der Schadensvermeidung ("nil nocere") vorangestellt werden. Man vertraut hierbei auf die Aussagefähigkeit psychologischer Untersuchungen, um den Grundsatz der Freiwilligkeit zu sichern. So wird daran gedacht, die

Organspende nicht regenerierungsfähiger Organe nicht nur bei Verwandten 1. und 2. Grades, sondern unter Ehegatten, Verlobten und anderen Personen zuzulassen, die mit dem Spender in besonderer Weise persönlich verbunden sind. Die letztere Feststellung ist jedoch gesetzlich noch nicht geregelt.

3.3 Organentnahme beim Toten

Nach geltendem Recht ist die Entnahme von Organen Verstorbener zum Zwecke der Transplantation (Leichenspende) an zwei grundlegende Voraussetzungen gebunden:

Der Tod des Spenders muß außer Zweifel festgestellt sein, und es muß eine ausdrückliche Einwilligung zur Organentnahme vorliegen.

Eine gesetzliche Definition des Todes und des Todeszeitpunktes gibt es weder im deutschen noch im ausländischen Recht. Es wird allgemein über die Kriterien des Herz-Kreislaufstillstandes hinaus anerkannt, daß der Tod auch durch das Absterben des Gehirns eintritt, ungeachtet der unter den Bedingungen der Intensivmedizin von außen her maschinell aufrecht erhaltenen Beatmung, mit der eine kontinuierliche Zufuhr von Sauerstoff erreicht wird. Durch die Fortsetzung der Sauerstoffzufuhr mittels der künstlichen Beatmung bleibt der biologische Automatismus der Herz-Kreislauffunktion erhalten, ohne daß durch die Summation der weiterhin noch bestehenden sonstigen organischen Teilfunktionen das Leben des betroffenen Individuums sich wieder zurückgewinnen ließe. Damit ist der durch den Stillstand der gesamten Gehirndurchblutung eingetretene und festgestellte Tod das maßgebliche Kriterium für den Tod des Menschen.

3.3.1 Todesursachen und Spenderkriterien

Die Todesursachen, die in der Regel zu der Frage einer Organspende führen, sind in primäre und sekundäre zu unterteilen.

Primäre Todesursachen sind
- hochgradige Schädel-Hirn-Verletzungen
- spontane Blutungen im Schädelinnern
- Hirninfarkt, d. h. Ausfall der Hirndurchblutung durch Verschluß größerer Hirngefäße
- primärer Hirntumor
- akuter Verschluß – Hydrocephalus

Sekundäre Todesursachen sind
– Sauerstoffmangel
– herzbedingter Kreislaufstillstand
– langdauernder Schock.

Eine Organspende wird immer dann in Betracht zu ziehen sein, wenn sich die klinischen Zeichen des Hirntodes zeigen und dabei ein vorbestehender, unbehebbarer Schaden des zu entnehmenden Organs ausgeschlossen werden kann. Vorübergehende Funktionseinbußen müssen keine Gegenanzeige darstellen, eine Übertragung von Krankheiten (Infektionen, Sepsis, Krebserkrankungen) muß nach menschlichem Ermessen sicher ausgeschlossen werden, und der allgemeine Altersprozeß darf nicht so erkennbar fortgeschritten sein, daß ein Weiterbestehen isolierter Organfunktionen zweifelhaft erscheint.

3.3.2 Kriterien des Hirntodes

Die Untersuchung muß durch 2 Ärzte erfolgen, von denen einer Neurologe sein sollte. Beide Ärzte müssen über mehrjährige Erfahrungen in der Intensivbehandlung von Patienten mit schweren Hirnschädigungen verfügen. Beide Untersucher müssen unabhängig von einem Transplantationsteam sein und dementsprechend handeln können.

Zu den Voraussetzungen der Feststellung, daß die Gehirndurchblutung nicht mehr besteht, gehört die Feststellung einer akuten Hirnschädigung. Es muß ausgeschlossen werden, daß
– eine Vergiftung vorliegt (Intoxikation)
– eine medikamentöse Behandlung im Sinne einer Muskelentspannung (Relaxation) erfolgt ist
– eine primäre Unterkühlung (Hypothermie) besteht
– ein Schockzustand im Volumenmangel vorliegt, oder es sich
– um ein Koma aus Gründen des Stoffwechsels oder der inneren Sekretion handelt (z. B. Zuckerkrankheit).

Maßgebliche Symptome des Ausfalls der Hirnfunktion sind
– das Koma als vollständiger und andauernder Bewußtseinsausfall
– der Ausfall der Spontanatmung
– Weitstellung der Pupillen und Aufhebung des Pupillen-Licht-Reflexes
– Fehlen des okulozephalen Reflexes (Puppenkopfphänomen)
– Verlust des Cornealreflexes (Berühren der Augenhornhaut führt zu keiner Reaktion der Augenlider)
– jede Schmerzreaktion im Gebiet der Gehirnnerven ist erloschen
– Reflexe im Rachen-Kehlkopf-Bereich sind ebenfalls erloschen.

Eine weitere Sicherung des Ausfalls der zentralnervösen Funktionen ist der sogenannte Apnoe-Test.

Diese Untersuchung ist zwingend. Sie soll im Koma erst nach vollständigem Ausfall aller Hirnstammreflexe vorgenommen werden. Es sind zwei Phasen zu unterscheiden, die sogenannte Hypoventilationsphase und die Diskonnektionsphase. Nach Beatmung mit 100 % Sauerstoff wird das Atmungsvolumen auf etwa $^1/_4$ des Ausgangsvolumens reduziert, bis der Kohlensäuredruck im Blut mindestens 60 mmHg erreicht. Danach erfolgt unter ausreichender Zufuhr von Sauerstoff in die Luftröhre selbst mittels Katheter die Wegnahme der Verbindung zum Beatmungsgerät. Da der Kohlensäuredruck im Blut eine absolute Stimulation für das Atemzentrum bedeutet, ist der Ausfall der Spontanatmung bewiesen, wenn innerhalb einer angemessenen Frist von 15 Minuten keine Stimulation erfolgt.

Als ergänzende Untersuchungen werden betrachtet:
- das Null-Linien-EEG (Elektroenzephalogramm), d. h., die Gehirnströme können über 30 Minuten nicht mehr nachgewiesen werden, und es wird nur noch eine Linie registriert.
- es fehlen die frühen akustisch evozierten Hirnstammpotentiale mit Erlöschen der Wellen III und IV beidseits.
- schließlich kann unter besonderen Bedingungen die Notwendigkeit einer Kontrastmitteldarstellung der Gehirngefäße bestehen. Der cerebrale Kreislaufstillstand kann bei einem Blutdruck von mindestens 80 mmHg beim Erwachsenen festgestellt werden, vorausgesetzt, die Kontrastmittelzufuhr kann technisch einwandfrei erfolgen (interarterielle Anwendung).

Muß auf ergänzende Untersuchungen verzichtet werden, so bedeutet dies, daß bei primärer Hirnschädigung eine Beobachtungszeit von 12 Stunden bei Erwachsenen und Kindern über 2 Jahren, bei Kleinkindern von 24 Stunden und Säuglingen von 72 Stunden eingehalten werden muß. Bei sekundärer Gehirnschädigung liegt die Beobachtungszeit generell bei 72 Stunden.

Die Untersuchungsergebnisse müssen schriftlich niedergelegt, chronologisch aufgezählt und durch Unterschrift bestätigt werden. Zu diesen Vorgängen wurde ein verbindliches Protokoll zur Feststellung des Hirntodes entworfen. Es ist allgemein in Gebrauch.

3.3.3 Die Zustimmung zur Organentnahme nach dem Tode

Die Bedingungen, unter denen ein Mensch einer Intensivbehandlung zugeführt werden muß, die eine künstliche Beatmung auf Dauer erfordert, sind immer die Bedingungen einer Katastrophe. Der klinische Verlauf, der zum totalen Ausfall der Gehirndurchblutung führt, ist naturgemäß kurz. Die dem Patienten nahestehenden Menschen des bis dahin bestehenden sozialen Umfeldes, Familienmitglieder, Freunde und Angehörige können sich innerlich nicht auf einen in absehbarer Zeit zu erwartenden Tod einstellen.

Der plötzliche Tod, der ja in dieser Situation auch nicht mit der Erlösung lange bestehender Leiden gedeutet werden kann, ist eine sehr große Belastung für die Angehörigen. Hinzu kommt das verwirrende Bild des Umfeldes in einer Intensivstation, auch die äußerlich bestehenden, oft irreführenden Zeichen einer zwar erlöschenden und schließlich nicht mehr bestehenden Gehirnfunktion bei Stillstand der Hirndurchblutung mit den vordergründig als Lebenszeichen gedeuteten Phänomenen der Herzaktion, der Hautdurchblutung und der Körperwärme.

Für viele Menschen ist der Besuch auf einer Intensivstation unter diesen Bedingungen sehr bestürzend. Die routinemäßigen Abläufe der Patientenpflege und der Behandlung, aber auch der Apparatekontrolle können primär das Bild großer Distanz bis hin zur Gefühlskälte vermitteln. Der vielfach durch Kabel mit Maschinen und Monitoren verbundene Patient, der von außen her künstlich beatmet wird, läßt Zweifel an der Verhältnismäßigkeit zwischen der dann auch so bezeichneten Apparatemedizin und der Bewahrung der Würde des Sterbens und des Todes aufkommen.

Diesen Verunsicherungen kann begegnet werden. Alle Maßnahmen dienen zunächst ja der Rettung des schwerstgefährdeten Patienten. Ist eine Rettung des Lebens nicht mehr möglich und deuten sich die Zeichen des Absterbens des Gehirns durch Verringerung der Sauerstoffversorgung des zentralen Nervensystems an, so ist auch hier erforderlich, die Einzelschritte den Angehörigen zu erklären und die Deutung der Zeichen des eintretenden Todes darzulegen. Erst wenn die Feststellung erfolgt ist, daß die Gehirndurchblutung nicht mehr vorhanden und damit der sogenannte Hirntod eingetreten ist, kann mit den Angehörigen die Möglichkeit einer Organentnahme nach dem Tode besprochen werden. Hierzu ist Umsicht und Geduld erforderlich, das Einfühlen in die Situation der Trauernden ist Voraussetzung für solche dann aus dieser Situation heraus entstehenden Gespräche.

In dieser Situation voller Verzweiflung bedeutet das Vorhandensein einer noch zu Lebzeiten getroffenen Entscheidung und damit auch einer unterschriebenen Erklärung zur Organspende für die Angehörigen eine stark wirksame emotionale Entlastung. Der auf diese Weise dokumentierte freie Wille des Verstorbenen ist eine grundsätzliche Leitlinie für die Hinterbliebenen. Die Erklärung hat darüber hinaus auch eine rechtsverbindliche Wirkung. Die Erklärung entbindet die Angehörigen von einer – stellvertretend für den Verstorbenen zu treffenden – Entscheidung.

Liegt kein Spenderausweis vor, so ist die Organentnahme nach geltendem Recht von der Zustimmung der nächsten Angehörigen abhängig.

Das Gespräch mit den Angehörigen über die Entnahme von Organen zum Zwecke der Transplantation nach dem Tode muß in einem geeigneten Rahmen, d. h. in einem separaten Raum ohne Publikumsverkehr in Ruhe geführt werden können. Die Gesprächsführung liegt beim behandelnden Arzt, kann aber auch durch ein erfahrenes Mitglied des Transplantationszentrums unterstützt oder ergänzt werden.

Der Zeitpunkt des Gespräches ist von der jeweiligen Situation abhängig, kann aber frühestens erst dann erfolgen, wenn das klinische Bild des eingetretenen Hirntodes eindeutig ist und ergänzende Untersuchungen vorgenommen werden. In jedem Fall wird das Gespräch nach Beendigung der Hirntoddiagnostik aufgenommen. Hierbei wird den Trauernden anheim zu stellen sein, in welchem Kreise man die weiteren Fragen erörtern möchte, ob im engsten Familienkreise oder zusammen mit Personen, die den Betroffenen hilfreich erscheinen, wie z. B. weitere Verwandte, Freunde, ein Geistlicher oder der Hausarzt.

Zu Beginn des Gespräches muß sichergestellt werden, daß die Teilnehmer in verständlicher Form über die diagnostischen und therapeutischen Maßnahmen informiert sind, daß sie Sicherheit und Methoden der Hirntoddiagnostik erklärt bekommen, und erst wenn hier eine Verständigung möglich geworden ist, kann bei der sich daraus ergebenden Darstellung der Unwiederbringlichkeit des Lebens über die verschiedenen Aspekte der Organspende gesprochen werden.

Die Schwierigkeit der Gespräche liegt darin, daß Trauer, Verzweiflung und Hoffnungslosigkeit, dem Erlebnis des Schocks einer abgelaufenen Katastrophe in dieser Situation nur der abstrakte Gedanke an die Hoffnung von Organempfängern entgegensteht. Dies kann Trost sein und die Informationsbasis verstärken, doch findet sich der Zugang zur Beantwortung der Frage der Organspende vor allem in der Frage, wie der Verstorbene selbst zur Organspende gestanden hätte.

Es muß weiterhin besprochen werden, ob die Schritte, die zur Organentnahme erforderlich sind, zumutbar sind und mit dem Gewissen und dem Verhältnis zu dem Verstorbenen vereinbar sind. Die beiden am häufigsten genannten Ängste sind hierbei die Möglichkeit einer Entstellung des Leichnames und die Möglichkeit einer die Gefühle verletzenden Situation bis zur Explantation.

Diese irrtümliche Einstellung wird in der öffentlichen Diskussion leider dadurch gefördert, daß häufig in der Diskussion vom "Ausschlachten" eines Leichnams geredet und geschrieben wird. Dies ist unrichtig und deshalb klarzustellen. Die Bedingungen zur Entnahme von Organen für die Transplantation entsprechen genau denen, die bei jeder großen Operation notwendig sind. Die Entnahme der Organe erfolgt nach strengen und bewährten chirurgischen Regeln. Der Körper wird nach Entnahme der Organe verschlossen und verbunden wie nach jeder Operation, und auch bei Entnahme mehrerer Organe wird die äußere Integrität des Verstorbenen wiederhergestellt.

Es kann glaubhaft versichert werden, daß alles unterlassen wird, was zu einer unwürdigen Situation führen könnte. Gerade die Bedeutung der Organspende verpflichtet alle Beteiligten zu besonders respektvollem Verhalten gegenüber dem Verstorbenen und den Angehörigen. Es kann ebenso glaubhaft versichert werden, daß alles unterlassen wird, was zu einer unwürdigen Situation führen könnte. Es ist darauf hinzuweisen, daß von der Feststellung des Hirntodes bis zur Organentnahme nur kurze Zeit vergeht oder sogar nur vergehen darf und niemand als "Organbank" noch lange künstlich weiter behandelt wird. Der Vergleich mit dem sogenannten "Erlanger Baby" ist hierbei unzulässig. Es handelte sich in diesem Falle zunächst um das Kriterium der Lebenserhaltung des Kindes unter den Bedingungen des künstlich aufrechterhaltenen Kreislaufes bei der verstorbenen Mutter.

Der Umfang der Entnahme richtet sich nach den gegebenen medizinischen Kriterien und ist den Angehörigen unmißverständlich deutlich zu schildern. Nur eine von den Hinterbliebenen klar geäußerte, allgemeine Zustimmung zu der Organspende entbindet von einer Aufzählung der übertragbaren und damit eventuell entnehmbaren Organe oder Gewebeteile. Falls einer Entnahme nur unter beschränkenden Auflagen zugestimmt wird, ist dieses in jedem Falle einzuhalten. Die Schriftform ist für das Einverständnis nicht vorgeschrieben, die Entscheidung für oder gegen ein zu unterzeichnendes Dokument sollte situationsabhängig gefällt werden. Eine Gesprächsnotiz ist auf jeden Fall erforderlich.

Organe haben keinen Marktwert und werden nach objektiven medizinischen Kriterien der Übereinstimmung der Gewebemerkmale, aber auch der Dringlichkeit und der Wartezeit überregional für die Empfänger vermittelt, die einer Transplantation aus Gründen der unmittelbaren Lebensgefahr (Herz, Leber) bedürfen oder bei denen aus Gründen der Gewebeverträglichkeit eine Nierentransplantation ein besonders gutes Langzeitergebnis erwarten läßt. Bedenken hinsichtlich eines Organhandels sind in Deutschland nicht gerechtfertigt.

Die Organspende ist anonym. Alle Daten unterliegen der Schweigepflicht. Eine Preisgabe der Spender- oder Empfängerdaten ist ausgeschlossen.

Die Organspende wird weitgehend übereinstimmend als eine den Tod
überdauernde Tat christlicher Nächstenliebe gewertet und kirchlich dementsprechend befürwortet. Zweifel an der Berechtigung, das Sistieren der
Gehirndurchblutung als Zeitpunkt des Todes festzulegen, werden immer
wieder geäußert, doch sind die in den Diskussionen zu diesem Problem
herausgezogenen Beispiele untauglich, weil die Kriterien des Hirntodes
hierbei gerade nicht erfüllt sind.

Häufig fällt die Zustimmung während und kurz nach einem solchen
Gespräch. Es ist durchaus möglich, daß sich die Angehörigen unter dem
Schock der Todesnachricht erst der Organentnahme verschließen oder um
Bedenkzeit bitten. In einem solchen Falle ist ein Gespräch erneut zu führen, und es muß auf jeden Fall sichergestellt sein, daß den Hinterbliebenen
die Tragweite ihrer Entscheidung bewußt ist und sie auch in der Zukunft
mit ihrer Entscheidung, wie sie auch ausfällt, leben können.

3.4 Praxis der Organtransplantation

Das organisatorische Regelwerk des Transplantationswesens basiert auf
4 Hauptaktivitäten, nämlich der Bereitstellung von Organen zum Zwecke
der Organtransplantation (Organspende im weitesten Sinne), der Zuordnung eines gewonnenen Spenderorganes zu einem geeignetem Empfänger
(sogenannte Allokation), dem eigentlichen Transplantationsvorgang der
Organverpflanzung und der Nachsorge. Träger der Aktivitäten sind die in
der Bundesrepublik eingerichteten Transplantationszentren, derzeit 45, die
jedoch nicht alle über Programme verfügen, in welche alle transplantier-
baren Organe einbezogen sind. Die Zahl der Kliniken, an denen transplantiert wird, ist insgesamt etwas größer, weil einige Thorax-Chirurgische Spe-
zialkliniken eigene Programme für die Herztransplantation, neuerdings
auch für die Herz-Lungentransplantation aufgebaut haben.

3.4.1 Organbereitstellung

Die Nierentransplantation ist in den Transplantationszentren Deutsch-
lands nunmehr ein therapeutisches Routineverfahren, welches von Sozial-
wissenschaftlern den großen technischen Systemen zugerechnet wird. Dies
vor allem deshalb, weil zahlreiche Aktivitäten im Zusammenhang mit der
Transplantation außerhalb der gewohnten und üblichen Krankenhausak-
tivität ablaufen müssen und auf einen hochentwickelten technischen
Standard in der Infrastruktur angewiesen sind (Computernetz, schnelle,

auch weitreichende Transporte, Einbeziehung fremder Ärztegruppen in das operative Geschehen u. ä.). Auch die Übertragung der Organe Leber, Herz, Lunge und Bauchspeicheldrüse hat sich mit wachsender Erfahrung als Behandlungsverfahren mit Erfolg entwickelt, so daß die Komplettierung der Transplantationsprogramme an den einzelnen Kliniken weit fortgeschritten ist. Voraussetzung für die Transplantation ist die Entnahme von Organen bei Patienten, die an den Folgen eines vollständigen und endgültig unumkehrbaren Ausfalls aller Gehirnfunktionen verstorben sind.

Die Aufnahme von Patienten unter den Zeichen schwerer Hirnschädigungen gehört heute zum Alltag von Intensivstationen. Maximale Anstrengungen, diesen schwerstkranken Menschen zu helfen, können zum Erfolg führen, wobei die Intensität der Einzelschritte in der Behandlung beachtlich zugenommen hat dank der Reanimationsmaßnahmen, gesteuerten Beatmung, antibiotischen Behandlung, einschließlich der intensivtherapeutischen und neurochirurgischen Interventionsmöglichkeiten.

Gelingt es nicht, durch Reanimation und durch Dauerbeatmung den Kreislauf zu stabilisieren, so ist die Gehirndurchblutung der am meisten gefährdete Teilbereich des Kreislaufs, insbesondere rufen an dem Organ Gehirn bereits kleine Flüssigkeitsverschiebungen die tödliche Folge der Gehirnschwellung hervor, was dazu führt, daß der Gehirnkreislauf durch die Schwellung des Organs selbst zum Erliegen kommt. Das Gehirn verfügt über keine Reserveräume, in welche überschüssige Flüssigkeit in Form eines Ödems abgedrängt werden könnte, ohne die Durchblutung wesentlich zu beeinträchtigen.

Die Beobachtung der Gehirndurchblutung gehört deshalb zu den wichtigsten Kontrollfunktionen bei der Behandlung solcher Patienten, und es zeichnet sich das Eintreten des Todes mit dem Aufhören der Gehirndurchblutung genau ab.

Ist mit fortschreitender Minderversorgung des Gehirns mit Sauerstoff der Zeitpunkt des Erlöschens der Durchblutung eingetreten, so wird im allgemeinen von Hirntod gesprochen. Diese Situation ist für alle diejenigen, die an der Behandlung eines solchen Patienten beteiligt sind und um das Leben dieses ihres Patienten gerungen haben, sehr belastend. Es ist der Punkt ohne Wiederkehr, bei dem sich alle an der Behandlung Beteiligten eingestehen müssen, daß ihr Einsatz erfolglos geblieben ist.

Mit der Feststellung des Sistierens der Gehirndurchblutung ist darüber zu entscheiden, ob die Unterstützungsmaßnahmen für Atmung, Kreislauf und Einzelorganfunktion nunmehr zu beenden sind und der Kreislaufzusammenbruch durch den allgemeinen Mangel an Sauerstoff damit herbeigeführt wird, weil die automatischen Mechanismen z.B. des Herzschlages oder der Herzstimulationsmöglichkeit dann nicht mehr greifen können, oder es ist zu entscheiden und vor allem zu klären, ob neben den medizinischen die rechtlichen und organisatorischen Fragen, die eine Organspende betreffen, beantwortet werden können.

Ist unter diesen Voraussetzungen ein Mensch in einer Intensivstation am Hirntod verstorben und der Hirntod festgestellt, so ergeben sich die bereits genannten Möglichkeiten. Entweder wird eine Organspende abgelehnt, so werden auch die Hilfsmaßnahmen eingestellt und der mit dem Hirntod begonnene Verwesungsvorgang nimmt seinen natürlichen Verlauf. Ist die Zustimmung zu einer Organspende vorhanden oder gegeben worden, so erfolgt im allgemeinen als nächste Aktion die Kontaktaufnahme mit dem regional nächstgelegenen Transplantationszentrum.

Alle Transplantationszentren in Deutschland haben einen 24-Stunden-Bereitschaftsdienst für die Fragen der Organspende. Es sind an den Transplantationszentren Organisationszentralen eingerichtet, deren Träger die Deutsche Stiftung Organtransplantation ist, eine vom KfH (Kuratorium für Dialyse und Nierentransplantation) errichtete Stiftung, die sich vor allem mit den Vorgängen, die auch über die Krankenhausgrenzen hinaus wirksam eingesetzt werden müssen, befaßt. Die Organisationszentralen haben dafür zu sorgen, daß eine zeit- und situationsgerechte Zusammenarbeit zwischen den bisher behandelnden Ärzten des Krankenhauses oder der Klinik und den Einrichtungen für die Organspende bzw. den Organaustausch hergestellt wird.

Durch die Organisationszentrale werden Konsiliardienste des Transplantationszentrums aktiviert. Es handelt sich hierbei um Aktivitäten des sogenannten Transplantationskoordinators. In den Händen dieser Person, meist Ärztinnen oder Ärzte, liegt dann die Reihenfolge der Kontakte, beginnend mit dem Erstkontakt, nämlich der Mitteilung, daß die Feststellung des Gehirntodes zu gewährleisten sei, nachdem alle diagnostischen Hinweise auf ein Aufhören der Gehirndurchblutung belegbar sind. In unterschiedlicher Intensität kommt es zur Beratung der behandelnden Ärzte am Patienten, zum Gespräch mit den Angehörigen und der nach Feststellung des Gehirntodes notwendigen Organisation des gesamten Ablaufes.

Der Koordinator muß auch dafür sorgen, daß der neurologische Konsiliardienst für die Hirntoddiagnostik unmittelbar verfügbar ist. Es muß darüber hinaus dafür gesorgt sein, daß die behandelnden Intensivärzte hinsichtlich der Organkonservierung beraten werden, so daß die Zeit zwischen eingetretenem Tod und Möglichkeit der Organentnahme medizinisch möglichst stabil in organbewahrender Weise ablaufen kann und nicht zusätzlicher Schaden entsteht. Es muß hierbei berücksichtigt werden, daß mit der fehlenden Sauerstoffversorgung die Zellen des Gehirns schon frühzeitig und schnell ihre Integrität als Zellen verlieren. Nach Vorliegen

einer Einwilligung oder Zustimmung zur Organentnahme werden die
Chirurgen benachrichtigt, die ihrerseits die Operationsbereitschaft aktivieren und, aus unterschiedlichen Teildisziplinen kommend, Organentnahmen
in dem betreffenden Krankenhaus im Zusammenhang mit den operativen
Disziplinen des Hauses dann vornehmen.

In dem Erstgespräch zwischen behandelndem Arzt und Koordinator
wird das weitere Vorgehen anhand der verfügbaren Daten besprochen.
Entweder müssen die Daten ergänzt werden, oder es sind noch ausstehen-
de Untersuchungen vorzunehmen, doch muß bereits zu diesem Zeitpunkt
der Umfang der Organspende bekannt werden.

Als weiterer zentraler Aspekt ist die exakte Hirntoddiagnostik zu nen-
nen. Es ist vorab alles zu klären: ob ein Neurologe hinzugezogen wurde,
ob es im Krankenhaus die Möglichkeit, ein Elektroenzephalogramm abzuleiten, gibt oder ob in dem Hause selektive Angiographien, also Darstel-
lungen der Gehirndurchblutung, vorgenommen werden. Die abschließen-
de Diagnostik verbleibt hierbei in den Händen der hauseigenen Abteilungen. Sollten solche spezialisierten Arbeitsgruppen nicht vorhanden sein, so
läßt sich die Verbindung mit einem konsiliarischen Dienst, z. B. von Neu-
rologen, herstellen. Der weitere Zeitplan und die zu verwendenden Methoden werden besprochen.

Eine solche Entscheidung muß unabhängig getroffen werden. Sie richtet
sich ausschließlich nach den Ursachen und dem klinischen Bild nach dem
Durchblutungsstop des Gehirns. Eine Einmischung der entnehmenden
Transplantationschirurgen und ein möglicher daraus abzuleitender Inter-
essenkonflikt sind ausgeschlossen.

Des weiteren ist der Informationsstand der nächsten Angehörigen zu
klären. Meist bildet sich ja um einen solchermaßen erkrankten, im Verlauf
der Erkrankung sterbenden Patienten ein Sicherungsnetz der unmittelbaren sozialen Umgebung, die natürlich im Zusammenhang mit der eingetretenen Katastrophe an jeder Änderung von Behandlung oder Befinden
des Patienten teilnimmt. Ist der Hirntod eingetreten, so ist es allen Beteiligten aufgegeben, eine offene und verständliche Aufklärung der Angehörigen zu sichern.

Nach ausführlicher Beratung mit den verantwortlichen Ärzten begibt
sich der Koordinator in das meldende Krankenhaus, um alle weiteren kon-
kreten Einzelschritte an Ort und Stelle gemeinsam mit den behandelnden
Ärzten und dem Personal der Intensivstation zu klären. Es kann allerdings
auch vereinbart werden, den Patienten zur abschließenden und weiteren
Diagnostik bestehender Organfunktionen in die Intensivstation des Transplantationszentrums zu übernehmen, falls diagnostische Probleme bezüglich des weiteren Vorgehens bestehen.

Für die Frage, ob eine Mehrorganspende möglich und vorzusehen ist, bedarf es einer lückenlosen Rekonstruktion des gesamten Krankheitsverlaufes, weil mögliche sekundäre Vorschäden einzelner Organe zu berücksichtigen sind. Zu den Beurteilungskriterien für eine Mehrorganspende zählen:

– Todesursache
– Alter
– Diagnostik und Therapie
– Verlauf der Vitalparameter und der Laborwerte
– Ausschluß irreversibler Schäden der Organe
– keine Sepsis, keine Krebserkrankung

Die Hirntoddiagnostik muß bis ins einzelne gehend dokumentiert sein, der Transplantationskoordinator hat sich über Ablauf, eingesetzte Methoden und Dokumentation zu vergewissern, die jeden vernünftigen Zweifel ausschließen. Die Feststellung des Hirntodes ist und bleibt die Voraussetzung für eine Organspende.

Juristische Aspekte mit Benachrichtigung der Staatsanwaltschaft ergeben sich bei allen nichtnatürlichen Todesursachen und beinhalten auch die Frage nach der Genehmigung einer Organentnahme. Der Staatsanwalt entscheidet, ob und in welchem Umfange eine Explantation beim jeweilig aktuellen Stand der Ermittlungen zu rechtfertigen ist. Es ist daher wichtig, Polizei und Staatsanwaltschaft rechtzeitig zu informieren, falls Fremdverschulden oder unnatürliche Todesursachen in Betracht zu ziehen sind.

Es soll noch einmal festgehalten werden: Die Entnahme von Organen oder Gewebeteilen zur Transplantation ist in Deutschland an das Einverständnis des Verstorbenen (Spendererklärung) oder die Einwilligung der nächsten Angehörigen gebunden. In der Mehrzahl der Fälle müssen, wenn die Haltung des Verstorbenen in der Vergangenheit nicht mehr erkennbar ist, die Angehörigen befragt werden. Dies kann durch den behandelnden Arzt oder den Koordinator gemeinsam erfolgen.

Erst nach Feststellung des Hirntodes, der Klärung der rechtlichen Fragen und nach Vorliegen des Einverständnisses zur Organentnahme werden konkrete organisatorische Schritte zur Durchführung einer Mehrorganentnahme eingeleitet.

Seitens der Organisation nimmt der Koordinator unmittelbar nach Abklärung aller Voraussetzungen den Kontakt mit der Zentrale von Eurotransplant auf. In dieser Zentrale, die in Leiden in den Niederlanden lokalisiert ist, sind alle potentiellen Organempfänger der jeweils aktualisierten, sogenannten Warteliste registriert. Eurotransplant wiederum steht in ständigem Kontakt mit den anderen überregionalen Transplantationszentralen in Europa.

Die transplantationsrelevanten Daten werden an die Zentrale gemeldet. Leber-, Herz-, Lungen- und Pankreasempfänger müssen schon vor der Organentnahme unter dem Aspekt der jeweiligen Wartezeit, Dringlichkeit und Blutgruppenübereinstimmung, bzw. vergleichbaren Gewichts- und Größenverhältnisse ermittelt werden.

Nieren werden dagegen nach der Entnahme unter Berücksichtigung der
– Blutgruppe
– HLA-Identität
– Dringlichkeit und
– Wartezeit
vermittelt. Diese unterschiedliche Vorgehensweise ist durch die unterschiedliche Konservierungstoleranz für isolierte Organe definiert. Eurotransplant sucht die potentiellen Empfänger für die Organe, informiert die dafür zuständigen Transplantationszentren und gibt die Telefonnummer des meldenden Krankenhauses weiter, unter welcher Intensivmediziner und Koordinator erreichbar sein werden.

Die verantwortlichen Ärzte in der Transplantationszentrale des jeweils informierten Empfängerzentrums prüfen die vorhandenen medizinischen Daten des Organspenders und fällen eine erste Entscheidung zugunsten einer Explantation, in begründeten Fällen auch gegen eine solche Maßnahme.

Wie sich zeigt, ist die Abklärung der einzelnen Schritte an relativ kurze Zeiten gebunden, zum Teil kommt es zu Überschneidungen. So müssen im Kontakt des meldenden Krankenhauses mit dem beteiligten Transplantationszentrum alle offenen klinischen und therapeutischen Fragen geklärt sein. Es muß auch über den Umfang des oder der Explantationsteams bzw. der Ausrüstung derselben Informationen geben. Zeit- und Transportplanung müssen ausgearbeitet sowie andere Vorbereitungsmaßnahmen getroffen werden. Im jeweiligen Fall muß dies mit den Möglichkeiten des einzelnen Krankenhauses abgestimmt sein. Parallel dazu läuft die interne Organisation in den Transplantationszentren an.

Um eine Übertragung von Herz, Lunge, Leber oder Bauchspeicheldrüse in der kurzen Konservierungszeit erfolgreich vornehmen zu können, müssen die Transplantationszentren intern präzise organisatorische Vorbereitungen treffen. Diese gelten für
– OP-Teams für die Entnahme und Transplantation
– Anästhesie
– Blutbank
– Labor.
Sie müssen bereitstehen, und es ist fernerhin die Frage des Transportes zu klären.

Der zeitliche und qualitativ präzise Transport der Teams zum Ort der Entnahme und wieder zurück ist von großer Wichtigkeit. Hier gilt es in Abstimmung mit den Leitstellen der Rettungsorganisationen festzulegen, welche Transportmittel wie und wo eingesetzt werden müssen oder können, um die Zeitspanne möglichst kurz zu halten und gleichzeitig auch die Sicherheit der Entnahmeteams zu gewährleisten. Die sinnvolle Planung und der Einsatz von Transporten mit schnellen Fahrzeugen unter Berücksichtigung der Straßenverhältnisse sowie von Flugzeugen oder Helikoptern nach Kenntnis der Landemöglichkeiten auf Flugplätzen oder Landeplätzen in der Nähe des Krankenhauses ist von großer Bedeutung für den Ausgang einer Transplantation, weil die zur Verfügung stehende Zeit knapp bemessen bleibt.

Ist dies geklärt, so werden die Teams zur Entnahme benachrichtigt. Es kommt in der Regel zunächst die Gruppe, die für die abdominellen Organe zu sorgen hat. Diese Gruppe beginnt mit der Operation. Die Organe werden makroskopisch auf ihre Transplantationsfähigkeit überprüft und zur Entnahme vorbereitet. Etwa eine Stunde nach Operationsbeginn meldet sich das Team für die Brustkorborgane. Es wird in gleicher Weise vorgegangen.

Mit der Entnahme erfolgt die zeitgleiche kalte Durchströmung der Organe noch im Körper. Anschließend werden Organe operativ aus dem Körper entnommen. Das Team für die abdominellen Organe beendet seine Operation mit einer Entnahme von Lymphknoten und Milz für die Bestimmung der Gewebemerkmale. Nachdem die entnehmenden Chirurgen die zu transplantierenden Organe beurteilt haben und die Perfusionsqualität entsprechend positiv ausgefallener Tests akzeptiert ist, fällt im Operationssaal des meldenden Krankenhauses die letzte Entscheidung zur Transplantation. Der Koordinator nimmt Kontakt mit den Zentren auf und informiert die dortigen Chirurgen über die Entscheidung. Daraufhin werden die Empfänger am Transplantationszentrum zur Transplantation definitiv vorbereitet.

Nach Abschluß der Explantation ist die Wiederherstellung der äußeren Integrität des Verstorbenen für die Chirurgen verpflichtend. Der chirurgisch korrekte Wundverschluß und Verband sowie Reinigung des Leichnams von Blut und Desinfektionsspuren ist unbedingte Voraussetzung. Alle Zugänge, Katheter, sind zu entfernen, die Augenlider werden geschlossen.

Ein gedankenloses Verhalten an den Einzelstationen dieses Geschehens beeinträchtigt das ethische Gleichgewicht einer Organspende und kann leicht zum Bild von Verwirrung, ja allgemeiner Gefühlsdistanz beitragen.

Nach Beendigung der Organentnahme verlassen die einzelnen Arbeitsgruppen auf schnellstem Wege das Krankenhaus und kehren in das Transplantationszentrum zurück. Dort sind inzwischen die jeweiligen Empfänger vorbereitet, so daß das Spenderorgan rasch an den Kreislauf des Empfängers operativ angeschlossen werden kann.

Die Nieren haben die längste Konservierungstoleranz (bis zu 48 Stunden) aller transplantationsfähigen Organe. Der Vergabeweg und der Versand nach Entnahme kann deshalb unter etwas anderen zeitlichen Voraussetzungen, als dies bei Leber oder Herz der Fall ist, erfolgen. Der Koordinator sorgt dafür, daß Blut, Milzgewebe und Lymphknoten in das für die Organspende zuständige Typisierungslabor gebracht werden. Dort erfolgt die HLA-Typisierung, die dann per Telefon oder Telefax an Eurotransplant weitergegeben wird. Ein Computerprogramm vergleicht die Daten des Spenders mit denen der Warteliste und sucht nach dem Grad der Übereinstimmung die bestpassenden Empfänger heraus. Die Typisierungsdaten dieser Patienten werden dem Typisierungslabor zurückgeschickt und die archivierten Seren einem immunologischen Test (Kreuzprobe) unterzogen. Die Empfänger mit einer zu erkennenden Reaktion scheiden dann aus. Das Ergebnis wird Eurotransplant mitgeteilt, von wo aus die Zentren, die Patienten mit den besten Übereinstimmungen behandeln, informiert werden. Die diensthabenden Ärzte nehmen die Daten auf, vergleichen sie mit den eigenen Unterlagen, bestellen den Empfängerpatienten und untersuchen ihn auf seine Transplantationsfähigkeit. Gleichzeitig werden die Nieren nach Absprache mit Eurotransplant mit einem geeigneten Transportmittel zum Empfängerzentrum gebracht.

3.4.2 Nachsorge

Unmittelbar postoperativ werden die Patienten regelmäßig in Spezialbereichen von chirurgischen Wachstationen überwacht. Es ist möglich, daß Intensivbehandlungsmaßnahmen eingesetzt werden müssen, so zum Beispiel dann, wenn durch die Organentnahme beim Spenderorgan ein sogenanntes akutes Nierenversagen eingetreten ist. Hierbei muß mehrfach eine Dialysebehandlung unterstützend hinzugenommen werden, um die Phase bis zur Erholung des Organs zu überbrücken. Der Patient kann dann in das Arbeitsprogramm einer Transplantationsstation übernommen werden, wenn die unmittelbaren kreislaufstörenden Faktoren nach der Operation beseitigt sind. Auf der Transplantationsstation erfolgt die weitere Überwachung, insbesondere aber auch die medikamentöse immunsuppressive Einstellung der Behandlung, auf die der Patient über längere Zeit angewiesen sein wird. Erst nach Stabilisierung des Zustandes kann der Patient nach Hause entlassen werden.

Regelmäßige Kontakte mit dem Transplantationszentrum sind nach Transplantation unabdingbar. Die Dauer der Funktionszeit wird auch durch die Genauigkeit der vorgenommenen Kontrollen und der sich daraus jeweils ergebenden Konsequenzen beeinflußt. Nach in der Regel 3–5-wöchigen Aufenthalten auf einer Transplantationsstation werden die Patienten entlassen mit der Weisung, regelmäßig eine Transplantiertensprechstunde aufzusuchen. Wichtigster Parameter ist bei der Langzeitprognose die genaue Einhaltung des jeweils notwendigen Ciclosporin-Spiegels, die Ausscheidungsfunktion der Nieren, Konstanz des Flüssigkeits- und Salzhaushaltes sowie die Kontrolle entzündlicher Parameter bei wiedereinsetzender Abstoßungsreaktion.

Ist der Patient in der Obhut einer Transplantationsambulanz, so hat es sich als äußerst zweckmäßig erwiesen, den Patienten in regelmäßigen, sich immer weiter auseinanderziehenden Sprechstundenterminen zu untersuchen und zu beraten, mit den einzelnen Patienten über körperliche und seelische Belastungen durch die Transplantation zu sprechen und zu überprüfen, ob die Qualität der Transplantation auch prognostisch sicherzustellen sein wird. Auf diesem Sektor ist in der Bundesrepublik Deutschland noch ein gewisser Regelungsbedarf, doch wird diese Lücke in dem Versorgungssystem der Organtransplantation in Kürze geschlossen sein, da es nur noch wenige Kliniken sind, die nicht über eine ausreichende Substruktur im Organisationswesen zu diesem Punkt verfügen.

3.5 Rechtliche Aspekte

Obwohl der Vorgang der Gesetzgebung zum Transplantationswesen in der Bundesrepublik Deutschland inzwischen fortgeschritten ist – Deutschland hat als eines der ganz wenigen Länder Europas bisher (1995) noch kein Gesetz – so gilt, daß im Falle der Organspende der Leichnam, in welchem Eigenwert und Würde des Menschen nachwirken, durch das den Tod überdauernde sogenannte postmortale Persönlichkeitsrecht aus Artikel 2 Absatz 2 des Grundgesetzes geschützt ist. Grundsätzlich bedarf danach jeder Eingriff am Leichnam einer Rechtfertigung. Rechtfertigungsgrund für die Organentnahme ist in erster Linie die Einwilligung des Spenders selbst, die er zu Lebzeiten durch eine entsprechende Erklärung zur Organspende geben kann. Liegt keine positive Erklärung oder auch ein Widerspruch vor, so sind die nächsten Angehörigen – Ehegatte, erwachsene Kinder, Eltern, Geschwister – zu befragen, ob sie der Organentnahme zustimmen. Dabei haben sie kein eigenes Entscheidungsrecht, sondern dürfen lediglich als Inhaber des sogenannten Totensorgerechtes eine Entscheidung im Interesse des Verstorbenen treffen. Korrekt kann die Frage an die Angehörigen also nicht lauten, ob sie einer Organentnahme zustimmen, sondern, ob eine solche Maßnahme im Sinne des oder der Verstorbenen gewesen, ob er oder sie damit einverstanden gewesen wäre.

Ein Widerspruch der Angehörigen ist rechtlich dann unbeachtlich, wenn der Verstorbene zu Lebzeiten Zustimmung zur Organspende erteilt hat; umgekehrt ist ein Widerspruch des Verstorbenen bindend. Der Aspekt des rechtfertigenden Notstandes mit Verzicht auf eine Einwilligung, wenn ein Organ zur Lebensrettung eines Kranken benötigt wird, ist umstritten. Ein ausdrücklicher Widerspruch stellt also auch insoweit eine absolute Eingriffsgrenze dar.

3.5.1 Gesetzesentwürfe

Nachdem nunmehr mehrere Entwürfe sowohl der Länder als auch des Bundes vorliegen, suchte man die langumstrittene Frage, ob eine Organentnahme nur mit ausdrücklicher Zustimmung des Verstorbenen oder seiner Angehörigen zulässig sein soll, oder umgekehrt, immer dann eine Entnahme nicht möglich ist, wenn ein ausdrücklicher Widerspruch vorliegt, so zu lösen, daß im Vordergrund der Transplantation die ausdrückliche Willensentscheidung des Verstorben stehen soll. Eine Organentnahme ist zulässig, wenn der Spender zu Lebzeiten seine Einwilligung erteilt hat, sie ist untersagt, wenn ein Widerspruch vorliegt. Nach der allgemeinen Erfahrung liegt eine Willenserklärung solchen Inhalts in der Regel nicht vor. Es sollen dann die Angehörigen in Ausübung des Totensorgerechtes die Möglichkeit haben, einer Organentnahme zuzustimmen oder ihr zu widersprechen. Die ausdrückliche Zustimmung ist dann nicht mehr Zulässigkeitsvoraussetzung für eine Explantation, wenn die nächsten Angehörigen – deren Reihenfolge in den Gesetzentwürfen festgelegt wird – von der beabsichtigten Entnahme informiert wurden und nach einer mit ihnen vereinbarten oder im Einzelfall festzulegenden Frist nicht widersprochen haben. Die Angehörigen sollen damit insofern entlastet werden, als sie selbst keine Entscheidung treffen müssen, wenn sie dies nicht wollen.

Der Hirntod ist in den vorliegenden Entwürfen ausdrücklich als Möglichkeit zur Feststellung des Todes anerkannt. Dies entspricht dem derzeitigen Stand der Medizin, daß der Mensch dann gestorben ist, wenn alle Funktionen des gesamten Gehirns endgültig und damit unwiederbringlich verloren, ausgefallen sind.

3.5.2 Organhandel

Der Kauf und Verkauf von Organen wird nach dem geltenden Recht als sittenwidrig verurteilt. Dies ist jedoch an sich praktisch noch nicht strafbar und gilt insbesondere auch für die Vermittlung von Organen. Strafbar wegen Körperverletzung wäre nur derjenige Arzt, der die Niere eines Lebenden transplantiert und davon weiß oder hätte wissen können, daß sie an den Empfänger verkauft wurde.

3.6 Internationale Regelungen

3.6.1 Leitlinien der Weltgesundheitsorganisation

Am 13. Mai 1991 faßte die Vollversammlung der Weltgesundheitsorganisation Beschluß über neun Grundsätze, die als Richtlinien für die Organtransplantation internationale Geltung finden sollten:

1. Organe können dem Körper eines Toten zum Zwecke der Transplantation entnommen werden, wenn
a) alle nach dem Gesetz notwendigen Erklärungen der Zustimmung vorliegen und
b) kein Grund zu der Annahme besteht, daß die verstorbene Person gegen eine Organentnahme Widerspruch erhoben hätte, wenn eine formale Zustimmung während des Lebens dieser Person nicht erfolgte.
2. Die Ärzte, die den Tod eines potentiellen Organspenders feststellen, sollten nicht an der Entfernung der Spenderorgane beteiligt sein und auch nicht an der nachfolgenden Transplantation teilnehmen. Sie sollten auch nicht behandelnde Ärzte potentieller Empfänger solcher Organe sein.
3. Organe sollten in der Regel vom Toten entnommen werden. Erwachsene lebende Personen können Organe spenden, doch sollte der Spender genetisch mit dem Empfänger verwandt sein. Ausnahmen können im Fall des Knochenmarks oder anderer regenerierbarer Gewebe erfolgen. Ein Organ kann beim erwachsenen lebenden Spender zum Zwecke der Transplantation entnommen werden, wenn der Spender ausdrücklich sein Einverständnis erklärt. Der Spender muß hierbei frei von Druck oder irgendwelchen Einflüssen handeln können und muß ausreichend informiert sein, um den Vorgang zu verstehen, Risiken und Chancen abwägen zu können, ebenso wie die Konsequenzen seiner Einverständniserklärung.
4. Organe sollten nicht von lebenden Angehörigen einer Minderheitengruppe zum Zwecke der Transplantation vorgenommen werden.

5. Der menschliche Körper oder Teile des menschlichen Körpers können nicht Gegenstand kommerzieller Transaktionen sein. Zahlungen zu leisten oder solche entgegenzunehmen ist zu untersagen, genauso wie jede andere Belohnung.

6. Das öffentliche Anzeigen einer Suche nach einem Organ, insbesondere unter Angebot von Zahlungen, ist zu untersagen.

7. Es ist Ärzten zu untersagen, sich an Transplantationen zu beteiligen, wenn Gründe dafür bestehen zu glauben, daß die zu transplantierenden Organe aufgrund kommerzieller Transaktionen gewonnen sind.

8. Alle Zahlungen, die ein gerechtfertigtes Arbeitsentgelt übersteigen, sind im Zusammenhang mit Transplantationen untersagt.

9. In der Wahrung von Gerechtigkeit und Gleichheit sollten Spenderorgane den Patienten zugänglich gemacht werden, die medizinisch für die Maßnahme am besten geeignet sind. Finanzielle oder andere wirtschaftliche Überlegungen sind ausgeschlossen.

Mit dieser Entschließung faßte die Weltgesundheitsorganisation alle die Probleme zusammen, die sich in der Entwicklung erfolgreicher Organtransplantationen länderweise sehr unterschiedlich bemerkbar gemacht haben, doch allgemein überall dort auftreten, wo transplantiert wird.

3.6.2 Internationale Gesetzesregelungen

Die Transplantation ist in fast allen Ländern der zivilisierten Welt gesetzlich geregelt. Es gibt nur wenige Ausnahmen; die erstaunlichste davon dürfte das Fehlen eines Gesetzes in Deutschland sein. Wenn in Deutschland trotzdem die Transplantation eine kontinuierliche, wenn auch verzögerte Entwicklung genommen hat, so ist dies damit zu erklären, daß zwar ein allgemeiner Konsens dahingehend besteht, daß Transplantation eine sinnvolle und wünschenswerte Therapieform ist und formal die bestehenden gesetzlichen Regelungen zumindest soweit ausreichen, daß Mißbräuche ausgeschlossen werden können.

Im Prinzip gehen die Gesetzesregelungen hinsichtlich der Organgewinnung von unterschiedlichen Grundsätzen bezüglich der Kenntnis oder Erforschung des Willens eines Organspenders zu Lebzeiten aus. Die grundsätzlichen Möglichkeiten sind:

a) Die Widerspruchslösung. Ihr Prinzip geht davon aus, daß Organe grundsätzlich entnommen werden können, solange keine ausdrückliche Ablehnung der Organentnahme zu Lebzeiten festgelegt und erkennbar gemacht worden ist.

Im Gegensatz dazu steht

b) die Zustimmungslösung. Sie geht davon aus, daß grundsätzlich eine Zustimmung zur Organentnahme zu Lebzeiten geäußert worden sein muß, um Organe zum Zwecke der Transplantation nach dem Tode entnehmen zu können.

Davon abweichend ist

c) die sogenannte erweiterte Zustimmungslösung vorgeschlagen worden. Sie besagt, daß bei nicht geäußertem Willen zu Lebzeiten, insbesondere fehlender schriftlicher Äußerung, im Falle einer möglichen Organentnahme zu Transplantationszwecken die nächsten Angehörigen um eine Äußerung zum mutmaßlichen Willen des Verstorbenen bzw. eine Bestätigung im Sinne der Zustimmung oder Bestätigung im Sinne der Ablehnung gebeten werden.

d) Als weitere Variante der Sicherung wurde die sogenannte Informationslösung vorgeschlagen. Die Angehörigen werden bei nicht erkennbarem Willen des Verstorbenen über die Sachlage informiert und gebeten, sich nach angemessener Frist zu äußern, möglicherweise auch keine Stellung zu nehmen und nicht zu äußern, so daß dies dann aber nicht als Ablehnung gewertet wird.

Alle diese gesetzlichen Regelungen gehen vom höherwertigen Gut der Rettung von Leben oder, im Fall der Nierentransplantation, eindeutiger Verbesserung der durch die Krankheit bestimmten Lebensumstände aus, d. h., die Entnahme der Organe erfolgt bei fortgesetzten und aufrechterhaltenen Hilfsmaßnahmen der maschinellen Beatmung, der Kreislaufstützung und sonstiger, die Organfunktionen stabilisierender Maßnahmen.

Die Akzeptanz solcher gesetzlich gefaßten Regelungen hat unterschiedliche Grade gefunden, wobei für jede der obengenannten Regelungen verstehbare Gründe für oder gegen eine jeweilige Regelung vorgebracht wurden. Diese Argumente gehen aus von Fragen des Selbstbestimmungsrechtes, der Wahrung des Totensorgerechtes, aber sie konzentrieren sich auch auf die Frage des Todeszeitpunktes.

Obwohl einige Länder in ihrer Gesetzgebung reine Widerspruchslösungen aufgenommen haben, so zeigt die Praxis doch, daß ein Gespräch mit den Angehörigen häufig zusätzlich erfolgt, was auch insbesondere unter dem Aspekt schlüssig ist, daß sich um den Sterbeprozeß eines ohne Erfolg in Intensivbehandlung befindlichen Menschen eine Art sozialen Sicherheitsnetzes spannt, dessen Hauptträger Familie und Freunde des tödlich betroffenen, sterbenden Menschen sind.

Gleiche, zum Teil sich widersprechende Stellungnahmen und Meinungsäußerungen gibt es zum Begriff des Hirntodes, der häufig als nicht realistisch abgelehnt wird. Die Organentnahme wird dann als unerlaubter Eingriff in den Sterbeprozeß abgelehnt.

Transplantation ohne funktionierende Organe ist jedoch nicht oder nur unter äußerst erschwerten Bedingungen mit großem Mißerfolgsanteil möglich. Die Standpunkte nähern sich da an, wo von der Unwiderruflichkeit und Unumkehrbarkeit des Sterbevorgangs gesprochen wird, was letztlich dem Aufhalten, im Falle der Transplantation der Aufhebung, des Verwesungsprozesses gleichkommt. Insoweit ist die Feststellung des Hirntodes als Zeitpunkt des Todes gerechtfertigt.

Glossar

Adhäsionsmoleküle: Auf der Oberfläche von Immunzellen finden sich zahlreiche Moleküle, die mit entsprechenden Bindungspartnern auf anderen Immunzellen oder der inneren Gefäßwand reagieren. Diese Bindungspaare werden als Adhäsionsmoleküle bezeichnet. Die Bindung von Immunzellen an Gefäßwandzellen ist eine Grundvoraussetzung für die Einwanderung dieser Zellen in das umgebende Gewebe, da sie zuvor die Gefäßwand passieren müssen. Ein wichtiges Adhäsionsmolekül ist ICAM-1, das sich auf zahlreichen Zellen verschiedener Gewebe findet und an LFA-1 auf Leukozyten bindet. Auch Lymphozyten-Oberflächenmerkmale können als Adhäsionsmoleküle wirken: CD2 auf T-Lymphozyten bindet LFA-3 auf der äußeren Zellwand verschiedener Organzellen, vor allem der Gefäßinnenschicht.

Affektion: Befall durch eine Krankheit; Schädigung.

Affinitätssäule: Hilfsmittel bei der Technik der Affinitätschromatographie, die zur Trennung und Reindarstellung großer Moleküle dient. Prinzip dieses Verfahrens: Ein Substrat, das eine hohe Bindungskapazität für das zu isolierende Molekül besitzt, wird chemisch an ein Trägermaterial gebunden. Bei der Auftrennung eines Gemisches, das das gesuchte Molekül enthält, wird ausschließlich dieses an das Substrat und damit an das Trägermaterial gebunden und kann anschließend zurückgewonnen werden. Das Trägermaterial mit daran gekoppeltem Substrat befindet sich in einer Glassäule, der Affinitätssäule, in der auch der Trennvorgang stattfindet.

Alloantiserum: Zur Blutgruppenbestimmung oder HLA-Typisierung verwendetes Serum, das Antikörper bestimmter Spezifität – gegen bestimmte Blutgruppenmerkmale oder HLA-Merkmale – enthält.

Antigen (Ag): Substanz, die die Bildung von Antikörpern bewirkt oder stimuliert. Ein Antigen verfügt meist über mehrere Teilstrukturen (antigene Determinanten), so daß die Bildung unterschiedlicher Antikörper ausgelöst wird. Die Fähigkeit einer Substanz, als Antigen zu wirken, wird als Antigenität bezeichnet.

Antikörper (Ak): Zu den Gammaglobulinen gehörende, uneinheitliche Gruppe von Proteinen. Sie werden von B-Lymphozyten und Plasmazellen als Antwort des Immunsystems auf den Kontakt mit Antigenen gebildet. Antikörper werden in die Blutbahn und andere Körperflüssigkeiten sezerniert, wo sie spezifisch mit dem entsprechenden Antigen reagieren. Monoklonale Antikörper werden von einem einzigen Klon von Plasmazellen gebildet, sind homogen und spezifisch für ein Antigen. Sie werden in der Diagnostik und Therapie eingesetzt. Polyklonale Antikörper werden von Klonen verschiedener Plasmazellen synthetisiert und sind daher gegen verschiedene antigene Determinanten gerichtet; sie finden ebenfalls therapeutische Verwendung.

Aplasie: Fehlen eines Organs oder von Gewebe, obwohl die entsprechenden Anlagen vorhanden sind. Unzureichende Entwicklung oder spätere Abtötung des Gewebes.

Arachidonsäure: Vierfach ungesättigte essentielle Fettsäure; wird im Stoffwechsel zu verschiedenen hormonähnlichen Wirkstoffen umgesetzt. Arachidonsäure ist u. a. Grundkörper der Prostaglandine (siehe dort).

Biopsie: Entnahme einer Gewebeprobe am Patienten durch Punktion mit einer Hohlnadel. Über die Hohlnadel werden spezielle Instrumente (Zangen, Stanzen, Schlingen u. a.) eingeführt, die zum Ablösen der Gewebeproben benutzt werden. Biopsien können ungezielt durch Blindpunktion oder gezielt unter Ultraschall-, Sicht- oder Röntgenkontrolle durchgeführt werden. Die gewonnene Gewebeprobe (Bioptat) kann auf verschiedenste Weise untersucht werden, z. B. erfolgt nach Anfärben und Fixierung des Gewebes eine mikroskopische Beurteilung.

Blutgruppe: Erbliche, stabile Struktur (antigene Determinante) auf der Oberfläche roter Blutzellen. Die Blutgruppen-Merkmale können durch spezifische Antikörper nachgewiesen werden. Klinisch werden das ABNull(AB0)-Blutgruppensystem und die Rhesusfaktoren-Bestimmung routinemäßig eingesetzt. Träger des Blutgruppen-Merkmals A haben zirkulierende Antikörper gegen das Charakteristikum der Blutgruppe B und umgekehrt. Menschen mit Blutgruppe 0 tragen keine durch die genannten Antikörper nachweisbaren Antigene, verfügen aber über Antikörper gegen die Blutgruppenmerkmale A und B. Bei Patienten mit Blutgruppe AB sind beide Determinanten auf der Erythrozytenoberfläche nachweisbar; sie verfügen über keinen der beiden Antikörper. Blutgruppen haben vor allem Bedeutung in der Transfusions- und Transplantationsmedizin sowie in der Geburtshilfe.

B-Zellen: Kurzbezeichnung für B-Lymphozyten, Bestandteil des Immunsystems. B-Zellen entwickeln sich beim Erwachsenen im Knochenmark und siedeln sich in den lymphatischen Organen (Lymphknoten, Milz, Rachenmandeln, Darmwand, u. a.) an. Sie tragen auf ihrer Oberfläche charakteristische Antikörper (Surface-Immunglobuline) als Antigenrezeptoren. Bei Aktivierung durch ein entsprechendes Antigen wandeln sich B-Zellen zu Antikörper-bildenden Plasmazellen oder Gedächtniszellen um.

Endomyokardbiopsie: Entnahme von Gewebe aus dem Endokard (innerste Herzwandschicht) und Myokard (Herzmuskulatur) zu diagnostischen Zwecken. Der Eingriff erfolgt über einen Katheter, der in die rechte Halsvene (Vena jugularis) eingeführt wird. Von dort aus kann der Katheter problemlos in die rechte Herzkammer vorgeschoben werden. Über den Katheter wird eine Biopsiezange eingebracht, mit der Gewebe aus der rechten Herzkammer entnommen wird.

Endotrachealtubus: Anatomisch angepaßtes, relativ starres Rohr aus gewebefreundlichem Material, das zum Zweck der künstlichen Beatmung über Nase oder Mund in die Luftröhre eingeführt wird. Am mundseitigen Ende befindet sich ein Anschlußstück für den Narkoseapparat; das andere Ende ist abgeschrägt, um beim Einführen Verletzungen zu vermeiden. Über eine Tubusmanschette (Cuff), die über einen separaten Zuleitungsschlauch mit Luft gefüllt ist, wird die Luftröhre abgedichtet.

Erythropoietin: In der Niere gebildetes Hormon, das die Reifung von Knochenmarkstammzellen zu Vorläuferzellen der roten Blutkörperchen stimuliert. Bei Abfall des Sauerstoffgehaltes im Gewebe steigt der Erythropoietinspiegel an. Bei Patienten mit chronischem Nierenversagen fehlt Erythropoietin; es entwickelt sich eine Blutarmut (renale Anämie).

Expression: Synthese und Präsentation von Merkmalen an der Oberfläche von Zellen.

Glucocorticoide: Eine von drei Gruppen von Steroidhormonen, die in der Nebennierenrinde gebildet werden. Das wichtigste natürliche Glucocorticoid ist das Cortisol (Hydrocortison). Die Hormone wirken auf den Stoffwechsel von Zukker und Eiweißen, beeinflussen die Blutbildung, die Muskelaktivität, den Wasser- und Salzhaushalt des Organismus; sie hemmen entzündliche Reaktionen und die zellvermittelte Immunantwort. Durch chemische Veränderungen am Grundkörper des Cortisol-Moleküls wurden synthetische Glucocorticoide erzeugt, bei denen die entzündungshemmende und immunsuppressive Wirkung stärker ausgeprägt ist, während die übrigen Eigenschaften nur noch schwach in Erscheinung treten.

Heterotopie: Vorkommen von Gewebe an einem Ort, an dem es üblicherweise nicht lokalisiert ist. Eine heterotope Transplantation ist die Verpflanzung eines Organs an eine Stelle im Körper, die nicht der anatomisch korrekten Lage entspricht.

Histokompatibilität: Gewebeverträglichkeit bei Transplantationen. Die Verträglichkeit von Spenderorgan und Empfängerorganismus wird durch die Bestimmung der Blutgruppen und die HLA-Typisierung von Spender und Empfänger geprüft.

H-Rezeptoren: Kurzform für Histamin-Rezeptoren. Histamin ist eine Signalsubstanz, die in den Mastzellen gebildet wird. Histamin löst über Wechselwirkung mit verschiedenen Rezeptortypen unterschiedliche Wirkungen aus: Über H1-Rezeptoren wird eine Engstellung der Darmmuskulatur, der Bronchien und großen Lungengefäße vermittelt; kleine Gefäße werden über Aktivierung von H1-Rezeptoren weitgestellt. Außerdem werden Schmerz und Juckreiz durch die Wirkung auf freie Nervenendigungen ausgelöst. Über H2-Rezeptoren wird die Magensaftsekretion angeregt, der Herzschlag beschleunigt und die Herzleistung erhöht. Durch Medikamente, die selektiv die Wirkung von Histamin an einem bestimmten Rezeptortyp hemmen, können die beschriebenen Effekte unterdrückt werden.

Immunglobuline (Ig): Antikörper; Glykoproteine mit gemeinsamer Grundstruktur, die nach Kontakt des Organismus mit einem Antigen von B-Lymphozyten oder Plasmazellen gebildet werden. Anschließend werden die Antikörper in die Blutbahn und Gewebeflüssigkeit abgegeben, wo sie mit entsprechenden Antigenen reagieren. Immunglobuline haben eine charakteristische Grundstruktur: Sie bestehen aus zwei jeweils paarweise identischen Ketten (Heavy [H] und Light [L] chains), die über Disulfidbrücken miteinander verbunden sind (Details im Text und in Abb. 6). Nach physikalisch-chemischen und biologischen Unterschieden der schweren Ketten werden die Immunglobuline in 5 Klassen eingeteilt: IgM werden beim Erstkontakt mit einem Antigen gebildet; IgG werden als Folge aller erneuten Antigenkontakte synthetisiert. IgA ist Bestandteil der Schleimhautbarriere; IgD gehört zur Differenzierung von B-Lymphozyten; IgE ist Vermittler allergischer Reaktionen.

Immunkompetenz: Spezifische Eigenschaft von Zellen des Abwehrsystems, Antigene zu erkennen und über verschiedene Mechanismen zu eliminieren.

Immunogenität: Fähigkeit einer Substanz, aufgrund ihrer Struktur als Antigen (Immunogen) zu wirken.

Immunsuppressivum: Arzneistoff, der in der Lage ist, die Reaktionen des Abwehrsystems zu unterdrücken oder abzuschwächen.

Interferone (IFN): Glykoproteine, die im Rahmen der Immunantwort als Reaktion auf Kontakt mit Antigenen – vor allem viralen Ursprungs – gebildet werden. Alpha-IFN und beta-IFN wirken antiviral. Gamma-IFN (gamma-Interferon) wirkt modulierend auf das Immunsystem, d. h. in Abhängigkeit von den Begleitbedingungen stimulierend oder unterdrückend. Hauptangriffsorte von gamma-IFN sind die Antikörperproduktion, die Ausbildung von Oberflächenmerkmalen, T-Lymphozyten und "Natural Killer"-Zellen.

invasiv: eindringend. Invasive Diagnostik sind Untersuchungsverfahren, die ein "Eindringen" in den Körper des Untersuchten erforderlich machen (Katheterisierungen, Endoskopien, Biopsien).

Künstliche Tränen: Tränen sind eine klare, leicht salzig schmeckende Flüssigkeit mit geringem Eiweißgehalt; Zweck der Tränenflüssigkeit sind die Befeuchtung und Reinigung der Hornhaut und Bindehäute. Künstliche Tränen sind eine Flüssigkeit, deren Zusammensetzung natürlichen Tränen entspricht. Beim Versiegen der Tränendrüsenfunktion können künstliche Tränen in den Bindehautsack geträufelt werden und somit Folgeschäden vermieden werden.

Leukämie: Bösartige Erkrankung der weißen Blutzellen. Die Ursache ist unbekannt; genetische Faktoren, bestimmte Chemikalien und ionisierende Strahlung erhöhen das Risiko. Nach klinischem Verlauf, Reifegrad und Ursprung der maligne entarteten Leukozyten werden akute/chronische, unreifzellige/reifzellige, lymphatische/myeloische Formen unterschieden. Jährlich erkranken ca. 50 Menschen/Million Einwohner an Leukämie. Patienten mit akuten Leukämien versterben unbehandelt innerhalb weniger Monate. Durch optimierte kombinierte Chemotherapien und Bestrahlung konnte die Überlebensrate vor allem bei der akuten lymphatischen Leukämie deutlich gesteigert werden (50 % nach 5 Jahren). Patienten mit akuter myeloischer Leukämie überleben auch unter intensiver konservativer Behandlung nur wenige Monate. Die mittlere Erkrankungsdauer bei chronisch myeloischer Leukämie beträgt ca. 3 Jahre, bevor die Betroffenen in einem akuten Schub der Leukämie versterben.

Mediator: Hormonähnlicher Wirkstoff, der aus verschiedenen Zellen des Organismus auf einen entsprechenden Reiz hin freigesetzt wird. Der Ort der Wirkung ist meist in unmittelbarer Nähe der Bildungsstätte, kann aber auch weiter entfernt sein, wenn der Mediator mit dem Blutstrom verteilt wird.

Okulozephaler Reflex: Bei langsamen, passiven Seitwärts- und Vorwärtsbewegungen des Kopfes kommt es zu reflektorischen Gegenbewegungen der Augäpfel. Diese Reaktion wird als okulozephaler Reflex bezeichnet und ist bei Schädigung zentraler Gehirnregionen (Hirnstamm) aufgehoben. Um ein allgemein bekanntes Bild zu assoziieren, spricht man auch vom Puppenaugenphänomen.

Panmyelopathie: Aplastisches Syndrom. Schwere Störung des Knochenmarks mit verminderter Bildung aller drei Zellreihen (rote und weiße Blutzellen, Vorläuferzellen der Blutplättchen). Es handelt sich um eine schwerwiegende Erkrankung mit geringen Heilungschancen; ca. 50 % der Patienten sterben trotz konservativer Behandlung. Die Knochenmarktransplantation eröffnet in manchen Fällen die Aussicht auf therapeutischen Erfolg.

Prostaglandine: Hormonähnliche Substanzen, die sich chemisch von der Arachidonsäure ableiten. Die Wirkungen verschiedener Prostaglandine sind vielfältig und zum Teil gegensätzlich. Sie erstrecken sich auf die glatte Muskulatur, den Blutdruck, die Gerinnselbildung, die Magensaftsekretion und die Hormonausschüttung. Prostaglandine sind an der Entstehung von Fieber, Schmerzen und Entzündungen beteiligt.

Sklerose: Eine Verhärtung von Geweben und Organen wird allgemein als Sklerose bezeichnet. Arteriosklerose beschreibt die chronisch fortschreitende degenerative Veränderung der vom Herzen wegführenden Blutgefäße (Arterien), die im Körperkreislauf sauerstoffreiches, nährstoffhaltiges Blut in die Peripherie führen. Folgen der Sklerose sind Deformierung, Elastizitätsverlust und Verengung des Gefäßdurchmessers. Ergebnis der fortgeschrittenen Arteriosklerose ist die mangelhafte Durchblutung und damit Unterversorgung der Gewebe mit Sauerstoff und Nährstoffen; betroffen sind jeweils die Gewebe, die im Versorgungsgebiet der veränderten Arterie liegen. Im Endstadium der Arteriosklerose kann es zum Absterben (Nekrose) der nachgeschalteten Gewebe kommen.

Split: Der Nachweis von HLA-Antigenen erfolgt in der Routine mit Hilfe von Antiseren, die gegen ein bestimmtes HLA-Merkmal gerichtet sind. Mit Hilfe hochspezifischer Antiseren können bei einzelnen HLA-Merkmalen Subtypen identifiziert werden; diese werden als Splits bezeichnet. Ein Antiserum mit breiter Spezifität erkennt nur die gemeinsame Struktur zweier HLA-Antigene, die sonst unterschiedlich sind.

Stenose: Angeborene oder erworbene Verengung von Gefäßen oder Hohlorganen.

Suppressorzellen: CD-8-Lymphozyten; Subklasse der T-Lymphozyten, die durch das Oberflächenmerkmal CD 8 gekennzeichnet sind. Suppressorzellen sind wesentlich an der zellulären Immunantwort beteiligt.

systemisch: Den Gesamtorganismus betreffend. Die Bezeichnung wird bei der verabreichung von Medikamenten oder zur Beschreibung des Wirkortes körpereigener Stoffe eingesetzt, um eine Abgrenzung gegen eine regional begrenzte, "lokale" Einwirkung zu schaffen.

Vena cava: Vena cava inferior und superior; untere und obere Hohlvene sammeln das Blut aus den Körpervenen und führen es dem rechten Vorhof des Herzens zu.

Zystoskopie: Untersuchung der Harnblase mit einem starren Endoskop (Zystoskop) zur Betrachtung der Blasenschleimhaut, Entnahme von Biopsien oder Durchführung kleiner therapeutischer Eingriffe im Blaseninnern.

Literatur

Adams, D. H., C. H. Ewel, P. Häyry, B. C. Fellström, B. Meiser et al: Immunological Reviews No. 134. Munksgaard, Kopenhagen 1993.

American Diabetes Association: Technical review on pancreas transplantation for patients with diabetes mellitus. Diab. Care 15 (1992), 1668–1672.

Austyn, J. M. and K. J. Wood: Principles of cellular and molecular immunology. Oxford Medical Publications, Oxford 1994.

Baenkler, H. W.: Checkliste Immunologie. Thieme Verlag, Stuttgart 1992.

Baenkler, H. W.: Faszination Immunologie. Hippokrates Verlag, Stuttgart 1992.

Böckle, F.: Probleme der Organtransplantation in theologisch-ethischer Sicht. Organtransplantation – Beiträge zu ethischen und juristischen Fragen, Hrsg. R. Toellner. Gustav Fischer, Stuttgart 1991.

Borel, J. F. and Z. L. Kis: The discovery and development of cyclosporine (Sandimmune). Transpl. Proc. 23 (2) (1991), 1867–1874.

Bretzel, R. G., C. C. Browatzki, A. Schultz, H. Brandhorst, D. Klitscher, C. C. Bollen, G. Raptis, S. Friemann, W. Ernst, W. S. Rau, B. J. Hering: Klinische Inseltransplantation bei Diabetes mellitus. Diab. Stoffwechsel 2 (1993), 378–390.

Brostoff, J., G. Scadding, D. Male, I. M. Roitt: Klinische Immunologie. VCH, Weinheim 1993.

Bundschuh, G.: Repetitorium immunologicum. Fischer Verlag, Stuttgart, 2. Auflage 1991.

Champlin, R. (Hrsg.): Bone Marrow Transplantation. Kluwer Academic Publishers, Boston 1990.

Davey, B., E. Burkel: Immunologie. Birkhäuser Verlag, Basel 1991.

Dorow, P. von und R. Hetzer (Hrsg.): Glukokortikosteroide in der Pneumologie – Herz-Lungen-Transplantation. De Gruyter, Berlin 1990.

Erklärung der Deutschen Bischofskonferenz und des Rates der Evangelischen Kirche in Deutschland. Organtransplantation 1990.

Feutren, G.: Cyclosporin A: recent developments in the mechanism of action and clinical application. Curr. Opin. Immunol. 2 (1989), 239–245.

Hänsch, G. M.: Einführung in die Immunbiologie. Fischer-UTB, Stuttgart 1986.

Henne-Bruns, D., Th. Küchler, B. Kober, H. Krämer-Hansen, B. Kremer: Historische, rechtliche und ethische Aspekte der Organtransplantation. Zeitschrift für Transplantationsmedizin 5 (1993), 32–41.

Keller, R.: Immunologie und Immunpathologie. Thieme-Verlag Stuttgart, 4. Auflage 1994.

Klein, J.: Immunologie. VCH, Weinheim 1991.

Kolbeck, P. C., R. S. Markin, B. M. McManus: Transplant Pathology. ASCP (American Society of Clinical Pathologists) Press, Chicago 1994.

Land, W.: Lebendspende von Organen – Derzeitiger Stand der internationalen Debatte. Z. Transp. Med. 5 (1993), 59–63.

Lorber, M.I.: Cyclosporine: Lessons learned – future strategies. Clin. Transplantation 5 (1991), 505–516.

Mason, J.: The pathophysiology of Sandimmune (cyclosporine) in man and animals. Pediatr. Nephrol. 4 (1990), 686–704.

Morris, P. J. (Hrsg.): Kidney Transplantation – Principles and practice. W.B. Saunders Company, Philadelphia, 3. Auflage, 1988.

Opelz, G: Ergebnisse der Nierentransplantation in der Bundesrepublik Deutschland 1982–1989. Edition Deutsche Stiftung Organtransplantation, Neu-Isenburg 1990.

Owen, M. J., J. R. Lamb: Immunerkennung. Thieme Verlag, Stuttgart 1991.

Playfair, J. H.: Immunologie auf einen Blick. De Gruyter, Berlin 1989.

Reichart, B.: Herz- und Herz-Lungen-Transplantation. Verlag R. S. Schulz, Percha 1987.

Roitt, I. M., J. Brostoff, D. Male: Kurzes Lehrbuch der Immunologie. Thieme Verlag, Stuttgart, 2. Auflage 1991.

Roitt, I. M.: Leitfaden der Immunologie. Blackwell, Oxford, 4. Auflage 1993.

Rola-Pleszczynski, M. (Hrsg.): Immunopharmacology of Lymphcytes, in: The Handbook of Immunopharmacology, Hrsg.: C. Page, Academic Press, London 1994.

Schäfer, U. W. und D. W. Beelen: Knochenmarktransplantation. Karger-Verlag, Basel, 2. Auflage 1991.

Scheiffarth, F. und H. W. Baenkler: Klinische Immunologie. Fischer Verlag, Stuttgart, 2. Auflage 1989.

Staines, N. A., J. Brostoff und K. James: Immunologisches Grundwissen. Fischer UTB, Stuttgart, 2. Auflage 1993.

Stites, D. T., A. I. Terr (Hrsg.): Basic and Clinical Immunology. Appleton & Lange, Norwalk/Connecticut, 7. Auflage 1991.

Tetta, C. (Hrsg.): Immunopharmacology of the renal system, in: The Handbook of Immunopharmacology, Hrsg.: C. Page, Academic Press, London 1993.

Wissenschaftlicher Beirat der Bundesärztekammer: Endgültiger Ausfall der gesamten Hirnfunktion ("Hirntod") als sicheres Todeszeichen. Dtsch. Ärzteblatt 90 (1993), 2177–2179.

Wolfslast, G.: Medizin und Recht, Organtransplantation: Recht und Ethik. Zentralblatt für Chirurgie 117 (1992), 623–626.

Wüthrich R. P.: Nierentransplantation – Grundlagen, Vor- und Nachsorge, Langzeitüberwachung. Springer Verlag, Berlin 1991.

Register